全国中医药行业高等教育"十四五"创新教材
长春中医药大学研究生系列创新教材

中药化学专论

（供中药学、药学类等专业用）

主　编　关树光　陈　新

全国百佳图书出版单位
中国中医药出版社
·北　京·

图书在版编目（CIP）数据

中药化学专论/关树光，陈新主编.－－北京：中国中医药出版社，
2022.12
全国中医药行业高等教育"十四五"创新教材
ISBN 978－7－5132－7980－2

Ⅰ.①中…　Ⅱ.①关…②陈…　Ⅲ.①中药化学—医学院校—
教材　Ⅳ.① R284

中国版本图书馆 CIP 数据核字（2022）第 235782 号

中国中医药出版社出版
北京经济技术开发区科创十三街 31 号院二区 8 号楼
邮政编码　100176
传真　010-64405721
北京联兴盛业印刷股份有限公司印刷
各地新华书店经销

开本 787×1092　1/16　印张 12.5　字数 274 千字
2022 年 12 月第 1 版　2022 年 12 月第 1 次印刷
书号　ISBN 978－7－5132－7980－2

定价　48.00 元
网址　www.cptcm.com

服 务 热 线　010-64405510
购 书 热 线　010-89535836
维 权 打 假　010-64405753

微信服务号　zgzyycbs
微商城网址　https://kdt.im/LIdUGr
官方微博　http://e.weibo.com/cptcm
天猫旗舰店网址　https://zgzyycbs.tmall.com

如有印装质量问题请与本社出版部联系（010-64405510）

全国中医药行业高等教育"十四五"创新教材
长春中医药大学研究生系列创新教材

编纂委员会

全国中医药行业高等教育"十四五"创新教材
长春中医药大学研究生系列创新教材

《中药化学专论》编委会

前 言

　　教材建设是课程建设和人才培养的基础保障,教育部、国家发展改革委、财政部发布《关于加快新时代研究生教育改革发展的意见》(教研〔2020〕9号),《意见》指出:"研究生教育肩负着高层次人才培养和创新创造的重要使命,是国家发展、社会进步的重要基石,是应对全球人才竞争的基础布局。"这为我们明确了要加强课程教材建设,规范核心课程设置,打造精品示范课程,编写遴选优秀教材,从而提升研究生课程的教学质量。在不断优化课程体系的同时,须创新教学方式,突出创新能力的培养。同时,在课程中融入思想政治教育内容,更加有利于提升研究生思想政治的教育水平。

　　长春中医药大学研究生系列创新教材涵盖了本校硕士研究生一级学科课程、二级学科课程和选修课程。本系列创新教材将长久积淀的学科优势、教学经验呈现其中,注重传承与创新相结合。在组建编纂委员会的过程中,我们邀请了相应学科领域的资深专家对教材内容进行审读,共设置了《内经理论与临床运用》《伤寒证象析要》《金匮要略方证辨析》《温病条辨精选原文评析》《温疫经方案例学》《中医健康管理理论与实践》《中医器械学》《中药化学专论》《中药分析学专论》《高级健康评估》《循证护理学》《卫生事业管理理论与实践》《预防医学理论与方法》《生物化学与分子生物学》14本分册,编写过程中突出以下"五性"特色。

　　1. 科学性:力求编写内容符合客观实际,概念、定义、论点正确。

　　2. 实用性:本系列创新教材主要针对硕士研究生,编写的内容符合实际需求。

　　3. 先进性:医学是一门不断更新的学科,本系列创新教材的编写过程中尽可能纳入最新的科学技术,避免理论与实际脱节。

　　4. 系统性:充分考虑各学科的联系性,注意衔接性、连贯性及渗透性。

　　5. 启发性:引导硕士研究生在学习过程中不断发现问题、解决问题,更好地体现教材的创新性。

本系列创新教材在编写过程中得到了中国中医药出版社的大力支持，编写过程中难免有不足之处，敬请广大师生提出宝贵意见，以便修订时提高。

长春中医药大学研究生系列创新教材编纂委员会

2021 年 9 月

编写说明

为了满足中药现代化及国际化发展对人才的需求，以培养创新型人才为目标，按照中药学硕士研究生人才培养的要求，提升研究生的科研能力，着力培养研究生的创新思维，并根据中药化学在中药学科的地位，突出基础性、前沿性及应用性，我们编写了《中药化学专论》。

本教材分为上篇、中篇、下篇三个部分。上篇主要介绍中药化学的基本内容，对各类化学成分结构、分类及理化性质进行系统总结，对常用的提取分离方法的定义、原理、操作步骤、注意事项、特点及适用性进行系统的介绍，尤其侧重对各种提取分离方法及操作要点的学习指导，强化了提取分离方法组合应用及实例解析，突出基础性。中篇主要介绍中药化学研究的新思路、新方法及新技术，围绕药效物质基础研究思路及方法、融合多学科的研究模式及技术，解决中药及其复方研究的关键科学问题，突出前沿性。下篇主要介绍了中药化学在中药质量控制、中药制剂前处理及中药炮制机理研究中的应用，结合案例分析，突出应用性。

中药化学是中药学类专业知识体系中一门重要的专业基础课，具有承上启下、联络贯通的作用。本教材在编写中注重内容的系统性，将教材内容分为三个不同层次，即基础知识，新思路、新方法、新技术及在不同学科的交叉应用，同时围绕研究生的学习需求，将理论与实践紧密结合，加大对实例的分析，提升学生分析问题及解决问题的能力，以达到培养创新型人才的目的和要求。

本教材既适用于普通高等中医药院校的中药学及药学类等专业研究生中药化学专论、天然药物化学专论、中药提取分离技术的教学，也可供高等院校师生及相关研究机构的科研工作者参考。

由于中药化学学科的研究内容广，研究思路、方法及技术发展迅速，本教材只是根据目前普通高等中医药院校中药学及药学专业研究生的学习需求而设定的相关内容。由于编者水平有限，加之时间仓促，难免有不足之处，恳请读者提出宝贵意见，以便不断修订提高。

《中药化学专论》编委会

2022 年 3 月

目　录

上　篇

中 篇

第四章 中药药效物质基础研究
模式简介 …………………69

第五章 高速逆流色谱法在中药分离
中的应用 …………………83

下 篇

第十一章　中药化学在中药质量控制中的应用……151

第十二章　中药化学在中药制剂前处理中的应用 ……… 163

第十三章　中药化学在中药炮制机理研究中的应用 ……… 169

上 篇

第一章 绪 论 ▷▷▷▷
·························

第一节 概 述

中医药学是中华民族的伟大创造，是中国古代科学的瑰宝，也是打开中华文明宝库的钥匙，为中华民族繁衍生息作出了巨大贡献，对世界文明进步产生了积极影响。

中药是指在中医药理论指导下认识和应用的药物，是中医药学的重要组成部分，也是对我国传统药物的总称。中药主要来源于植物、动物及矿物的非人工制品，其中以植物类药材居多，使用也最普遍，因此古代把药学称为"本草"。现存最早的药学专著是《神农本草经》，全书分三卷，载药365种，按药物有毒与无毒、养生延年与祛邪治病的不同，分为上、中、下三品。至明代，伟大的医药学家李时珍编写的《本草纲目》，全书52卷，收载药物达1892种。此外，在农学、气象等自然科学的许多方面有重要贡献，丰富了世界科学宝库。

在第三次全国中药资源普查中，已经鉴定有学名的中药有1.2万余种，其中植物药1.1万余种、动物药1500余种、矿物药为80余种。第四次全国中药资源普查截至2019年，已汇总近1.3万种野生药用资源信息，发现了79个新物种，其中近六成有潜在药用价值。道地药材是我国传统优质药材的代表，2016年12月25日颁布的《中华人民共和国中医药法》中阐述了道地药材的概念，即道地药材是指经过中医临床长期应用优选出来的，产在特定地域，与其他地区所产同种中药材相比，品质和疗效更好，且质量稳定，具有较高知名度的中药材。

《中国药典》的发展历程反映了中药规范应用的过程。1953年出版的第一版《中国药典》共收载品种531种，其中，化学药215种、植物药与油脂类65种、动物药13种、抗生素2种、生物制品25种、各类制剂211种。历时67年，2020年出版的第十一版《中国药典》共分四部，其中一部收载中药2711种，包括中药材及饮片、植物油脂及提取物、成方制剂及单味制剂。

中药是以中医药理论为指导，进行采集、炮制、制剂及临床应用的药物，具有预防、治疗并具有康复与保健的作用。其中，中药复方配伍更能体现出中医理论的整体观念。

1. 中药化学的内涵　中药的化学成分是中药发挥药效的物质基础。中药化学是结合中医药基本理论和临床用药经验，运用现代科学与技术，研究中药中化学成分的一门学科。

中药化学的基本内容包括中药化学成分结构类型及其特征、理化性质、提取分离、检识及结构研究。在此基础上，再进一步研究化学成分的生源合成途径、结构修饰与改造、构效关系等相关内容。随着研究成果的不断涌现，中药化学的知识体系在不断完善和发展，有学者将中药化学的研究内容扩展为三个方面：第一是中药自然化学范畴，即对中药自然产生的化学成分进行研究；第二是中药制备化学范畴，即对中药药物制备中的化学成分进行研究；第三是中药药物化学研究，即对中药在应用过程中的化学成分进行研究。以上三个方面构成了中药化学的知识体系。

2. 中药化学的外延　从学科体系来讲，中药化学是组成中药学一级学科中重要的二级学科。中药化学属于应用基础学科，将中医药理论与现代科学相互渗透、相互结合，形成了许多新的研究领域与交叉学科，如中药资源化学、中药炮制化学、中药分析化学、中药药性（性味）化学、方剂化学、中药药代动力学、中药血清药物化学等。

中药化学研究可以阐明中药的药效物质基础、中药药性、中药炮制及复方配伍等基本理论，为探索中药防治疾病，加快中医药现代化进程打下基础；中药化学研究还在扩大药源、建立和完善中药质量评价体系、改进中药制剂剂型及研制开发新药等中药产业化方面发挥重要作用，促进中医药在大健康产业中的发展。

第二节　中药有效成分与中药药效物质基础

对中药化学成分的描述是动态发展过程，在学习阅读中药化学文献或对中药中复杂的化学成分进行研究的过程中，经常会出现中药有效成分、无效成分、有毒成分或毒性成分、有效部位、有效组分、有效物质基础及药效物质基础等概念，这些概念可以理解为研究者从不同的角度，依据中药化学成分对人体或其他生物的作用或影响而对不同层次的中药化学成分进行定义的。对中药化学成分描述的侧重点不同，其概念的内涵也不同，这也反映出中药化学成分的多样性和复杂性的特点。

1. 基本概念　根据中药中化学成分在临床或药理实验中的作用，即有效性或毒性，在中药化学中则用有效成分、无效成分、有毒成分或毒性成分等概念表示，根据发挥作用的成分的纯度，分为单一成分和混合物，在中药化学中则用单体、有效部位、有效部位群、有效组分或提取物等概念表示。具体定义如下：①具有防病治病作用的成分称为有效成分，这些成分的作用可能与中药传统功效相符，也可能是新发现的药效作用。②具有毒副作用的成分称为毒性成分或有毒成分。这些毒副作用可能是传统文献记载的毒性，也可能是新发现的毒副作用。需要注意的是，有些毒性成分也可能是有效成分。③既不产生防病治病作用、又无毒副作用的成分称为无效成分或杂质。④具有一定的分子式、分子量、物理常数及空间立体结构的化合物称为单体。⑤含有一种主要有效成分或一组结构相近有效成分的提取分离部位称为有效部位或有效组分。⑥中药及中药复方经不同方法提取分离后，可得到若干有效部位，几个不同的有效部位可以组成有效部位群。⑦对中药及复方的临床功效有贡献的成分统称为中药或复方药效物质基础。

在中药化学中，上述概念是常用的基本概念。如青蒿素是中药青蒿抗疟的有效成分；乌头碱具有一定的毒性，属于毒性成分，但同时也是附子的有效成分之一，青蒿素和乌头碱都是单体；砒霜的毒性成分是三氧化二砷，但这种有毒物质却是治疗白血病的有效成分；中药中的淀粉及纤维素则大多属于无效成分；人参总皂苷、苦参总生物碱及银杏叶总黄酮分别是人参、苦参及银杏的有效部位；黄芪经提取分离得到总皂苷、总黄酮及总多糖，组成了黄芪的有效部位群。这些有效成分、有效部位及有效部位群是中药发挥预防和治疗作用的药效物质基础。

中药有效成分与无效成分是相对的、动态变化的概念。一方面，随着研究的不断深入，一些过去被认为是无效的成分，如某些多糖、多肽、蛋白质和油脂类等成分，经过研究发现具有一定的药效，或某些有效成分又被证明具有新的药效作用；另一方面，一些曾被认为是某一中药的有效成分，其实并不是治疗该疾病的真正有效成分，如过去认为麝香抗炎的有效成分是麝香酮，但实际发挥药效的是其所含的多肽类。随着科学技术的发展及对中药机制的深入研究，这种情况会越来越多。因此在学习及研究过程中，要注重中医药思维与科学思维的融合，尊重事物的发展规律。

2. 广义概念 在对中药自然化学属性认识的基础上，通过对中药从采集、加工、炮制到体内代谢的动态变化过程中的化学成分变化分析，进一步扩大了对中药化学成分的认识。

中药中的某些成分本身不直接具有防病治病的作用，但它们受采集、加工、炮制或制剂过程中一些条件的影响而产生的某些次生产物，或它们口服后经人体胃肠道内的消化液或大肠菌群作用后产生的代谢产物，以及它们的原型在血液中产生的代谢产物却具有防病治病的作用；有些化学成分的防治疾病作用只有在方剂配伍的情况下才能体现出来。从广义角度来讲，这些化学成分也归属于中药有效成分。

中药复方的优势在于方中各药味经配伍后可起到协同或拮抗的作用，对人体进行整体调节作用并不等于单味中药化学成分作用的简单相加。首先在提取的过程中，由于溶剂、温度、时间及 pH 值等不同因素的影响，使复方中的某些成分发生水解、氧化、沉淀等化学变化，使原有的某些成分消失或是产生新的化合物，从而使复方表现出减毒、增效、甚至产生单味药不具有的药效作用，在这个过程中所产生的对功效有贡献的化合物都视为中药药效物质基础。

近年来，研究者们提出了中药及复方药效物质基础的概念，主要是因为中药及复方的作用特点是多成分、多靶点、多层次的，仅用一种或少数几种成分难以阐明中药及复方的复杂体系及作用机制。因此，人们着眼于中药及复方的功效，把对中药及复方功效有贡献的成分统称为中药及复方的药效物质基础。总之，明确中药化学概念、内涵及知识体系，坚持全面、动态及整体的理念对中药及其复方化学成分进行研究，将中医药思维及科学思维相结合，体内与体外研究相结合，运用现代科学理论及方法，多学科交叉，必将对中药学科发展产生巨大的推动作用。

第二章　中药化学成分结构类型及理化性质 ▷▷▷

第一节　中药化学成分结构类型

中药的化学成分结构复杂、种类多样，主要结构类型有糖类、苷类、醌类、苯丙素类、黄酮类、萜类、挥发油、皂苷类、强心苷类、生物碱类、有机酸、蛋白质、氨基酸及鞣质等。本节主要对中药各类化学成分的结构定义和分类进行简要介绍。

一、糖的结构定义及分类

糖（saccharides）又称为碳水化合物，是多羟基醛或多羟基酮及其衍生物、聚合物的总称。糖类根据是否能水解及水解后生成单糖的数目分为单糖（monosaccharides）、低聚糖（oligosaccharides）、多聚糖（polysaccharides）三类。

单糖是不能再水解的最简单的糖，是组成糖类及其衍生物的基本单元。低聚糖又称为寡糖，由 2 ～ 9 个单糖通过苷键聚合而成。多糖又称多聚糖，是由 10 个以上的单糖通过苷键聚合而成。

二、苷的结构定义及分类

苷类（glycosides）是糖或糖的衍生物与另一非糖物质通过糖的端基碳原子连接而成的一类化合物。苷类又称配糖体，苷中的非糖部位称为苷元或配基；苷中苷元与糖之间的化学键称为苷键（糖与糖之间的键也称为苷键）；苷元上与糖连接的原子称为苷键原子，也称为苷原子。

苷类的分类依据及结构类型有：①根据苷元的化学结构类型分类，可分为香豆素苷、木脂素苷、黄酮苷、蒽醌苷等。②根据苷键原子不同，可分为氧苷、硫苷、氮苷和碳苷，其中以氧苷数量最多，如萝卜苷、黑芥子苷等属于硫苷；腺苷、巴豆苷等属于氮苷；牡荆素、芦荟苷等属于碳苷。③根据组成苷的糖的种类不同，可分为葡萄糖苷、芸香糖苷等。④根据苷中连接单糖基的个数不同，分为单糖苷、双糖苷、三糖苷等。⑤根据糖基与苷元连接位置的数量不同，分为单糖链苷、双糖链苷等。⑥根据苷的植物来源不同分类，如人参皂苷、黄芩苷等。⑦根据苷类在植物体内的存在状态不同，分为原生苷和次生苷，原存于植物体内的苷称为原生苷，原生苷水解失去一部分糖后生成的苷称为次生苷。⑧根据苷的理化性质及生理活性不同分类，如皂苷、强心苷等。

三、醌的结构定义及分类

醌类化合物（quinonoids）是指分子中具有不饱和环二酮结构（醌式结构）的一类有机化合物，包括醌类及能够转变成醌式结构，以及在生物合成方面与醌类有密切联系的化合物。醌类化合物根据结构中苯环的数目和稠合方式分为苯醌（benzoquinones）、萘醌（naphthoquinones）、菲醌（phenanthraquinones）、蒽醌（anthraquinones）四种类型。根据羰基的相对位置，苯醌又分为邻苯醌和对苯醌；萘醌分为 α-（1,4）萘醌、β-（1,2）萘醌及 *amphi*-（2,6）萘醌；菲醌分为邻菲醌和对菲醌。根据结构中所含蒽核个数，蒽醌分为单蒽核和双蒽核两类，单蒽核类包括蒽醌及其苷、蒽酚或蒽酮衍生物；其中蒽醌及其苷类根据羟基在蒽醌母核的分布情况，分为大黄素型和茜草素型；双蒽核类包括二蒽酮类、二蒽醌类、去氢二蒽酮类、日照蒽酮类、中位萘骈二蒽酮类等。

四、苯丙素的结构定义及分类

苯丙素类化合物（phenylpropanoids）是指以 C_6-C_3 为基本单元的一类化合物。C_6-C_3 单元可以独立形成化合物，也可以 2 个、3 个甚至多个单元聚合形成某一类化合物，可形成多种氧化程度不同的衍生物。苯丙素类化合物根据 C_6-C_3 单元是否成环及聚合情况主要分为简单苯丙素、香豆素和木脂素三类。

简单苯丙素类是指结构中具有一个 C_6-C_3 单元，且 C_3 为链状结构的一类化合物，根据 C_3 侧链的结构变化，可分为苯丙烯、苯丙醇、苯丙醛、苯丙酸等类型。香豆素类是母核为苯骈 α- 吡喃酮的一类化合物，根据香豆素母核上取代基及连接方式的不同，又可分为简单香豆素类、呋喃香豆素类、吡喃香豆素类和其他香豆素类等。木脂素类是一类由两分子（少数为三分子或四分子）C_6-C_3 单元聚合而成的化合物，根据其基本单元之间缩合的位置等不同，分为简单木脂素类和新木脂素类等。

五、黄酮的结构定义及分类

黄酮类化合物（flavonoids）原指基本母核为 2- 苯基色原酮的一系列化合物，现在则泛指两个苯环（A 环与 B 环）通过三个碳原子相互连接而成的一系列化合物，大多具有 $C_6-C_3-C_6$ 的基本骨架。黄酮类化合物根据 A 环与 B 环之间三碳链的氧化程度、三碳链是否构成环状结构、B 环连接位置（2 位或 3 位）、3 位是否有羟基取代以及聚合度等，可将其分为黄酮类、黄酮醇类、异黄酮类、查尔酮类、二氢黄酮类、二氢黄酮醇类、二氢异黄酮类、二氢查尔酮类、橙酮类、花色素类、黄烷 -3- 醇类、黄烷 -3,4- 二醇类、双黄酮类、双苯吡酮类、高异黄酮类等十余种。

六、萜和挥发油的结构定义及分类

（一）萜的结构定义及分类

萜类化合物（terpenoids）是一类由甲戊二羟酸衍生而成，由 n 个异戊二烯单位首尾相连的聚合体及其衍生物，其骨架一般以五个碳为基本单元，通式为（C_5H_8）n。

半萜（5个碳原子）、萜类化合物沿用经验异戊二烯法则分类，即按分子中异戊二烯单位的数目进行分类，如单萜（10个碳原子）、倍半萜（15个碳原子）、二萜（20个碳原子）、二倍半萜（25个碳原子）、三萜（30个碳原子）等，依此类推；又根据结构中碳环的有无及数目多少，进一步分为链萜（无环萜）、单环萜、双环萜、三环萜及四环萜等。需要注意的是，有些萜类化合物的基本碳架不符合经验异二烯法则或其基本碳架的碳原子数不是5的倍数，则是因其在生物合成过程中产生异构化或发生脱羧降解反应所致。

（二）挥发油的结构定义及分类

挥发油（volatile oils）也称精油，是存在于植物体内的一类具有挥发性、可随水蒸气蒸馏、与水不相混溶的油状液体。挥发油在冷却条件下其主要成分可析出结晶，称为"析脑"，这种析出习称为"脑"，滤除析出物的油称为"脱脑油"。

挥发油是混合物，包括萜类化合物、芳香族化合物、脂肪族化合物及含硫和含氮化合物等。挥发油中萜类主要包括单萜、倍半萜及其含氧衍生物，是挥发油的主要组成部分；芳香族类多为小分子的苯丙素类衍生物，且多为酚性化合物或其酯类；脂肪族类多为一些小分子化合物，包括醇、醛、酮、羧酸类等；除上述三类化合物以外，中药中其他能随水蒸气蒸馏出的挥发性成分也属于挥发油类。

七、皂苷的结构定义及分类

皂苷类化合物（saponins）是一类由皂苷元和糖结合而成的苷类化合物，因其水溶液振摇后能产生大量持久性肥皂样的泡沫，且不因加热而消失，故称为皂苷。根据苷元的不同将其分为三萜皂苷（triterpenoidal saponins）和甾体皂苷（steroidal saponins）。

三萜皂苷元由6个异戊二烯单位组成，具有30个碳原子，因多数三萜皂苷具有羧基，所以又称为酸性皂苷。根据苷元成环数目的不同分为四环三萜类和五环三萜类。其中四环三萜类又分为达玛烷型（dammarane）、羊毛脂甾烷型（lanostane）、环菠萝蜜烷（环阿屯烷或环阿尔廷烷）型（cycloartane）、葫芦素烷型（cucurbitane）、大戟烷型（euphane）、甘遂烷型（tirucallane）、楝烷型（meliacane）和原萜烷型（protostane）等。五环三萜类又分为齐墩果烷型（oleanane）、乌苏烷（熊果烷）型（ursane）、木栓烷型（friedelane）、羽扇豆烷型（lupane）、羊齿烷型（fernane）和异羊齿烷型（isofernane）、何帕烷型（hopane）和异何帕烷型（isohopane）等。甾体皂苷元由27个碳原子组成，其碳架是螺甾烷的衍生物。按照螺甾烷结构中C-25的构型和F环的环合状态，将其分为螺甾烷醇型（spirostanol）、异螺甾烷醇型（isospirostanol）、呋甾烷醇型（furostanol）和变形螺甾烷醇型（pseudospirostanol）四类。

八、强心苷的结构定义及分类

强心苷（cardiac glycosides）是生物界中存在的一类对心脏有显著生理活性的甾体苷类化合物。根据强心苷苷元C-17位侧链连接的不饱和内酯环类型不同，强心苷可分为甲型强心苷和乙型强心苷；根据组成强心苷的糖的种类及与苷元连接方式的不同，又可分为Ⅰ型、Ⅱ型、Ⅲ型强心苷。

甲型强心苷的 C-17 侧链为五元不饱和内酯环（$\Delta^{\alpha\beta}$-γ- 内酯），又称为强心甾烯类，天然存在的强心苷大多属于此种类型；乙型强心苷的 C-17 侧链为六元不饱和内酯环（$\Delta^{\alpha\beta,\gamma\delta}$-$\delta$- 内酯），又称海葱甾二烯类或蟾蜍甾二烯类。Ⅰ型强心苷具有苷元 -（2,6- 二去氧糖）$_x$-（α- 羟基糖）$_y$ 的结构特点；Ⅱ型强心苷具有苷元 -（6- 去氧糖）$_x$-（α- 羟基糖）$_y$ 的结构特点；Ⅲ型强心苷具有苷元 -（α- 羟基糖）$_y$ 的结构特点。

九、生物碱的结构定义及分类

生物碱是指来源于生物界（主要是植物界）的一类含负氧化态氮原子的有机化合物。大多数生物碱分子结构中具有复杂的环状结构，且氮原子多位于环内；大多具有碱性，可与酸成盐；具有显著的生物活性。一般来说，生物界除生物体必需的含氮有机化合物（如氨基酸、蛋白质、肽类、核酸、氨基糖、含氮维生素）外，其他含氮有机化合物均被视为生物碱。生物碱的分类方式主要有四种，一是根据植物来源分类；二是根据化学结构类型分类；三是根据生源途径分类；四是按照生源途径结合化学结构类型分类（图 2-1）。

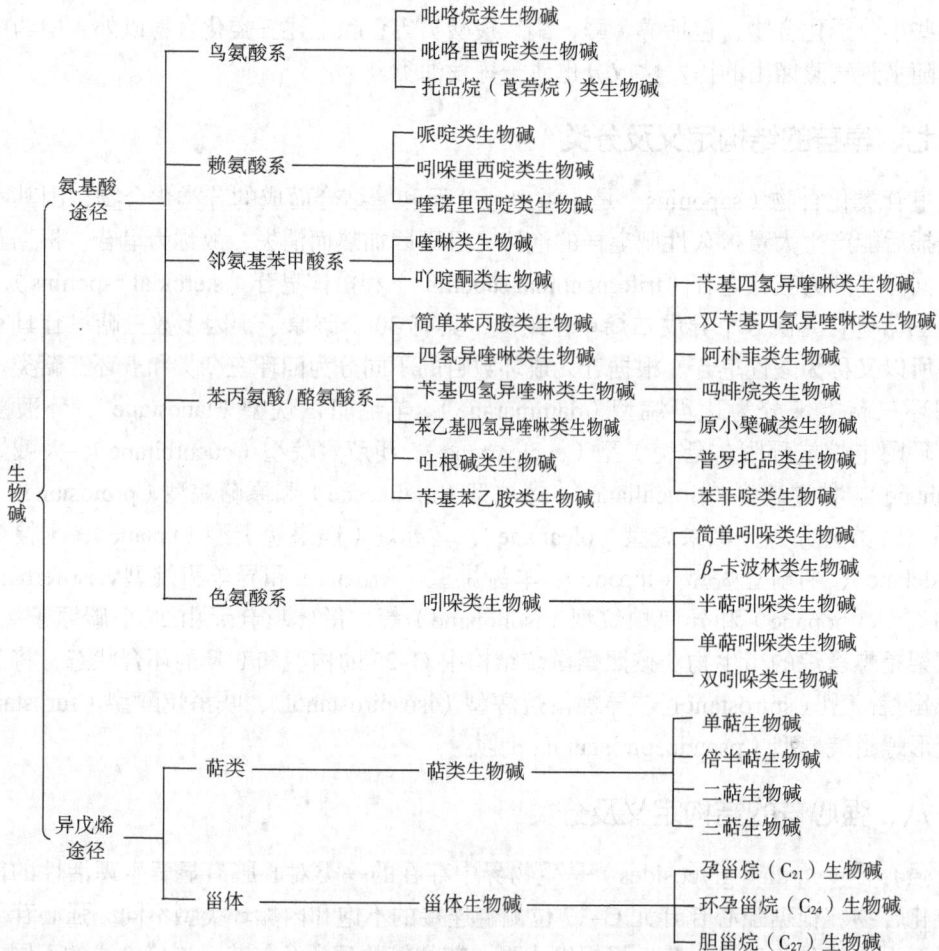

图 2-1　生物碱的分类

5

十、其他成分的结构定义及分类

（一）其他甾体类

1. C$_{21}$ 甾类　C$_{21}$ 甾类（C$_{21}$ steroids）称孕甾烷类（pergine），是一类含有 21 个碳原子的甾体衍生物。C$_{21}$ 甾类成分结构都是以孕甾烷或其异构体为基本骨架的羟基衍生物。

2. 植物甾醇　植物甾醇（phytosterols）是甾体母核 C-17 位侧链为 8 ～ 10 个碳原子链状脂肪烃的甾体衍生物。

3. 胆汁酸类　胆汁酸（bile acid）是胆烷酸（cholanic acid）的衍生物，存在于动物胆汁中。

4. 昆虫变态激素　昆虫变态激素（insect moulting hormones）可认为是甾醇的衍生物或甾醇类的代谢产物。该类化合物最初在昆虫体内发现，是昆虫蜕皮时必要激素。

5. 醉茄内酯　醉茄内酯（withanolides）是一类高度氧化的、基本骨架为 28 个碳原子的麦角甾烷的 C-26 羧酸内酯类甾体化合物。1962 年，Lavie 和 Yarden 报道从以色列产茄科植物醉茄的叶中首次分离出一个结晶状化合物，后经鉴定为含有 28 个碳原子的甾体化合物，命名为 Withaferin A。因该类化合物是首次从醉茄中分离得到，故称此类化合物为醉茄内酯。

（二）鞣质

鞣质又称为单宁（tannins），是由没食子酸（或其聚合物）的葡萄糖（及其他多元醇）酯、黄烷醇及其衍生物的聚合物及两者混合共同组成的植物多元酚。

（三）氨基酸、环肽、蛋白质和酶

1. 氨基酸　氨基酸（amino acid）是一类既含氨基又含羧基的化合物。从结构上看，氨基酸是羧酸分子中羟基上的氢被氨基所取代的衍生物。根据氨基和羧基相对位置，即氨基处于羧基的邻位（α 位）、间位（β 位）和间隔二位（γ 位）等，将氨基酸分为 α- 氨基酸、β- 氨基酸、γ- 氨基酸等，其中以 α- 氨基酸占多数。此外，还可根据氨基酸分子中所含氨基和羧基的数目，分为中性氨基酸、酸性氨基酸和碱性氨基酸三类。中性氨基酸分子中的羧基和氨基数目相等；酸性氨基酸分子中羧基多于氨基；碱性氨基酸则氨基多于羧基。中药中所含有的氨基酸，具有一些特殊的生物活性，这些非蛋白氨基酸称为天然游离氨基酸。

2. 环肽　环肽化合物（cyclopeptides）是指由酰胺键或肽键形成的一类环状肽类化合物。目前得到的环肽类化合物根据其骨架可分为杂环肽和均环肽两类，其中杂环肽又分为环肽类生物碱（13 元环对 - 柄型、14 元环对 - 柄型、15 元环对 - 柄型）、缩酚酸环肽；均环肽又分为石竹科环肽和茜草科环肽两类。环肽化合物主要来源于植物、海洋生物和微生物等。

3. 蛋白质和酶　蛋白质（protein）和酶（enzyme）是生物体最基本的生命物质，蛋白质分子中的氨基酸残基由肽键连接，形成含多达几百个氨基酸残基的多肽链。酶的化学本质是蛋白质，是活性蛋白中最重要的一类。

（四）脂肪酸类

脂肪酸是脂肪族中含有羧基的一类化合物。脂肪酸在生物体内几乎均以酯的形式存在。根据结构中是否含有双键可分为饱和脂肪酸和不饱和脂肪酸两大类。

（五）脑苷类化合物

脑苷类化合物（cerebrosides）又称酰基鞘胺醇己糖苷，是由神经酰胺和己糖通过苷键连接而成的化合物，属于神经鞘脂类。神经酰胺是由长链脂肪酸中的羧基与神经鞘氨醇的氨基经脱水以苷键相连形成的一类酰胺类化合物。

（六）无机元素

中药中的无机元素尤其是微量元素是中药的基本成分之一，也是中药有效成分的重要组成部分。目前认为生命活动所必需的微量元素有 15 种：铁、铜、锌、锰、钼、钴、铬、硒、钒、镍、锶、锡、硅、碘和氟。随着研究的不断深入，人们发现微量元素在疾病的防治过程中发挥着重要作用。此外，中药的药性，如四气、五味、归经及中药的功效与无机元素的含量也具有一定的相关性。

（七）海洋天然产物

海洋天然产物的结构类型主要包括大环内酯类（macrolides）、聚醚类（polyethers）、前列腺素（prostaglandins，PGs）、C_{15} 乙酸原（聚乙酰）类代谢物（C_{15} acetogenins）以及生物碱等其他类。

大环内酯类化合物是海洋生物特别是海洋微生物中常见的一类化合物，它们是由长链脂防酸形成的含有一个或多个内酯环的化合物，从八元环至六十二元环、大小差别较大。根据结构类型不同通常可分为以下几类：简单大环内酯类化合物、内酯环含有氧环的大环内酯类化合物、多聚内酯类化合物及其他大环内酯类。

聚醚类化合物是海洋中一类毒性成分，该类化合物的结构特点是杂原子相对于碳原子的比例较高。根据其结构特点，聚醚类化合物主要分为聚醚梯、线性聚醚、大环内酯聚醚和聚醚三萜四大类，其中聚醚梯和线性聚醚因结构巨大且毒性较强。该类化合物结构特殊、新颖、分子量大，多数对神经系统或心血管系统具有高特异性作用，聚醚类毒素有望在研制新型心血管药和抗肿瘤药中发挥重要作用。

前列腺素是一类具有 20 个碳的多不饱和脂肪酸衍生物，最初发现于哺乳动物的精囊中，是存在于哺乳动物和人体中的一种激素，但含量甚微，虽然结构不复杂，但全合成也甚为困难，限制了对其深入研究。1969 年 Weinheimer 和 Aproggins 从佛罗里达附近的柳珊瑚 *Plexure homomalla* 中首次分离得到 15-*epi*-PGA2 和其甲酯的乙酰化物，从柳珊瑚中发现丰富的前列腺素是海洋天然产物最大的研究成果之一，不但改变了前列腺素研究的被动局面，也促进了海洋次生代谢产物的研究。所有前列腺素类化合物可以看作是前列酸的衍生物，由一个环戊烷与一个七碳侧链和一个八碳侧链组成的 20 个碳的非二萜类化合物。

C_{15} 乙酸原（聚乙酰）类代谢物是一类由乙酸乙酯或乙酰辅酶 A 生物合成的一类独特的含有 15 个碳原子的非倍半萜类化合物，从其生源合成过程可以发现，它们是从十六碳 –4,7,10,13– 四烯酸衍生而来。

海洋产物中其他类的化学成分主要包括生物碱、萜类、甾醇和肽类等。其中，萜类化合物数量最多，约占海洋天然产物的 45%，生物碱类次之，约占海洋天然产物的 15%。

第二节　中药化学成分理化性质

中药化学成分结构的多样性决定了其理化性质的差异性。中药化学成分的物理性质包括性状、溶解性、挥发性、升华性、旋光性和荧光性等。化学性质包括酸性、碱性、显色反应、沉淀反应和水解反应等。此外还有一些特殊性质如发泡性和溶血性等。

中药化学成分的骨架、取代基等结构特点决定了化合物的物理性质和化学性质，如母核相同，化合物极性与分子结构中所含有的极性基团的种类和数目有关；含有羧基或酚羟基的化合物大多显酸性；含有共轭体系及助色团的化合物大多具有一定颜色且多具有荧光性等。因此，具有相似化学结构的化合物大多具有相似的理化性质，具有特殊化学结构的化合物通常具有特殊的理化性质。

研究各类成分的物理化学性质，可为设计提取分离方法、检识化合物结构类型及鉴定化合物结构等提供依据；为明确中药的药效物质基础和遣药组方提供依据；在新药研发中为药物剂型的选择、分析方法的建立、稳定性研究及药理研究等提供依据；为解决中药研发、生产、销售和临床使用中出现的各种问题提供依据。

一、物理性质

（一）性状

中药化学成分的性状是指单体的形态、颜色、嗅味等物理性质。

1. 形态　一般情况下，各类化学成分的苷元大多数为不同形状的结晶，苷大多数为无定形粉末。有个别化合物为液态，如烟碱、毒芹碱、槟榔碱等。

2. 颜色　中药化学成分的颜色与其结构中共轭体系的长短、助色团的多少和位置有关。同时含有共轭体系和助色团的化合物大多具有颜色，如黄芩苷为淡黄色，小檗碱、蛇根碱为黄色，大黄素为橙黄色。一般情况下，共轭链越长或助色团越多的化合物颜色越深。有些化合物随着溶液的 pH 值不同，呈现不同颜色，如黄酮类中花色素，在 pH<7 时呈红色，pH=8.5 时呈紫色，pH>8.5 时呈蓝色。

3. 嗅味　中药化学成分大多数无嗅味，少数有特殊气味。游离小分子香豆素类具有芳香气味；单萜、倍半萜及挥发油大多具有特异性气味，如鱼腥草挥发油、大蒜挥发油等。单糖和低聚糖类大多味甜；萜类、三萜类和生物碱类多味苦；强心苷 C-17 位侧链为 β 型时多味苦；个别苷类化合物味甜，如甜菊苷、甘草酸和甜菜碱等。

（二）溶解性

中药化学成分的溶解性与其分子结构密切相关。通常，溶解性具有以下规律：

1. 取代基极性对溶解性的影响 两种化合物母核相同，其分子结构中极性基团的极性越大或数目越多，则整个分子的极性越大，亲水性越强，亲脂性越弱；反之，分子中非极性基团越多或极性越小，则整个分子的极性越小，亲脂性越强而亲水性越弱。如苷与其苷元相比，由于苷的结构中含有糖基，极性基团多，因此亲水性较强，一般易溶于水或醇。

2. 立体结构对溶解性的影响 两种化学成分的结构类型相似，一般情况下，分子平面性越强，亲脂性越强。如不同类型的黄酮类苷元，黄酮（醇）由于分子中存在交叉共轭体系，平面性强，则亲脂性强；二氢黄酮（醇）由于 C 环双键被氢化，平面性被破坏，其亲水性明显增强。

3. 酸碱基团对溶解性的影响 分子中含有酸性或碱性基团，常可与碱或酸反应生成盐而增大水溶性。如生物碱可溶于酸水，羟基蒽醌可溶于碱水。

4. 特殊溶解性 皂苷类化合物极易溶解于水饱和正丁醇中；碳苷类化合物在各类溶剂中的溶解度都较低；花色素类虽为平面型分子，但因以离子形式存在，具有盐的通性，故在水中溶解度较大；一些含有内酯环的化合物发生碱化开环而溶于碱水。

由于生物碱类化合物结构类型多，母核骨架复杂多样，其溶解性依化学结构不同差异也较大，各类生物碱类化合物溶解性基本情况见表 2-1。

表 2-1 生物碱类化合物溶解性

结构类型			溶解性
游离生物碱	1. 多数叔胺碱和仲胺碱	亲脂性	易溶于亲脂性有机溶剂；特别易溶于三氯甲烷；溶于酸水；不溶或难溶于水和碱水
	2. 季铵碱和某些含氮氧化物生物碱	亲水性	易溶于水；不溶或难溶于亲脂性有机溶剂
	3. 某类生物碱	水脂两溶性	该类化合物可溶于水、醇类，也可溶于亲脂性有机溶剂，如麻黄碱、苦参碱、氧化苦参碱、东莨菪碱、烟碱
具特殊官能团的生物碱	1. 有酚羟基或羧基的两性生物碱		该类化合物可溶于酸水、也可溶于碱水。如吗啡、小檗胺、槟榔次碱。pH8~9 时溶解性最差，易产生沉淀。
	2. 有内酯或内酰胺结构的生物碱		在碱水中，内酯（或内酰胺）开环成盐而溶于水，加酸后环合为原结构

续表

结构类型	溶解性
生物碱盐	一般溶于水、可溶于醇，难溶于亲脂性有机溶剂；生物碱无机酸盐水溶性大于有机酸盐；无机酸盐中含氧酸盐的水溶性大于卤代酸盐；卤代酸盐中生物碱盐酸盐水溶性最大，而氢碘酸盐的水溶性最小；有机酸盐中小分子有机酸盐水溶性大于大分子有机酸盐；多元酸盐的水溶性大于一元酸盐的水溶性
特例	吗啡难溶于三氯甲烷、乙醚，可溶于碱水；石蒜碱难溶于有机溶剂而溶于水；喜树碱不溶于一般有机溶剂，而溶于酸性三氯甲烷；高石蒜碱盐酸盐难溶于水而易溶于三氯甲烷；小檗碱盐酸盐、麻黄碱草酸盐等难溶于水

（三）挥发性与升华性

具有挥发性的化学成分类型有小分子苯醌及萘醌类、小分子游离香豆素类、单萜及倍半萜类、挥发油和少数生物碱，如麻黄碱、烟碱等。具有升华性的化学成分类型有游离醌类、小分子游离香豆素类和少数生物碱，如咖啡因、川芎嗪等。

（四）旋光性

含有手性碳原子且不形成分子内消旋的化合物具有旋光性。天然的糖类大多右旋；苷类大多左旋；醌类、香豆素类、黄酮（醇）类苷元由于分子结构中无手性碳原子而无旋光性；二氢黄酮（醇）、黄烷醇和二氢异黄酮类有手性碳原子而具有旋光性；生物碱类、萜类、挥发油类、三萜类、甾类多具有旋光性；生物碱等化合物其旋光性与手性碳原子的构型、溶解样品所用溶剂种类、溶液 pH 值大小、浓度和温度有关。如麻黄碱在三氯甲烷中为左旋，在水中为右旋；北美黄连碱在中性溶液中为左旋，在酸性溶液中为右旋，在高浓度乙醇（>95%）中为左旋，在低浓度乙醇中为右旋。

（五）荧光性

含有共轭体系和助色团的化合物通常具有荧光性，在紫外灯下可呈现不同颜色的荧光。共轭链越长或助色团越多，荧光颜色越深。香豆素类、醌类和黄酮类大多具有共轭体系和助色团而具有荧光性。

（六）其他物理性质

1. 油斑反应　挥发油滴在纸片上可自行挥发，不留油斑，可与脂肪油加以区别。

2. 析脑　挥发油主成分在低温下可析出结晶，此过程称为"析脑"，析出物习称为"脑"，如薄荷脑、樟脑。

二、化学性质

（一）酸性

中药化学成分是否具有酸性取决于其化学结构中是否具有酸性基团，如酚羟基、羧基。中药中的酸性成分主要包括有机酸类、醌类、黄酮类、三萜皂苷及鞣质等。化学成分酸性强弱与分子内酸性基团的种类、数目和位置有关。以醌类及黄酮类化合物为例，介绍其酸性规律。

醌类化合物由于多具有酚羟基及羧基而呈一定酸性。酸性的强弱具有以下规律：①具有羧基的醌类化合物酸性较强。2- 羟基苯醌或萘醌的醌核上有羟基时，由于受到邻近醌式羰基的影响表现出与羧基相似的酸性。②$\beta-$ 羟基的酸性强于 $\alpha-$ 羟基的酸性。由于 $\beta-$ 羟基受羰基的电负性影响，使羟基的电子云密度降低，故质子的解离度增高，酸性较强，而 $\alpha-$ 羟基与相邻的羰基形成分子内氢键，降低了质子的解离度，故酸性减弱。③酚羟基的数目越多，酸性越强。以游离蒽醌类衍生物为例，酸性强弱排列如下：$-COOH>$ 含两个以上 $\beta-OH>$ 含 1 个 $\beta-OH>$ 含两个 $\alpha-OH>$ 含 1 个 $\alpha-OH$。

黄酮类化合物因分子中多具有酚羟基，故显酸性。该类化合物的酸性强弱主要与酚羟基数目和位置有关，7 位和 4′ 位均有酚羟基者，在 $p-\pi$ 共轭效应的影响下，使酸性增强；仅有 5 位有酚羟基者，因 5-OH 可与 4 位 C=O 形成分子内氢键，故酸性最弱。黄酮类化合物酸性由强到弱的顺序依次为：7,4′- 二 OH > 7 或 4′-OH > 一般酚 -OH > 5-OH。

（二）碱性

在中药化学成分中，生物碱类大多数具有碱性，此外，醌类及黄酮类化合物具有微弱的碱性。根据 Lewis 酸碱电子理论，凡是能给出电子的电子授体为碱。

生物碱类化合物分子中氮原子上的孤电子对能给出电子而显碱性。生物碱的碱性强弱与氮原子的杂化方式、电子云密度、空间效应及分子内氢键的形成等因素有关。①杂化方式。不同杂化状态下氮原子的碱性强弱顺序为：$sp^3>sp^2>sp$。②电子云密度。氮原子周围的电子云密度越大，碱性越强；反之，碱性越弱。③空间效应。当氮原子的空间范围内有立体障碍时，会阻碍氮原子接受质子，使其碱性降低。④分子内氢键。当生物碱成盐后，氮原子附近若有羟基、羰基，并能形成稳定的分子内氢键时，氮原子上的质子不易解离，则碱性增强。

各类型生物碱碱性强弱顺序为胍基 > 季铵碱 >N- 烷杂环 > 脂肪胺 > 芳香胺 ≈N- 芳杂环 > 酰胺 ≈ 吡咯。

影响生物碱碱性的多种因素往往同时存在，在分析生物碱碱性强度时，常需要综合分析。

一般来说，当诱导效应和空间效应同时存在时，空间效应对碱度的影响较大；当诱导效应和共轭效应同时存在时，共轭效应对碱度的影响较大。此外，溶剂、温度等外界因素对生物碱的碱性也有一定的影响，在分析时也要进行考虑。

醌类化合物由于羰基上的氧原子存在未共用的电子对，具有微弱的碱性，能溶于浓硫酸中形成锌盐；黄酮类化合物由于 γ— 吡喃酮环上的 1- 位氧原子有未共用的电子对，故表现出微弱的碱性，可与强无机酸生成锌盐，但不稳定，加水后即分解。

（三）显色反应

显色反应是鉴别中药化学成分结构类型的重要手段之一。常用的显色反应见表 2-2，以下显色反应也用于中药化学成分预实验中的各类成分的检查。

表 2-2　常用的显色反应

反应名称	反应试剂组成	现象	应用（可鉴别化合物类型）
Molish 反应	α- 萘酚 / 浓硫酸	两界面呈紫色环	糖和苷
Feigl 反应	碱性 / 醛类 / 邻二硝基苯	紫色	醌类衍生物
Bornträger 反应	碱性溶液（5% 氢氧化钠）	红至紫红色	羟基蒽醌
无色亚甲蓝反应	无色亚甲蓝乙醇溶液	在白色背景下呈现蓝色斑点	苯醌、萘醌
Kesting–Craven 反应	碱性条件 / 含活性次甲基溶剂（乙酰乙酸酯、丙二酸酯）	蓝绿色或蓝紫色	苯醌和萘醌
异羟肟酸铁反应	碱性 / 盐酸羟胺 / 酸性 / 三价铁离子	红色	内酯环
Gibb's 反应	2,6- 二氯（溴）苯醌氯亚胺	蓝或绿色化合物	游离酚羟基的对位无取代者 /6 位无取代（香豆素类）
Emerson 反应	氨基安替匹林和铁氰化钾	蓝或绿色化合物	游离酚羟基的对位无取代者 /6 位无取代（香豆素类）
盐酸 - 镁粉反应	镁粉、浓盐酸	红→紫红	黄酮、黄酮醇、二氢黄酮
		阴性	查耳酮、异黄酮、橙酮
四氢硼钠（钾）反应	NaBH$_4$、浓盐酸	紫至紫红色	二氢黄酮
铝盐反应	1%～5% 三氯化铝（或亚硝酸铝溶液）	黄色荧光（最大吸收波长 λ_{max} 为 415 nm）	具有邻二酚羟基 /3- 羟基、4- 酮基 /5- 羟基、4- 酮基三种结构单元黄酮类化合物（具备其中一种即可反应）
锆盐 - 枸橼酸反应	2% 二氯氧化锆甲醇液 /2% 枸橼酸甲醇液	黄色退色	具有 5- 羟基、4- 酮基黄酮类化合物
		黄色不退色	具有 3- 羟基、4- 酮基或 3,5- 二羟基、4- 酮基黄酮类化合物

反应名称	反应试剂组成	现象	应用（可鉴别化合物类型）
镁盐反应	乙酸镁甲醇溶液	天蓝色荧光	二氢黄酮、二氢黄酮醇
		天蓝色荧光增强	具有 5- 羟基二氢黄酮、二氢黄酮醇类化合物
		黄～橙黄（至褐色）	黄酮、黄酮醇、异黄酮类化合物
氯化锶反应	氯化锶甲醇溶液	绿色 - 棕色（黑色）沉淀	具有邻二酚羟基结构黄酮类化合物
三氯化铁反应	三氯化铁水溶液或三氯化铁醇溶液	不同颜色变化	具有酚羟基，尤其在含有氢键缔合的酚羟基时，能呈现更明显的颜色
硼酸反应	硼酸（无机酸或有机酸存在条件下）	亮黄色	
	硼酸（草酸存在下）	显黄色并具有绿色荧光	5- 羟基黄酮和 6- 羟基查耳酮
	硼酸（枸橼酸丙酮存在）	显黄色而无荧光	
碱性试剂显色反应	碱性试剂（如氨蒸气或碳酸钠水溶液等）	显橙色～黄色	二氢黄酮类易在碱液中开环，转变成相应的异构体查耳酮类化合物而显色
		在碱液中先呈黄色，通入空气后变为棕色	黄酮醇类化合物具有该特征反应，据此可与其他黄酮类区别
		在碱液中不稳定，易被氧化，颜色变化为黄色→深红色→绿棕色沉淀	有邻二酚羟基取代或 3, 4'- 二羟基取代的黄酮类化合物
醋酐 - 浓硫酸反应（Liebermann-Burchard）	浓硫酸 - 醋酐（1:20）溶液	黄→红→紫→蓝→退色	三萜皂苷
		黄→红→紫→蓝→绿→退色	甾体皂苷
三氯乙酸反应（Rosen-Heimer）	三氯乙酸试液	呈红色渐变为紫色	三萜皂苷（加热至 60℃）
			甾体皂苷（加热至 100℃）
三氯甲烷 - 浓硫酸反应（Salkowski）	三氯甲烷 / 浓硫酸	硫酸层呈现红色，氯仿层有绿色的荧光	三萜皂苷 / 甾体皂苷
五氯化锑（Kahlenberg）	20% 五氯化锑的三氯甲烷溶液	显蓝色、灰蓝色或灰紫色斑点	三萜皂苷 / 甾体皂苷
Tschugaev 反应	冰醋酸 / 氯化锌和乙酰氯	紫红→蓝→绿	甾体母核

续表

反应名称	反应试剂组成	现象	应用 （可鉴别化合物类型）
Legal 反应	亚硝酰铁氰化钠溶液 / 氢氧化钠	反应液呈深红色并渐渐褪去	强心苷中五元不饱和内酯环
Raymond 反应	间二硝基苯试剂 / 氢氧化钠	蓝紫色	
Kedde 反应	3,5- 二硝基苯甲酸试剂	红色或紫红色	
Baljet 反应	碱性苦味酸试剂	橙色或橙红色	
Keller–Kiliani（K–K）反应	冰醋酸 /20% 三氯化铁 / 浓硫酸	醋酸层蓝紫色	α- 去氧糖
呫吨氢醇（Xanthdrol）反应	呫吨氢醇试剂、浓硫酸	红色	
对 – 二甲氨基苯甲醛反应	对 – 二甲氨基苯甲醛试剂	灰红色斑点	
过碘酸钠 – 对硝基苯胺反应	过碘酸钠 / 对硝基苯胺试剂	红、绿、黄→暗色	
Mandelin 试剂	1% 钒酸铵的浓硫酸溶液	显红色	莨菪碱及阿托品
		显蓝紫色	士的宁
		显淡橙色	奎宁
Marquis 试剂	含少量甲醛的浓硫酸	显红色	吗啡
		显蓝色	可待因
Fröhde 试剂	1% 钼酸钠或钼酸铵的浓硫酸溶液	显紫色渐转棕色	吗啡
		显棕绿色	小檗碱
		显黄色渐转蓝色	利血平
		显黄色	乌头碱

（四）沉淀反应

　　皂苷的水溶液可以和一些金属盐类如铅盐、钡盐、铜盐等产生沉淀。其中，三萜皂苷可与中性醋酸铅及碱性醋酸铅等盐类沉淀；甾体皂苷可与碱性醋酸铅等碱性盐类沉淀。用此种方法也可以分离三萜皂苷和甾体皂苷。

　　大多数生物碱在酸性条件下，可与某些试剂反应生成难溶于水的复盐或络合物而生成沉淀，这些反应称为生物碱沉淀反应，这些试剂称为生物碱沉淀试剂。生物碱沉淀反应不仅可以检识中药中是否有生物碱类成分存在，亦可用于分离纯化生物碱；某些生物碱和沉淀试剂反应产生的沉淀具有很好的结晶和一定的熔点，还可用于生物碱的鉴定。生物碱沉淀试剂种类较多，根据其组成可分为碘化物复盐、重金属盐、大分子酸类等。常见的生物碱沉淀试剂名称、组成及反应现象见表 2-3。

表 2-3　常用生物碱沉淀反应

试剂名称	组成	反应现象
碘化铋钾试剂（Dragendorff 试剂）	$KBiI_4$	黄色至橘红色无定形沉淀
碘化汞钾试剂（Mayer 试剂）	K_2HgI_4	类白色沉淀
碘 – 碘化钾试剂（Wagener 试剂）	I_2-KI	红棕色无定形沉淀
硅钨酸试剂（Bertrand 试剂）	SiO_2-$12WO_3$-nH_2O	淡黄色或灰白色无定形沉淀
饱和苦味酸试剂（Picric aid 试剂）	2,4,6- 三硝基苯酚	黄色沉淀或结晶
雷氏铵盐试剂（ammonium 试剂）	$NH_4[Cr(NH_3)_2(SCN)_4]$	红色沉淀或结晶

（五）水解反应

苷键是苷类分子中连接苷元与糖的化学键，具有缩醛性质。在稀酸或酶的作用下，苷键可发生断裂，水解成为次生苷、苷元和糖。苷键的裂解是研究苷类和多糖结构的重要方法，通过苷键的裂解反应有助于了解苷元的结构、糖的种类和组成，确定苷元与糖、糖与糖之间的连接方式。苷键裂解的方式有酸水解、碱水解、酶水解、乙酰解、氧化开裂法，后三种方法属于温和水解法，在水解过程中可以得到原苷元。在提取苷类化合物时，如果目标产物为原生苷，要注意抑制酶的活性，避免苷被植物中共存的酶水解。

具有内酯结构的化合物（香豆素、强心苷等）也可以进行水解反应，内酯环遇碱水解开环，遇酸闭环。如香豆素类化合物的分子中具有内酯结构，遇稀碱溶液可以开环，形成溶于水的顺式邻羟基桂皮酸盐；酸化又发生环合，形成不溶于水的香豆素类成分。但是如果长时间将香豆素类化合物放置在碱液中或者紫外线照射，顺式邻羟基桂皮酸盐就会转化为稳定的反式邻羟基桂皮酸盐，再酸化也难以闭环。

三、其他性质

（一）发泡性

皂苷类化合物（三萜皂苷和甾体皂苷）可降低水溶液的表面张力，因此其水溶液经强烈振摇后能产生持久性的泡沫，而且产生的泡沫不因加热而消失，可与其他物质如蛋白质等产生的泡沫进行区别。所以，发泡性可用于皂苷的鉴别。有些皂苷可作为清洁剂和乳化剂使用。

（二）溶血性

皂苷类化合物的溶血性是由于化合物能与红细胞中的胆甾醇结合，生成不溶于水的分子复合物，破坏红细胞的正常渗透，使细胞内渗透压增加而发生破裂，从而导致溶血现象。如人参三醇型皂苷具有溶血性，而人参二醇型皂苷具有抗溶血作用，因此人参总皂苷没有溶血性。此外，某些植物的树脂、脂肪酸、挥发油等也具有溶血性。

第三章　中药化学成分提取分离方法 ▷▷▷▷

中药有效成分是中药能够防病治病的基础，因此中药化学研究工作是从有效成分或生物活性成分的提取开始的。在进行提取之前，应对所用材料的基原、产地、药用部位、采集时间与方法等进行考察，并系统查阅文献，以充分了解、利用前人的经验。若待提取和分离的目标物为已知成分时，如从甘草中提取甘草酸，从麻黄中提取麻黄碱，或从三七中提取三七总皂苷时，工作比较简单。一般先查阅文献资料，搜集、比较该成分的各种提取分离方法与路线，尤其是工业生产方法，再根据具体条件选择合适的提取分离方法。若提取分离未知成分或待分离的中药所含化学成分不明确时，情况比较复杂，通常需要先进行系统预实验，初步判断待分离成分的结构类型，再根据此结构类型的物理化学性质，选择适当的提取分离方法进行全面的、系统性的分离；或者在适当的活性测试体系指导下进行提取、分离，并以相应的活性测试模型筛选，经反复实践才能达到分离目的。本章首先对提取分离常用溶剂进行简要介绍，而后详细介绍系统预实验的方法，在此基础上对提取分离常用方法进行了系统的总结。

第一节　提取分离常用溶剂简介

目前，常用于提取分离的溶剂有水、甲醇、乙醇、丙酮、正丁醇、乙酸乙酯、乙醚、三氯甲烷、二氯甲烷、甲苯、石油醚等。溶剂提取时，首先考虑溶剂的极性。物质的极性一般以偶极矩 μ 来表示，由于偶极矩 μ 与介电常数 ε 呈正比，故溶剂极性大小常以介电常数 ε 表示，溶剂介电常数越大，则溶剂的极性越强。按照极性大小可将溶剂分为极性溶剂、中等极性溶剂及非极性溶剂三类，亦可分为水、亲水性有机溶剂及亲脂性有机溶剂。常用提取分离的溶剂按极性由强到弱的顺序如下：水（H_2O）>甲醇（MeOH）>乙醇（EtOH）>丙酮（Me_2CO）>正丁醇（n–BuOH）>乙酸乙酯（EtOAc）>乙醚（Et_2O）>三氯甲烷（$CHCl_3$）>二氯甲烷（CH_2Cl_2）>苯（Ar）>四氯化碳（CCl_4）>石油醚（PE）。

本节主要对水、亲水性有机溶剂及亲脂性有机溶剂的性质、特点及适用性进行介绍。

一、水

水是典型的强极性溶剂，其结构特点是分子小，具有羟基。

水对离子型化合物具有良好的溶解性。在常用溶剂中，水是具有最大介电常数的溶剂。如果将离子型化合物正负离子近似看成是带两个相反电荷的两个质点，两离子电荷分别用 Q_1、Q_2 来表示，两离子间距离为 r，该化合物在介电常数为 ε 的溶剂中，离子间引力为 F，则 $F=Q_1Q_2/\varepsilon r^2$。由此得出，离子间引力与介电常数成反比，即溶剂介电常数越大，正负离子间引力越小。水的 ε 为 80.4，当离子型化合物在水中时，正负离子间引力降低了约 80 倍，该离子型化合物容易分散在水中，表现的溶解行为是易溶于水。离子型化合物如果在亲脂性溶剂中，由于亲脂性溶剂的介电常数很小，离子间引力降低很小，则表现的溶解行为是难溶于亲脂性溶剂。

水溶液的 pH 值对化学成分溶解度有一定的影响，在一定 pH 条件下，分子型化合物形成离子型化合物后，在水中的溶解度增加，故可以用酸水或碱水分别提取碱性或酸性成分。如多数游离的生物碱是亲脂性化合物，不溶或难溶于水，但与酸结合成盐后能够离子化，增大了其在水中的溶解度，所以，通常用酸水提取生物碱类成分。

中药中的亲水性成分及离子型化合物都能溶于水，而且水价廉易得，使用安全，尤其传统中药复方均以汤剂服用，故水仍为常用的提取溶剂。

二、亲水性有机溶剂

亲水性有机溶剂是指可以与水以任意比例互溶的有机溶剂，这类溶剂的极性较强，如甲醇、乙醇、丙酮等。化合物分子与水分子形成氢键的能力是其亲水性强弱的重要标志。分子中极性与非极性基团的比例对氢键形成有直接影响。甲醇与乙醇具有羟基，丙酮的羰基与水可形成氢键，故甲醇、乙醇及丙酮与水能以任意比混溶，属于强极性有机溶剂；而丁醇和戊醇等分子中虽都有羟基，随着分子量增大，碳链增长，与水分子形成氢键的能力减弱，虽能与水部分相溶，但达到饱和状态后会与水分层，所以不属于亲水性有机溶剂，而属于亲脂性有机溶剂。

亲水性有机溶剂对各种化学成分具有广泛的溶解性能，是最常用的提取溶剂，如乙醇对中药植物细胞的穿透能力较强。中药中的亲水性成分除果胶、黏液质、蛋白质、淀粉和部分多糖外，其余成分在乙醇中皆有一定程度的溶解度；一些难溶于水的亲脂性成分，在乙醇中的溶解度也较大。用乙醇提取时，水溶性的黏液质、蛋白质等不溶于乙醇，故溶解出来的水溶性杂质较少，得到的醇提液黏度小，易于过滤，加之醇的沸点低，提取液浓缩回收较为方便，提取液不易发霉变质。因此，乙醇是实验室和工业生产中应用范围最广的一种溶剂。甲醇的性质虽与乙醇相似，沸点也较低，但毒性相对较大，所以通常在实验室中使用。

三、亲脂性有机溶剂

亲脂性有机溶剂是与水不互溶的有机溶剂，极性低于正丁醇（含正丁醇）的溶剂均为亲脂性有机溶剂，这类溶剂介电常数较小即极性较低。从结构中分析，石油醚、苯及三氯甲烷为烃类或氯烃衍生物，分子中无氧原子，且分子量较大，与油脂性质相似，属于亲脂性强的有机溶剂，也就是非极性或弱极性有机溶剂；乙醚、乙酸乙酯分子中虽然没有羟基，但具有醚键和酯键，其亲水性强于石油醚、苯及三氯甲烷，属于中等极性有机溶剂。

亲脂性有机溶剂的选择性强，难以提取亲水性成分，易提取亲脂性物质，如油脂、挥发油、蜡、脂溶性色素等强亲脂性成分。这类溶剂的提取液易于过滤，沸点低，易于浓缩回收，但本类溶剂价格昂贵且易燃、有毒。另外，这类溶剂穿透植物细胞的能力较弱，往往需要长时间反复提取才能提取完全。因此，这类溶剂通常在实验室规模下使用。

此外，在提取分离、检识及溶剂回收等过程中也要考虑溶剂的密度（与水的比重）、沸点及各溶剂之间互溶性等溶剂的物理性质，常用溶剂的一般性质如下（表3-1）。

表 3-1　常用溶剂的一般性质

溶剂名称	比重	沸点	溶解性	
			在水中	在有机溶剂中
甲醇	0.792	64.6℃	混溶	能溶于醇类、乙醚等
乙醇	0.789	78.4℃	混溶	能溶于醇类、乙醚、苯、氯仿、石油醚等
正丁醇	0.810	117.7℃	9g	能溶于乙醇、乙醚等
丙酮	0.792	56.3℃	混溶	能溶于醇类、乙醚、氯仿等
乙酸乙酯	0.902	77.1℃	8.6g	能溶于乙醇、乙醚、氯仿等
乙醚	0.713	34.6℃	7.5g	能溶于乙醇、苯、氯仿、石油醚、油类等
三氯甲烷	1.484	61.2℃	1g	能溶于醇类、乙醚、苯、石油醚等
苯	0.879	80.1℃	0.08g	能溶于乙醇、乙醚、四氯化碳、丙酮、乙醚等
石油醚		30～60℃	不溶	
		60～90℃		能溶于无水乙醇、乙醚、苯、氯仿、油类等
		90～120℃		

注：在水中的溶解性是指15～20℃时100g水中所能溶解的克数。

第二节　中药化学成分预实验

中药化学成分复杂，种类繁多，每一种中药中含有多种化学成分，在深入研究之前应首先了解其中含有哪些类型的化学成分，并根据各类化合物的性质选择合理的提取分离方法。中药化学成分的预实验可分为两类，一类是单项预实验法，即为寻找某类成分而做的有针对性的检查；另一类是系统预实验法，即在未知情况下对中药中可能含有的各类成分进行比较全面系统的定性检查。

中药化学预实验方法要力求准确，且简便快速。无论采用哪种方法，都不宜用中药原料直接进行，而且中药各类化学成分之间还可能互相干扰，影响实验结果的显示与判断。通常应对中药原料进行预处理，根据对拟研究中药的化学成分的了解程度，可酌情进行预实验，如所研究中药的化学成分未知，可采用石油醚、乙醇、水三种溶剂顺次提取，分别检查各提取部位的主要成分；如所研究中药的化学成分部分已知，可根据已知化合物的结构类型，选择合适方法制备供试液。

预实验原理是根据各部位可能含有的化学成分类型，选择各类成分特有的化学反应，如颜色反应、沉淀反应、荧光性质等做一般性预试。具体操作方式一般采用试管反应、纸斑反应或瓷反应板进行。另外，提取液的颜色通常较深，如果提取液自身颜色影响对实验结果中颜色变化的观察，可采用薄层层析或纸层析等方法对提取液进行初步分离后，喷以各类显色剂，再进一步检查，判断化合物类型。

一、单项预实验

1. 水提取液 取样品粉末 10g（过 20 目筛）加水 10 倍量，室温浸泡过夜，过滤，取部分滤液检查氨基酸、多肽、蛋白质，剩余滤液和滤渣在 60℃水浴中加热 10 ～ 60 分钟，过滤，滤液进行糖、多糖、皂苷、鞣质、有机酸盐、生物碱等类化合物的检查。

2. 乙醇提取液 可供黄酮、蒽醌、苷类、生物碱、有机酸、鞣质、香豆素、萜类、甾类及内酯化合物等项的检查。

3. 石油醚提取液 样品粗粉 1g，加 10mL 石油醚（60 ～ 90℃）放置 2 ～ 3 小时，过滤，滤液放在表皿上，让石油醚挥发，用残留物进行萜类、甾类、脂肪等成分的检查。

上述样品溶液制备后进行单项实验时，所使用的显色方法见第二章第六节显色反应。

二、系统预实验

根据不同类型成分在各种溶剂中溶解度的不同，一般采用三部位法、五部位法、七部位法、Dragendorff 系统预试法、Stas-Otto 法对样品进行制备，以三部位法为例，依次采用石油醚、乙醇和水三种溶剂进行初步提取分离，对提取液分别进行预实验。

（一）石油醚提取液

取中药粗粉 1g，加 10mL 石油醚（沸程 60 ～ 90℃），放置 2 ～ 3 小时，过滤，滤液备用，进行萜类、甾体、挥发油、油脂等亲脂性成分的检查。

1. 甾体和三萜类 取适量滤液，挥干，采用醋酐 - 浓硫酸反应和 25% 钼磷酸试剂对残留物进行检查，若显阳性，证明可能含有甾体和三萜类化合物。

2. 挥发油和油脂 取适量滤液，浓缩后滴于滤纸上，观察有无油斑并在加热后能否挥发。若有油斑且不挥发证明含有油脂类成分，若有油斑，但加热后油斑消失，则证明含有挥发油类成分。

（二）乙醇提取液

取中药粗粉 10g，加 5 ～ 20 倍乙醇，置水浴上加热回流 1 小时，过滤，滤液（1）可直接进行酚类、鞣质、有机酸等成分的检查。然后将滤液减压浓缩成浸膏，加少量

2% ~ 5% 盐酸搅拌过滤，分取酸液（2）进行生物碱的预实验。残留浸膏分为两部分：一部分以少量乙醇溶解，溶液（3）可作黄酮、蒽醌及其苷类等成分的检查；另一部分以少量的乙酸乙酯溶解，溶液置分液漏斗中加适量 5% 氢氧化钠振摇，使酚类物质及有机酸等转入下层氢氧化钠水溶液中，分取乙酸乙酯层，用蒸馏水洗至中性，水浴上蒸干，则主要含有中等极性非酸性成分，以适量乙醇溶解（4），可进行香豆素、萜类及萜类内酯、甾体化合物等成分的检查（表 3-2）。

表 3-2 乙醇提取液中成分检查

提取液	主要成分类型	常用实验方法
（1）	酚类	1% 三氯化铁试剂
	鞣质	明胶沉淀反应
	有机酸	溴甲酚蓝试剂
（2）	生物碱	碘化铋钾试剂；碘化汞钾试剂
		硅钨酸试剂；碘 – 碘化钾试剂；苦味酸试剂
（3）	黄酮	盐酸 – 镁粉反应；三氯化铝反应
	蒽醌	10% 氢氧化钠；0.5% 醋酸镁；氨蒸汽熏
（4）	香豆素和萜类内酯	Emerson 反应
		Gibb's 反应；异羟肟酸铁反应
	强心苷	Kedde 试剂；Legel 试剂；苦味酸试剂

（三）水提取液

取中药粗粉 10g，加 10 ~ 20 倍水，室温浸泡过夜，或在 50 ~ 60℃的水浴上加热 1 小时，过滤，滤液供糖类、苷类、有机酸、皂苷、酚类、鞣质、氨基酸、肽、蛋白质、生物碱等亲水性成分的检查（表 3-3）。

表 3-3 水提取液中成分检查

主要成分类型	常用实验方法
糖	Molish 反应；菲林试剂
苷类或多糖	Molish 反应；菲林试剂加盐酸酸化
	加热煮沸数分钟，冷后观察有无絮状沉淀
有机酸	pH 试纸反应；溴甲酚蓝试剂
皂苷	泡沫反应
酚类	1% ~ 5% 三氯化铁试剂
鞣质	1% 三氯化铁试剂；明胶试剂
氨基酸	茚三酮试剂
蛋白质	双缩脲反应
生物碱	碘化铋钾试剂；碘化汞钾试剂；硅钨酸试剂

对上述三种提取液中的化学成分的检识可选择一种或多种方法，常见的预试方法有薄层色谱法、纸色谱法、试管及滤纸片预试法。尽量排除假阳性或假阴性反应，得出合理、准确的结论。

各类化学成分常用的薄层色谱或纸色谱预试条件（表 3-4）。可以根据被分离成分极性的大小适当调整系统展开的比例。

表 3-4　各类化学成分的代表性展开剂和显色剂

色谱种类	化合物类别	代表性展开剂	显色剂
薄层色谱	酚类化合物	氯仿 – 丙酮（8∶1）	1% 三氯化铁乙醇液
	有机酸	氯仿 – 丙酮 – 甲醇 – 乙酸（7∶2∶1.5∶0.5）	溴甲酚蓝
	生物碱	氯仿 – 甲醇（9∶1）	碘化铋钾；氨蒸气熏
	甾体、三萜	氯仿 – 丙酮（8∶2）	5% 硫酸乙醇
	蒽醌	环己烷 – 乙酸乙酯（7∶3）	氨蒸气熏
	挥发油	石油醚 – 乙酸乙酯（85∶15）	香草醛 – 浓硫酸
	黄酮	三氯甲烷 – 甲醇（8∶2） 正丁醇 – 乙酸 – 水（3∶1∶1）	三氯化铝
	香豆素	正丁醇 – 乙酸 – 水（4∶1∶1）	喷 5% 氢氧化钾甲醇液，喷显色剂前、后在紫外灯下观察荧光
纸色谱	氨基酸	正丁醇 – 乙酸 – 水（4∶1∶5，上层）	茚三酮
	强心苷	氯仿 – 丙酮 – 甲醇 – 甲酰胺（8∶2∶0.5∶0.5）	呫吨氢醇
	糖	正丁醇 – 乙酸 – 水（4∶1∶1） 乙酸乙酯 – 吡啶 – 水（2∶1∶2）	苯胺邻苯二甲酸试剂

三、预实验实例

（一）样品溶液的制备

取中药粉防己、虎杖、槐米、秦皮、知母粉末各 0.5g 于试管中，分别加乙醇 5mL，于水浴中加热 5～15 分钟，过滤，滤液供生物碱类、黄酮类、蒽醌类、香豆素类、甾体类等成分的检测。

（二）预实验方法

1. 检查生物碱　碘化铋钾试剂沉淀反应：取粉防己提取液 0.5mL 于瓷反应板上，加入碘化铋钾试剂 1～2 滴，如有砖红色沉淀产生，证明可能有生物碱存在。

2. 检查蒽醌类化合物　Bornträger 反应：取虎杖提取液 0.5mL 于瓷反应板上，加入 2% 氢氧化钠溶液 1～2 滴，如呈红色，表明含羟基蒽醌及其苷类化合物的存在。

3. 检查黄酮类化合物　盐酸镁粉反应：取槐米提取液 0.5mL 于瓷反应板上，加镁粉少许（约 5mg），再滴入浓盐酸 5 滴，如显红 – 紫颜色，证明可能有黄酮类化合物存在。

4. 检查内酯、香豆素及其苷类化合物　荧光反应：取秦皮提取液点于滤纸片上，放在紫外灯光（365nm）下观察，如有蓝色荧光，加碱后，变成黄色荧光，并且荧光强度增加，表明可能含有香豆素及其苷类。

5. 检查甾体及三萜类化合物　醋酐 – 浓硫酸反应：取知母提取液 2mL 于试管中，水浴上蒸去乙醇，于残渣中加 1mL 醋酐，沿壁滴入浓硫酸 1 滴，不要摇晃试管，观察 30 分钟，乙酸酐与浓硫酸交界面先出现红色，渐渐变为紫→蓝→绿（或黄→红→紫→蓝→墨绿）者，表明含有甾体类、甾醇或三萜类化合物，其中甾体类化合物颜色变化较快，最后出现绿色，而三萜类化合物颜色变化较慢，最后出现红色；氯仿 – 浓硫酸反应：取知母提取液 2mL 于试管中，水浴上蒸去乙醇，于残渣中加 0.5mL 氯仿，溶解，沿壁滴入浓硫酸 0.5mL，摇匀，于紫外灯下（365nm）观察，在氯仿层中呈绿色荧光，硫酸层呈红色为阳性反应。

中药化学成分的预实验仅是初步分析，由于很多定性实验并不是完全专一性反应，且中药所含成分复杂，可能互相干扰，所以不能仅仅根据预实验结果即肯定或否定某种成分的存在，需要选择其他方法进一步验证。

第三节　中药化学成分提取方法

经典的提取方法包括溶剂提取法、水蒸气蒸馏法和升华法。现代提取方法包括超临界流体萃取法、超声提取法、半仿生提取法等。

一、溶剂提取法

（一）基本原理

溶剂提取法是依据"相似相溶"的原理，根据中药中各类化学成分在溶剂中的溶解性不同，选择对目标成分溶解度大，对杂质溶解度小的溶剂，将化学成分从药材组织中溶解出来的方法。

来源于植物药中的化学成分，是通过相互联系的三个阶段完成提取过程的。第一阶段是浸润和渗透阶段。药材与溶剂混合时，溶剂首先附着于药材表面使之润湿，称之为浸润；通过毛细管和细胞间隙进入组织内部，称为渗透。提取溶剂能否附着于药材表面使之润湿并且进入细胞组织中，主要取决于溶剂与药材之间的界面张力。界面张力越小，药材越易被润湿。在提取溶剂中加入适量的表面活性剂有助于提高药材的润湿性，从而达到提高提取效率的目的。一般亲脂性溶剂不易浸润含水量多的药材及含糖、蛋白质等极性成分较多的药材，因此需要先将药材干燥后，再以亲脂性溶剂提取；亲水性溶剂不易从富含油脂的药材中提取化学成分，因此需预先对药材进行脱脂、脱蜡处理后再用水、乙醇等极性较大的溶剂提取。浸润和渗透作用对化学成分的提取率影响较大。

第二阶段是解吸与溶解阶段。药材中的化学成分和药材细胞组织具有一定的亲和力，提取时溶剂必须对化学成分具有更大的亲和力，才能解除药材成分之间或药材成分与细胞壁之间的吸附作用，这种作用称为解吸作用。化学成分被提取溶剂解吸后，以分子、离子或胶体离子等形式分散于溶剂中的过程称为溶解。提取化学成分时，应选用具有解吸作用的溶剂，如乙醇就有很好的解吸作用。有时也在溶剂中加入适量的酸、碱、甘油或表面活性剂以增加某些成分的溶解性能，有利于解吸与溶解阶段的完成。一般，质地疏松的药材提取过程进行得比较快，致密的药材则提取过程进行得较慢。

第三阶段是扩散阶段。溶剂进入细胞组织内，细胞内液体浓度显著提高，使细胞内外出现浓度差和渗透压差，细胞内高浓度的溶液可不断向细胞外低浓度方向扩散，由于渗透压的作用溶剂又不断地进入细胞内以平衡渗透压，细胞内外不同浓度的溶液不断地进行扩散及渗透，直至细胞内外浓度相等，渗透压平衡时，扩散终止，最终完成一次提取过程。

（二）操作方式

1. 浸渍法

（1）定义 浸渍法是采用适当的溶剂在常温或温热的条件下浸泡出化学成分的一种方法。按照浸泡的温度不同可分为冷浸法和热浸法。

（2）提取路线 药材粉碎→置密闭容器→加入溶剂→浸渍（或时常搅拌）→滤过→收集滤液。

（3）操作步骤及注意事项 取药材粗粉适量，置有盖容器中，加入一定量的溶剂，时常搅拌或振摇，在室温或加热（40～60℃）条件下浸渍至规定时间，滤过，即得。

（4）特点及适用性 浸渍法是一种静态提取方法。浸渍法的装置简单，操作简便，但提取效率较低，特别是用水为溶剂，其提取液易发霉变质。浸渍法适用于有效成分遇热不稳定，以及含大量淀粉、树胶、果胶、黏液质的中药的提取，不适用于贵重药材、毒性药材及高浓度制剂的提取。

2. 渗漉法

（1）定义 渗漉法是在浸渍法的基础上发展起来的一种提取方法。它是将中药粉末装入渗漉筒中，用提取溶剂浸渍数小时，然后不断添加新溶剂，使其自上而下通过药材，从渗漉筒出口流出，收集流出液（渗漉液）。

（2）提取路线 药材粉碎→润湿→装筒→排气→浸渍→渗漉→收集渗漉液。

（3）操作步骤及注意事项 ①药材粉碎：药材粉碎按照《中国药典》规定的中等粉或粗粉规格为宜。②润湿：药粉遇溶剂后会膨胀，在装筒前应先用提取溶剂润湿药粉，待充分膨胀后再装入渗漉筒中。通常加药粉1倍量的溶剂，拌匀后视药材质地，密闭放置15分钟至6小时，以便使药粉充分润湿。③装筒：装筒时，筒底铺一层棉花。药粉要分次加入，下部药粉宜粗且装得要稍松，上部药粉宜细且装得要稍紧，装至渗漉筒高度的 2/3 即可，上面盖一层滤纸或纱布，再压上少许重物。④排气：装完渗漉筒后，打开渗漉筒下部的活塞，缓缓加入适量溶剂使药粉间隙中的空气受压由下口排出。切不可在出口处活塞关闭的情况下加入溶剂，否则筒内药粉会向上冲浮，使药粉的松紧度改变而影响渗漉效果。⑤浸渍：渗漉筒中倒入提取溶剂后，一般提取放置 24 ~ 48 小时，使溶剂充分渗透扩散，特别是制备高浓度制剂时该步骤尤为重要。⑥渗漉：浸泡药材后，打开渗漉筒活塞，使渗漉液缓缓滴下，边渗漉边加新溶剂，药材上部保持一定的液面。一般药材流速要控制在 1000g 药粉渗漉时 1 ~ 3mL/min；大量生产时，一般每小时流量为渗漉筒容积的 1/48 ~ 1/24。⑦收集渗漉液：当渗漉液颜色极浅或渗漉液的体积相当于原药材的 10 倍时，便可认为基本提取完全，也可取样检查欲提取成分是否提尽。若用渗漉法制备流浸膏时，先收集药材量 85% 的初漉液另器保存，续漉液低温浓缩后与初漉液合并，调整至规定标准；若用渗漉法制备酊剂等浓度较低的浸出制剂时，不需要另器保存初漉液，可直接收集相当于欲制备量的 3/4 的漉液，即停止渗漉，压榨药渣，压榨液与渗漉液合并，添加乙醇至规定浓度与体积后，静置，滤过即得。

（4）特点及适用性　渗漉法是一个动态的提取过程，提取效率高于浸渍法，适用于贵重药材、毒性及高浓度的制剂，也适用于有效成分含量较低的药材的提取。渗漉器底部带有滤过装置，不必单独滤过，节省工序。由于渗漉过程时间较长，不宜用水而常用不同浓度的乙醇作为提取溶剂。渗漉法是冷提法，适用于对热不稳定成分的提取，但对新鲜及易膨胀的药材、无组织的药材不宜选用。

3. 煎煮法

（1）定义　煎煮法是将药材饮片或粗粉加水加热煮沸，趁热滤过后取水煎液的一种提取方法。

（2）提取路线　药材饮片或粗粉→置适宜容器中浸泡→煎煮一定时间→滤过→收集水煎液。

（3）操作步骤及注意事项　取药材适量，切碎或粉碎成粗粉，置适宜容器中，加水浸泡适宜时间后，加热煮沸并保持微沸一定的时间，滤取水煎液，浓缩至规定浓度。

煎煮之前浸泡药材是非常重要的一步。通常根据药材的吸水量加入一定量水，浸泡一定时间使药材充分膨胀，这样可以使水充分进入细胞内部，更有利于化学成分的溶出。药材的质地不同，吸水量也不同。测定药材的吸水量一般有两种方法：第一种，直接加水至药材浸泡完全，测定其吸水率；第二种是每隔半小时，观察药材透心与否，并测定药材湿重，做吸水率曲线，判断曲线是否达到平衡来确定加水量和浸泡时间。吸水率的计算公式如下。

$$吸水率 = \frac{药材湿重 - 药材干重}{药材干重} \times 100\%$$

煎煮法可使用砂锅、搪瓷、玻璃及不锈钢等材质的容器，忌用铁、铜器，因为很多化学成分会与金属离子形成络合物，降低化学成分的提取率。在煎煮过程中一般先用大火煮沸，再用小火保持微沸，整个过程注意防止糊化现象。

（4）特点及适用性 此法为热提法，操作简单，提取效率高于冷提法。煎煮法符合中医传统的用药习惯，对于有效成分尚未清楚的中药或复方制剂，常采用煎煮法提取。药材中绝大部分成分可被不同程度地提取出来，但遇热易破坏的成分及挥发油类成分不宜用该法提取。含有大量果胶、粘液质等的药材，因煎煮后提取液黏稠，难以滤过，同样不宜使用。

4. 简单回流提取法

（1）定义 简单回流提取法是采用简单回流装置，以有机溶剂为提取溶剂，加热提取药材中化学成分的方法。

（2）提取路线 药材粉碎→置于烧瓶内→加入有机溶剂→连接冷凝管→加热提取→滤过→收集滤液。

（3）操作注意事项 药材与提取溶剂的加入总量不超过烧瓶容量的2/3；提取过程中，控制回流速度每秒钟 1 ～ 2 滴。

（4）特点及适用性 简单回流法是一种热提法，提取效率高，适用于对热稳定的药材成分的提取。

5. 连续回流提取法

（1）定义及原理 连续回流提取法是采用索氏提取器进行提取的一种高效提取方法。索氏提取器的工作原理是将装好药材粉末的滤纸袋或筒置于装药筒中，加溶剂于烧瓶内，溶剂受热蒸发，自蒸气上升管上升，遇冷后变为液体回滴入装药筒中，接触药材开始进行浸提，当装药筒与虹吸管构成的连通器中的液体高度达到虹吸管最高点时，在虹吸作用下，提取液经虹吸管流入烧瓶。溶液在烧瓶中继续受热，溶剂蒸发、回流、渗漉，而溶液中的被提取成分则留在烧瓶内。随着提取的进行，烧瓶内被提取成分浓度增高，而自冷凝管中回滴至装药筒内的溶剂均为新鲜溶剂，药材细胞内外浓度差较大，从而逐渐地将药材中的化学成分转移到烧瓶内。如此不断反复循环 4 ～ 10 小时，至化学成分被充分提出。

（2）提取路线 药材粉碎→装入滤纸筒中→置于装药筒内→连接装置→加入提取溶剂→加热提取→收集提取液。

（3）操作步骤及注意事项 ①粉碎：一般以《中国药典》规定的中等粉或粗粉规格为宜。②装筒：将药材粉末装入滤纸筒中，轻轻压实，上盖滤纸片或将滤纸包上方折叠，以防止药粉溅出。注意滤纸筒高度不得超过蒸气上升管。药材粉末的装入量不宜过多，药材表面应低于虹吸管，并应注意不要把药粉流出滤纸筒外，以防堵塞虹吸管。③加入溶剂：滤纸包放入装药筒后，将装置安装完成后，从冷凝管上口（可配小漏斗）或装药筒上口加入提取溶剂，加入溶剂量一般以产生 2 ～ 3 个虹吸现象为宜。④回收溶剂：索氏提取器除了可以提取外，还可以回收溶剂。具体方法为先将索氏提取器中的滤纸筒取出，并将提取器中的提取液合并于下部的烧瓶中，再安装好全部装置，继续加热，回收烧瓶中的溶剂，当溶剂液面继续加至离虹吸管最高点处1cm，暂停回收，将装药筒内溶液转移至回收瓶，继续加热至提取液完全回收为止，最后将圆底烧瓶内的提取物转移出来。

（4）特点及适用性　根据索氏提取器的工作原理可知，该方法节省溶剂，提取效率高，但因提取时间较长，温度较高，故热不稳定成分不宜使用。

6. 超声提取法

（1）定义　超声提取法是采用具有空化效应、机械效应及热效应的超声波辅助提取溶剂，提取中药中化学成分的一种方法。

（2）基本原理　超声波是指频率高于20000Hz的声波，它是一种弹性机械振动波。超声波作用于液体介质引起介质的振动，当振动处于稀疏状态时，在介质中形成许多小空穴，这些小空穴的瞬间闭合，可引起高达几千个大气压的压力，同时局部温度上升，可造成植物细胞壁及整个生物体瞬间破裂，使溶剂能渗透到药材的细胞中，从而加速化学成分的溶出，有效地提高提取率。

（3）提取路线　药材粉粹→置适当容器中→加入提取溶剂→置超声提取器中→超声提取一定时间→收集滤液。

（4）操作注意事项　功率是超声波提取器的重要参数，它能够调节超声波的提取强度，从而影响提取率的大小。如果选用的功率过小，会使药材中所含成分提取不完全。但如果在高强度或长时间处理条件下，超声波振动产生的空化作用不仅能破坏细胞壁，也可能会破坏分子结构，因此在实验条件中应标示清楚功率与频率。

（5）特点及适用性　超声提取法提取效率高，提取时间短，节省溶剂。提取过程大多无需加热，能够避免高温对提取成分的破坏。超声提取法适应范围广，提取时间短，非常适合分析样品的前处理。

7. 超临界流体萃取法

（1）概述　超临界流体萃取（supercritical fluid extraction，SFE）是一种利用某种物质在超临界条件下形成的流体，对中药中化学成分进行萃取分离的新型技术。

超临界流体是指物质在临界温度和临界压力以上状态时，成为单一相态，此单一相态称为超临界流体（supercritical fluid，SF）。超临界流体介于气体和液体之间，具有液体和气体的双重性质，密度近似液体，易于溶解成分，黏度近似气体，易于扩散。因此，具有较强的溶解物质的能力。可作为超临界流体的物质有很多，如二氧化碳、一氧化二氮、六氟化硫、乙烷等，其中以二氧化碳最为常用。其具有以下优点：二氧化碳的临界温度接近于室温（31.1℃），可进行低温萃取和分离，适合于分离热敏性物质；二氧化碳的临界压力较低（7.38MPa），工业上易于达到。此外，二氧化碳无毒、无味、不易燃、不腐蚀、价格低廉、易于回收等。

（2）基本原理　利用流体（溶剂）在临界点附近某区域（超临界区）内对待分离混合物中溶质的溶解能力随压力和温度的改变而在一定的范围内变动的性质，从而达到可以从原料中选择性提取各类化合物的目的，在超临界温度条件下，改变压力即可改变超临界流体的密度，从而改变其溶解性。

超临界流体对非极性物质有较好的溶解能力，包括低分子质量、低极性、亲脂性、低沸点的中药化学成分如挥发油、烃、酯、内酯、环氧化合物等；对具有极性基团（如羟基和羧基等）的中药化学成分如黄酮、生物碱等的溶解性就较差，且极性基团越多，越难提取；对于相对分子质量大的化合物，质量越大，越难提取，极大地限制了超临界流体萃取的使用。因此，对于相对分子质量较大和极性基团较多的中药化学成分的提取，可在超临界流体中加入夹带剂，夹带剂的加入可以调节超临界流体的极性，从而改变超临界流体的溶解性能，以提高化学成分在二氧化碳超临界流体中的溶解度。此外，夹带剂还能改善超临界流体的选择性及增加提取率。夹带剂用量一般不超过15%，常用作夹带剂的有甲醇、乙醇、丙酮等。

（3）操作步骤　首先，将粉碎后的药材装入萃取釜，二氧化碳气体经热交换器冷凝成液体，用加压泵把压力提升到工艺过程所需的压力（应高于二氧化碳的临界压力），同时调节温度，使其成为超临界二氧化碳流体。二氧化碳流体作为溶剂从萃取釜底部进入，与被萃取物料充分接触，选择性溶解出所需的化学成分。萃取物的高压二氧化碳流体经节流阀降压到低于二氧化碳临界压力以下进入分离釜（又称解析釜），由于溶质在二氧化碳流体中的溶解度急剧下降而析出溶质，自动分离成溶质、二氧化碳气体两部分，溶质即为产品，从分离釜底部放出，二氧化碳气体经过热交换器冷凝成二氧化碳液体再循环使用。

（4）特点及适用性　二氧化碳超临界萃取无溶剂残留，产品绿色环保，该法是一种新型、绿色并且集提取和分离于一体的技术，现已广泛应用于中药有效成分的提取，如生物碱、挥发油、苯丙素、黄酮、有机酸、苷类、萜类等物质。

超临界流体萃取技术的特点：①不残留有机溶剂、萃取速度快、收率高。②无传统溶剂法提取的易燃易爆的危险，减少环境污染。③萃取温度低，适用于对热不稳定物质的提取。④萃取介质的溶解特性容易改变，在一定温度下只需改变其压力。⑤适于对挥发性物质和脂溶性化合物的萃取，对水溶性成分的溶解能力弱；可通过加入夹带剂，改变萃取介质的极性来提取极性物质。⑥超临界流体可循环利用，成本低。⑦设备造价高而导致产品成本中的设备折旧费比例过大，更换产品时清洗设备较困难。⑧可与其他色谱技术如IR、MS联用，可高效快速地分析中药及其制剂中的有效成分。

8. 半仿生提取法

（1）概述　半仿生提取法（semi-bionic extraction，SBE）是近年提出的新提取方法，是从生物药剂学的角度，模拟口服给药及药物经胃肠道转运的基本过程，采用选定酸水和碱水依次进行提取，为口服给药的中药活性成分研究提供了一种新的提取方法。

（2）基本原理　有些中药的疗效不仅取决于原型化学成分，也包括其代谢物，有些化合物本身没有生理活性或活性不强，但经代谢后具有活性或活性增强。传统中药大多是口服给药，药物吸收过程要经历胃（酸性环境）、小肠（碱性环境），只有经历这些环境后仍能有效溶出的才可能是有效成分。半仿生提取法是模拟口服给药及药物经胃肠道转运的基本过程进行提取，用酸水模拟药物在胃中转运的过程，用碱水模拟药物在肠道中转运的过程，保证了有效成分的提出。

（3）操作步骤　首先用酸水或人工胃液进行提取，常用盐酸、硫酸、磷酸、酒石酸、枸橼酸等调节提取液的pH值。然后用碱水或人工肠液提取，常用氢氧化钠溶液、氢氧化钾溶液、氢氧化钙溶液、氨水调节提取液的pH值，上述酸水和碱水具体pH值可通过统计学方法进行优选。

（4）特点及适用性　半仿生提取法在中药提取中坚持"有成分论，不唯成分论，重在机体的药效学反应"的基本原则，具有以下特点：①提取过程符合中药配伍和临床用药的特点，符合口服药物在胃肠道转运吸收的特点。②在具体工艺选择上，既考虑活性混合成分，又以单体成分作指标，这样不仅能充分发挥混合物的综合作用，又能利用单体成分控制中药制剂的质量。③半仿生提取技术只适用于水提工艺，这使半仿生提取技术在工业生产中的应用受到一定的局限。半仿生提取法仍沿用传统的高温煎煮法，在酸、碱环境下进行，这很可能会使许多成分发生变化，可考虑在常温下模拟提取条件，并加入相应的酶及肠内菌等因素，如此会和人体消化过程更为接近，进一步达到模拟胃肠道的转运效果。

（三）影响溶剂提取的主要因素

根据溶剂提取法的提取原理，影响提取效率的因素有药材的粉碎度、提取温度、提取时间、提取溶剂用量及提取次数等。

1. 药材的粉碎度　将药材进行适当粉碎，有助于加快提取效率。粒度越小，比表面积越大，浸提速度越快。但药材粉碎得过细，药材组织中的大量细胞被破碎，细胞内的不溶物及蛋白质、鞣质等杂质增多，造成提取液黏度大，过滤和纯化困难。同时，粉碎过细，其吸附作用也增大，使化学成分的扩散速率降低。

药材的粉碎粒度还要考虑所使用的溶剂及药材的质地。如以水为溶剂时，药材遇水易吸湿膨胀，药材可直接用饮片或粉粹成粗粉；药材质地不同，粉碎度也应不同。一般质地坚硬的根、茎、皮类等药材宜粉碎成细粉，而花、叶、草等质地疏松的药材，可以不粉碎或粉碎至粗粉即可。

2. 提取温度　一般来说，提取温度增高，分子的热运动增加，有利于提取率的提高，因此热提法的提取效率高于冷提法。但是药材中的某些有效成分或微量成分，往往受热被破坏或异构化，反而降低提取效率。此外，提取温度过高，一些无效成分被浸提出来，导致杂质含量较高，增加精制纯化难度。

3. 提取时间　一般来说，提取时间与提出率呈正比，即提取时间越长，越有利于有效成分的溶出。但当扩散达到平衡后，提取时间即不受影响。此外，长时间的提取往往导致大量杂质溶出。一般用水加热提取时，每次以煮沸两小时为宜，用乙醇加热提取时，每次1小时为宜。

4. 提取溶剂用量　一般来说，在一定范围内增加提取溶剂用量，提取率增加，但溶剂用量过大，浪费溶剂，回收困难。

5. 提取次数　药材是否提取完全与药材组织内部溶液浓度与外部溶液浓度的浓度差有关。浓度差越大，扩散推动力越大，浸出速率则越快。当浓度差为零时，组织内的化学成分不再向细胞外扩散。因此，更换新溶剂即增加提取次数，可以增大提取过程中药材组织中成分扩散的浓度差，以提高提取效率。

提取过程中各类因素相互间的影响比较复杂，在提取过程中，应根据提取的目的优选提取条件，提高提取效率。

二、水蒸气蒸馏法

（1）定义　水蒸气蒸馏法系指将含有挥发性成分的药材与水共蒸馏，使挥发性成分随水蒸气一并馏出，经冷凝分取挥发性成分的提取方法。

（2）基本原理　本法的提取原理是应用道尔顿分压定律，即互不相溶也不起化学作用的液体混合物的总蒸气压，等于该温度下各组分饱和蒸气压（即分压）之和。因此尽管各组分本身的沸点较高，但当分压总和等于大气压时，液体混合物开始沸腾并被蒸馏出来，即化学成分在低于自身沸点的温度下随水蒸气蒸馏出来，再用油水分离器或有机溶剂萃取法将这类成分自馏出液中分离。

（3）提取路线　药材粉碎→加水浸泡→安装装置→加热蒸馏→收集馏出液。实验室常用的装置有蒸馏装置和挥发油提取器两类。

（4）特点及适用性　该法适用于具有挥发性，加热能随水蒸气蒸馏而不被破坏，在水中稳定且难溶或不溶于水的成分的提取。中药中挥发油的提取常采用此法。

三、升华法

升华法是具有高蒸气压的某些固体物质，当加热至一定温度时，升华后直接从药材中提取出来的一种方法。升华法的提取原理是利用物质的升华性进行提取，因此该法仅适用于具有升华性化合物的提取。

第四节　中药化学成分分离方法

中药化学成分的分离是根据化学成分的理化性质不同，采用物理和化学等方法，将中药提取物或有效部位中的成分逐一分开，并经过精制纯化得到单体或均一化合物的过程。中药化学成分的分离是中药化学研究的重要内容之一。

中药化学成分的分离涉及不同的分离方法与技术。经典的分离方法包括溶剂萃取法、沉淀法、结晶法、经典色谱法、分馏法、盐析法和透析法等。一方面，这些方法从早期一直被采用，操作比较简单，无需昂贵或复杂的仪器设备；另一方面，随着有机材料与色谱技术的发展，高效液相色谱法、高速逆流色谱法、气液分配色谱法和超滤法等现代新型分离技术应运而生，在中药有效成分的分离工作中也扮演着重要角色。这些常用分离方法的分离原理包括：①根据物质溶解度的差别进行分离。②根据物质在两相溶剂中分配比的不同进行分离。③根据物质吸附性能的差别进行分离。④根据物质分子大小的差别进行分离。⑤根据物质离解程度不同进行分离，这里就分离原理及该分离原理下常用的分离方法进行简要介绍。

一、根据物质溶解度的差别进行分离

基于溶剂温度、极性、酸碱性的不同，以及溶质极性、酸碱性和特征基团的不同，溶质在溶剂中具有不同的溶解度。根据物质溶解度的差别进行分离的方法主要分为以下几种。

（一）结晶法

1. 含义与原理 结晶法是利用温度不同而引起目标组分在某溶剂中溶解度发生明显改变而达到分离的方法，常见操作有结晶及重结晶。化合物由非晶型经过结晶操作形成晶型固体的过程称为结晶。初析出的晶体往往不纯，需要多次进行结晶，对已得到的晶体，再次进行结晶操作称为重结晶。

2. 结晶的形成过程 溶质从溶液中结晶的推动力是过饱和度。结晶的形成过程经历两个步骤：首先产生微观晶粒作为结晶的核心，即晶核，该过程称为成核；然后晶核逐步长大成为宏观的晶体，该过程称为晶体生长。由溶液结晶出来的晶体与余留的溶液合称为晶浆，晶浆去除了其中的晶体后所余下的溶液称为母液。

3. 结晶的操作步骤 结晶的操作步骤一般包括：①选择适当的结晶溶剂。②采用适量结晶溶剂将待结晶的化合物加热溶解制备成饱和溶液。③趁热滤过除去热不溶性杂质。④逐步冷却至室温或冷藏、冷冻使温度降低，溶液达到一定的过饱和度析出结晶。⑤取出晶体或滤除母液，除去冷不溶性杂质，获得晶体。⑥若析出的晶体纯度仍不符合要求，可多次反复重结晶，直到达到要求为止。

4. 结晶溶剂的选择 结晶法的关键步骤是选择合适的结晶溶剂。理想的结晶溶剂一般应满足以下条件：①结晶溶剂应不与被结晶成分发生化学反应。②对待纯化的成分热时溶解度大，冷时溶解度小，而对杂质则冷热都不溶或冷热都易溶。③所选溶剂的沸点适中，并且低于化合物的熔点。沸点过高，溶剂在结晶和重结晶时附着在晶体表面不易除尽；沸点过低，溶剂挥发损失较大且温度调节范围有限。④所选溶剂尽可能安全、廉价、易得。

常用于结晶的溶剂有水、乙醇、甲醇、丙酮、乙酸乙酯、吡啶、乙腈等。如果单一溶剂不能达到结晶目的时，可以用两种或两种以上可互溶的混合溶剂进行结晶操作。常用的混合溶剂有乙醇 – 水、丙酮 – 水、乙醚 – 石油醚等。

5. 温度对结晶的影响 通常有机小分子的溶解度随温度降低而下降，通过控制冷却的速度和程度（即控制过饱和程度）来控制成核速度和晶体生长速度。冷却速度可以用水浴来控制，而且可以简单地通过观察成核及生长情况来调节快慢。若形成微晶，则表示冷却速度过快，过多晶核的迅速形成，将最终导致生成大量微小的晶体。因此，减缓结晶生长，防止形成多余的晶核有利于形成较大的晶体，尤其是在单晶培养中更应该严格控制晶核的数量。

6. 促进结晶析出的方法 结晶法是中药分离纯化后期常采用的方法。过多杂质的存在，有时甚至是少量杂质就会阻碍晶体的析出，因此，进行结晶法分离前应尽可能地去除杂质。有些化合物的过饱和溶液放置很长时间仍不产生结晶。如果不是纯度问题，可以尝试下列操作：①适当搅拌，通过增加溶质的碰撞频率而促进析晶。②加入晶种。③将热溶液滤入冷的三角瓶中，以达到快速冷却的目的，诱导快速结晶。④用玻璃棒摩擦容器内壁可促进析晶。⑤使温度交替变化，过饱和溶液先冷却至较低温度，以降低溶解度，诱导晶核形成，然后再升至室温，促进晶核生长为晶体。

7. 结晶纯度的判断方法 纯度是化合物结构鉴定的重要参数之一，化合物纯度越高，对化合物进行理化常数、元素分析或波谱测定的数据越可靠。常用来判断化合物纯度的方法有结晶的形状和色泽、熔点、熔距、色谱法、质谱法等，具体检查要求如下。

（1）结晶形状和色泽检查 用放大镜或显微镜观察结晶形状。若结晶形状不均一，色泽不均匀，则可判断该结晶不是单一的化合物。结晶形状均一、色泽均匀时也不能完全肯定就是单一化合物，还必须与其他检查相配合佐证。

（2）熔距 熔距是指晶体从初熔到完全熔化或分解的温度差，单一化合物的熔距很窄（1～2℃）。在测熔点和熔距时要注意有些化合物有双熔点特性，即在某一温度已经完全熔化，当温度继续上升又固化，再在某一更高温度时又熔化或分解。

（3）色谱法 常用的色谱法有纸色谱（PC）、薄层色谱（TLC）、高效液相色谱法（HPLC）。单一化合物在纸上或薄层上点样后经过展开和显色，一般只应观察到一个斑点，展开后应为一个不拖尾的近乎圆形的斑点，而且要鉴定一个化合物的纯度，需要经过三种不同溶剂系统展开，均应为单一斑点。HPLC是判断化合物纯度的一种重要方法，具有样品用量小、操作时间短、灵敏度高和准确度高等优点，可采用面积归一化法、外标法或内标法计算色谱图中主峰的纯度。

（4）其他方法 常用质谱（MS）和核磁共振（NMR）法，可通过化合物质谱或核磁共振谱图结果来判断化合物纯度。不符合裂解规律的谱图，一般说明该化合物不纯。

（二）沉淀法

沉淀法是基于有些中药化学成分能与某些试剂生成沉淀或加入某些试剂后降低某些成分在溶剂中的溶解度而自溶液中析出的一种方法，常用于提取物的初步分离。依据加入试剂的不同，沉淀法又分为溶剂沉淀法、酸碱沉淀法和专属试剂沉淀法。

1. 溶剂沉淀法 在混合组分溶液中加入与该溶液能互溶的溶剂，改变溶液的极性，进而改变混合物组分中某些成分的溶解度，使其从溶液中析出的分离方法。根据提取溶剂和加入溶剂的不同，溶剂沉淀法又可分为水提醇沉法、醇提水沉法及醇提乙醚或丙酮沉淀法。

（1）水提醇沉法 该法是在药材浓缩水提取液中加入数倍量的高浓度乙醇，溶液极性变小而使蛋白质和多糖如树胶、黏液质、淀粉等极性大的成分沉淀析出，达到分离目的一种方法。本方法经常用于以下两种情况：除去中药或中药复方中的水溶性杂质，纯化样品；提取中药多糖或蛋白质等大分子物质。在实际应用中，要根据最终目标分取滤液或沉淀。

正确的乙醇加入量是药材应用水提醇沉法实现分离的关键所在。根据醇沉方式的不同，计算方法有所不同。

1）等度醇沉：每次需达到相同的含醇量，其加醇量公式如下：

$$C_1 \cdot x = C_2 (C+x)$$

式中：x 为需加入浓乙醇的体积（mL）；C_1 为浓乙醇的浓度（%）；V 为浓缩药液的体积（mL）；C_2 为所需达到的含醇量的乙醇浓度（%）。

2）梯度醇沉：每次需达到的含醇量不同，一般是以浓度递增的形式梯度醇沉，每次醇沉的加醇量公式如下

$$x_n = \frac{(V + x_1 + x_2 + \cdots + x_{n-1})(C_N - C_{N-1})}{C_n - C_N}$$

式中：$x_1、x_2\cdots\cdots x_{n-1}、x_n$ 分别为第 1、2……$n-1$、n 次醇沉时加入浓乙醇的体积（mL）；V 为浓缩药液的体积（mL）；C_N 为第 n 次加醇时所需达到的含醇量（%）；C_{N-1} 为第 $n-1$ 次醇沉时所需的含醇量（%）；C_n 为第 n 次醇沉时所用浓乙醇的含量（%）。

通过以上两个公式，即可计算出达到目标醇沉浓度时加入浓乙醇的体积。在实际生产中，考虑到环保与经济问题，常用回收的乙醇来沉淀以除去杂质。这里需要注意，酒精计的标准测量温度为 20℃，测量乙醇本身的浓度时，如果温度不是 20℃，温度每差 1℃，所引起的百分浓度误差为 0.4。因此，乙醇本身浓度的计算公式为

$$C_实 = C_测 + (20 - t) \times 0.4$$

式中：$C_实$ 为乙醇的实际浓度（%）；$C_测$ 为酒精计测得的乙醇浓度（%）；t 为测定时乙醇的温度。

（2）**醇提水沉法**　该法是在浓缩乙醇提取液中加入数倍量的水稀释，溶液极性变大而使树脂、叶绿素等水不溶性杂质沉淀析出。通常需要加入浓缩液 10 倍量以上的水，方可沉淀亲脂性成分。

（3）**醇提乙醚或丙酮沉淀法**　该法是在乙醇浓缩液中加入数倍量的乙醚或丙酮，可使皂苷沉淀析出，而脂溶性的树脂等杂质则留存在母液中。

2. 酸碱沉淀法　对酸性、碱性或两性有机化合物来说，常可通过加入酸或碱以调节溶液的 pH 值来改变分子的存在状态（游离型或解离型），从而改变其溶解度而实现与其他物质的分离。如一些生物碱类在用酸水从药材中提出后，加碱调至碱性即可从水中沉淀析出（酸提碱沉法）；提取黄酮、蒽醌等酸性成分时则采用碱提酸沉法，以及调节 pH 值至等电点使蛋白质沉淀的方法等也属于这一类型。这种方法简便易行，在工业生产中应用广泛。

3. 专属试剂沉淀法　利用某些试剂选择性地与某类化学成分反应生成可逆的沉淀而与其他成分分离的操作即为专属试剂沉淀法。如钙盐、钡盐、铅盐等能与部分酸性化合物生成沉淀，得到的沉淀悬浮于水或含水乙醇中，通入硫化氢气体进行复分解反应，使金属硫化物沉淀后，即可回收得到纯化的游离的有机酸类化合物；生物碱沉淀试剂雷氏铵盐能与水溶性生物碱类生成沉淀；胆甾醇能与皂苷生成沉淀，可使其与其他苷类分离；明胶能沉淀鞣质，用于分离或除去鞣质等。在实际应用时，可根据中药化学成分和杂质的性质，选用适当的沉淀试剂。

影响沉淀法分离效果的主要因素有溶剂或沉淀试剂的选择及加入量、原溶液中待分离物质的浓度、温度、pH 值等。在沉淀分离时需要注意以下几点：①沉淀的方法应具有一定的选择性，以使目标成分得到较好的分离。②一些目标成分（如酶、蛋白质、肽

等）的沉淀分离必须考虑沉淀方法对目标成分的活性和化学结构是否有破坏作用。③目标成分的沉淀分离必须充分评估残留物对人体的危害。④药材的提取液需要浓缩至适当浓度，通常浓缩至约每毫升相当于原药材 1～2g，若药液过浓，有效成分易包裹于沉淀中而造成损失；若药液过稀，则沉淀溶剂的加入量大，增加提取成本。⑤若获得纯度较高的沉淀，正确加入沉淀溶剂的方式是慢加快搅。取计算所得沉淀溶剂量，缓缓加入到浓缩提液中，同时快速向同一方向搅拌，这样可避免发生局部沉淀，或因局部溶剂浓度过高使某些不能沉淀的可溶性成分也同时被沉淀下来（共沉淀现象）。此外，加沉淀溶剂处理完成后，需将容器口盖严，防止有机溶剂挥发，一般可将药液移至冰箱或冷库中，于 5～10℃下静置 12～24 小时，促进沉淀析出与沉降，便于过滤操作。

（三）盐析法

1. 含义　盐析法是在中药水提取液中加入易溶于水的无机盐至一定浓度，或达到饱和状态，某些成分由于溶解度降低而沉淀析出，过滤或用有机溶剂萃取出来，从而与水溶性较大的杂质分离的一种方法。常用的无机盐有氯化钠、氯化铵、硫酸铵、硫酸钠、硫酸镁等。

2. 分离原理　在弱电解质的溶液中加入与弱电解质没有相同离子的强电解质时，由于溶液中离子总浓度增大，离子间相互牵制作用增强，使得弱电解质解离的阴离子、阳离子结合形成分子的机会减小，从而使弱电解质分子浓度减小，离子浓度相应增大，解离度增大，这种效应称为盐效应。当通过盐效应使物质溶解度降低时为盐析效应；反之，为盐溶效应。盐析效应主要是由离子的静电作用引起的，可以简单地认为，离子和水分子因静电作用而产生水化，减少了可以作为"自由"溶剂的水分子，从而降低了非电解质的溶解度。

3. 注意事项　盐析法作为初步的分离纯化方法，实际操作时还需要结合其他的纯化方法。注意事项如下：①采用超滤、凝胶色谱、透析等方法除去无机盐。②盐析条件如pH 值、温度会影响盐析效果，故应控制反应条件。③应缓慢均匀加入盐或盐溶液。以固体形式加入盐时，如果出现一些未溶解的盐，应该等其完全溶解后再继续加盐，以免引起局部盐浓度过高。④盐析过程中，应温和搅拌。温和搅拌能促使沉淀颗粒长大，剧烈搅拌对粒子会产生较大剪切力，只能得到细小沉淀颗粒；盐析后根据具体情况放置一定时间，通常放置 0.5～1 小时。

二、根据物质在两相溶剂中分配比的不同进行分离

（一）简单萃取法

1. 含义及原理　是利用中药提取物中各组成成分在两相溶剂中分配系数的不同而达到分离的方法，又称为两相溶剂分配法、液－液萃取法。两相溶剂往往是互相饱和的水相和有机相。提取物中各成分在两相溶剂中的分配系数相差越大，分离效率越高。

2. 分离规律及常见流程　一般根据中药提取物中成分极性的大小选择不同的两相溶剂系统。分离极性较大的成分，可以选用正丁醇 – 水；中等极性成分的分离选用乙酸乙酯 – 水；极性小的成分选用三氯甲烷（或乙醚）– 水。

简单萃取法是中药化学成分粗分离的常用方法，特别适用于有效部位的获得。下列流程（图 3–1）对各类型化合物的初步分离均较适用。

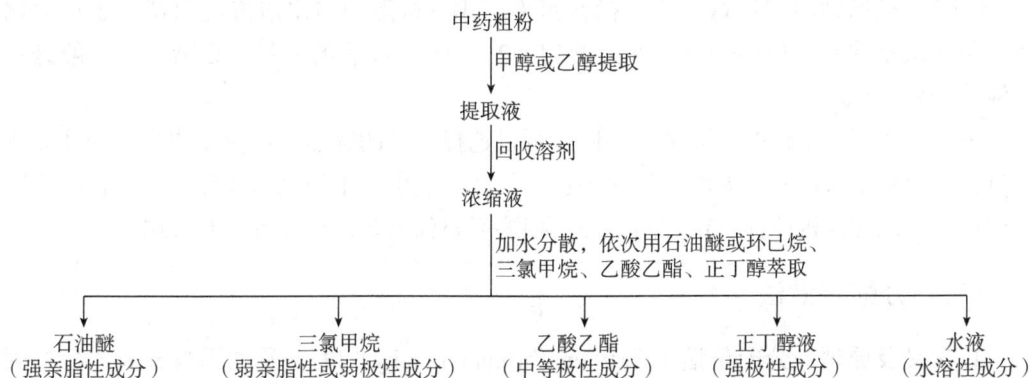

中药粗粉
↓ 甲醇或乙醇提取
提取液
↓ 回收溶剂
浓缩液
↓ 加水分散，依次用石油醚或环己烷、
　三氯甲烷、乙酸乙酯、正丁醇萃取

| 石油醚
（强亲脂性成分） | 三氯甲烷
（弱亲脂性或弱极性成分） | 乙酸乙酯
（中等极性成分） | 正丁醇液
（强极性成分） | 水液
（水溶性成分） |

图 3–1　简单萃取法常用流程

3. 破乳方法　简单萃取过程中经常发生乳化现象，特别是含有皂苷、脂肪的样品，如发生乳化现象应先进行破乳，通常可采用以下几种方式：①轻度的乳化现象可适当延长静置时间或轻轻搅动乳化层。②加热或冷冻萃取容器时注意加热温度不能过高，加热时间不宜过长；冷冻温度不宜过低，避免水层凝固而不利于破乳。③中度乳化现象可加入电解质破乳。如果因有机相和水相比重接近而发生乳化现象，可加入氯化钠等可溶性无机盐，提高体系中水相的比重使两相分层。如果仍不能分层，可加入 1mol/L 的盐酸消除乳化；如果属于两相比重相差较大形成的乳化现象，可加入少量无水乙醇溶解相互黏合的两相液体而实现破乳。④高度乳化（全部乳化）现象可采用离心法破乳。破乳率随离心转速的升高而增大，也随作用时间的延长而增大。通常离心转速为 2000rpm/min，时间为两分钟。此外，还可采用过滤、用金属丝摩擦容器壁、研磨乳化层等方法破坏乳化现象。

4. 分配比与 pH 值　对酸性、碱性及两性化合物，变化 pH 值可以改变它们的存在状态（游离型或解离型），从而影响其在溶剂系统中的分配比。据此，通过调节萃取系统的 pH 值，可以使酸性、碱性、中性及两性物质得以分离。

（1）一般规律　当 pH<3 时，酸性物质多呈非解离状态（游离型）易存在于有机相，碱性物质则呈解离状态易存在于水相；当 pH>12 时，酸性物质呈解离状态存在于水相，碱性物质则呈非解离状态存在有机相。

（2）pH 值调节　若使酸性物质完全游离，则调 pH $\cong$ pK_a–2；若使酸性物质完全解离则调 pH $\cong$ pK_a+2；若碱性物质完全游离，则调 pH $\cong$ pK_a+2；如使碱性物质完全解离，则调 pH $\cong$ pK_a–2。

5. 操作注意事项　简单萃取法在操作中要注意以下几点：①在操作前需明确各试

剂的密度、互溶性及与水互溶性等溶剂性质，以保证"两相"的基本条件，确定目标成分在混合溶剂的上层还是下层。②中药中含有的一些成分如蛋白质、皂苷、树脂等，都是天然乳化剂，因此在大量萃取前，先将两相溶剂用小试管猛烈振摇约 1 分钟，观察萃取后分层现象。如果易发生乳化，大量萃取时要避免猛烈振摇，并采用适当方法破坏乳化层确保两相溶剂分离。③中药提取物浸膏溶于水后的药液密度最好为 1.1 ～ 1.2，过稀则溶剂用量太大，操作繁琐。④有机溶剂与水溶液应保持一定量的比例，第一次萃取时有机相一般为水溶液的 1/2 ～ 1/3，以后的用量可以减少，一般是水溶液的 1/4 ～ 1/6。

萃取法所用设备根据萃取量的不同，可以选择不同的容器。小量萃取可在分液漏斗中进行；中量萃取可在较大的下口瓶中进行。在工业生产中的大量萃取，多在密闭萃取罐内进行，用搅拌机搅拌一定时间，使两相溶剂充分混合，再放置令其分层。

（二）分配色谱法

1. 含义及原理 分配色谱（partition chromatography，PC）是利用被分离成分在固定相（stationary phase）和流动相（mobile phase）两种不相混溶的液体之间的分配系数的不同而实现分离的一类色谱。作为固定相的溶剂通常吸附在多孔物质上固定不动，与之互不相溶的另一种溶剂作为流动相进行色谱洗脱。

2. 正相色谱与反相色谱 根据流动相与固定相极性的大小，分配色谱法可分为正相色谱和反相色谱。在正相分配色谱法中，流动相的极性小于固定相的极性；在反相分配色谱法中，流动相的极性大于固定相的极性。

（1）正相分配色谱法 常用的化学键合固定相有氰基及氨基的键合相，流动相则用弱极性有机溶剂，如三氯甲烷、乙酸乙酯、丁醇等，主要用于分离水溶性或极性较大的分子型化学成分，如生物碱、苷类、糖类等。正相分配色谱法常用的载体主要有硅胶、硅藻土及纤维素粉等。这些物质能吸收其本身重量 50% ～ 100% 的水而仍呈现粉末状，涂膜或装柱时操作简便，作为分配色谱载体效果较好。含水量大于 17% 的硅胶因失去了吸附作用可作为分配色谱的载体，是使用最多的一种分配色谱载体。

（2）反相分配色谱法 常用的化学键合固定相有十八烷基硅烷（octadecyl silane，ODS）或 C_8、C_2 键合相。流动相常用不同比例的甲醇 – 水或乙腈 – 水，主要用于分离非极性或中等极性的各种分子型化合物。反相色谱是应用最广的分配色谱法，因为键合相表面的官能团不会流失，流动相的极性可以在很大范围内调整，由此派生的反相离子对色谱和离子抑制色谱，可用于分离有机酸、碱、盐等离子型化合物。

三、根据物质吸附性能的差别进行分离

在中药有效成分的分离及精制工作中，吸附现象利用得十分广泛。其中又以固 – 液吸附用得最多，固 – 液吸附时，吸附剂、溶质（待分离物质）、溶剂（展开剂、洗脱剂、流动相）三者统称为吸附过程中的三要素，并有物理吸附、化学吸附及半化学吸附之分。

物理吸附（physical adsorption）也称表面吸附，是构成溶液的分子（含溶质与溶剂）与吸附剂表面分子的分子间力的相互作用所引起的吸附，特点是无选择性、吸附与解吸吸附过程可逆、可快速进行，故在实际工作中应用最广。如采用硅胶、氧化铝及活性炭为吸附剂进行的吸附色谱即属于这一类型。

化学吸附（chemical adsorption）是构成溶液的分子与吸附剂表面分子的分子间发生化学反应所引起的吸附，特点是具有选择性、吸附性强，吸附与解吸附过程甚至不可逆，故较少应用。如黄酮及酚酸性物质被碱性氧化铝吸附等。

半化学吸附（semi-chemical adsorption）是构成溶液的分子与吸附剂表面分子的分子间通过氢键所引起的吸附，特点是介于物理吸附与化学吸附之间，吸附力相对较弱，对分离物质具有一定的选择性。如聚酰胺与黄酮类、蒽醌类等化合物之间的氢键吸附。

吸附一般遵循"极性相似者易于吸附"的经验规律。以静态吸附为例，在中药提取液中加入吸附剂时，在吸附表面即发生溶质分子与溶剂分子，以及溶质分子相互间对吸附剂表面的争夺。

（一）硅胶及氧化铝柱色谱

1. 吸附规律　硅胶、氧化铝均为极性吸附剂，故具有以下特点：①对极性物质具有较强的亲和能力，极性强的化合物将优先被吸附。②溶剂的极性越弱，层析过程中吸附剂对溶质将表现出越强的吸附能力；溶剂的极性增强，层析过程中吸附剂对溶质的吸附力随之减弱。③溶质被硅胶、氧化铝吸附时，加入极性较强的溶剂后，则可被后者置换而洗脱下来。

2. 化合物极性强弱的判断　化合物极性强弱是决定物理吸附过程的主要因素。所谓极性乃是一种抽象概念，用以表示分子中电荷不对称的程度，并大体上与偶极矩、极化度及介电常数等概念相对应。对于母核相同的化合物，化合物的极性由分子中所含官能团的种类、数目及排列方式等综合因素决定。官能团极性由强到弱顺序如下：羧基（R—COOH）>酚羟基（Ar—OH）>醇羟基（R—OH）>氨基（R—NH₂，R—NH—R）>酰胺（R—CO—N—R″）>醛基（R—CHO）>酮基（R—CO—R'）>酯基（R—CO—OR'）>烷基（R—H）。

以氨基酸为例，分子结构中既有正电基团，又有负电基团，故极性很强。高级脂肪酸如硬脂酸虽也含有如羧基这样的强极性基团，但因分子的主体由长链烃基所组成，故极性依然很弱。又如去氧糖，因分子中的羟基脱去氧原子而形成—CH₃或—CH₂—等结构，故极性随之降低。

3. 分离路线　吸附色谱的分离路线为：选择吸附剂→样品制备及吸附剂的预处理→装柱→上样→洗脱→收集→检测→合并，具体操作流程及操作要点如下。

（1）吸附剂的选择　常用极性吸附剂有硅胶及氧化铝。硅胶的吸附性取决于硅胶中硅醇基的数目及含水量。随着水分的增加，吸附能力降低。若吸水量超过17%则失去吸附能力，只可用于分配色谱的载体。但当硅胶加热到105～110℃时，其表面所吸附的水分能被除去，因此通过加热的方法可以活化硅胶。在实际应用过程中，为了提高硅胶的吸附能力，增强分离效果，有时需要将硅胶进行活化。但活化温度不宜过高，以防止硅胶表面的硅醇基脱水缩合转变为硅氧烷结构而失去吸附能力，一般以105℃活化30分钟为宜。通常根据待分离物质的结构类型选择硅胶或氧化铝，一般中性、酸性成分选择硅胶为宜，碱性成分选择碱性氧化铝为宜。

（2）吸附剂的用量　吸附剂用量一般为待分离样品量的30～60倍。如果样品中化合物极性较小或混合物中化合物性质相似难以分离者，则吸附剂的用量可以适当加大，可达100～200倍。

（3）装柱　根据吸附剂状态的不同，可分为干法装柱和湿法装柱两种方式：①干法装柱：通过漏斗将硅胶均匀缓慢地倒入柱内，中间不应间断，装柱时要用橡皮锤轻轻敲打色谱柱，使硅胶填装均匀、紧密。②湿法装柱：将硅胶装入盛有洗脱液的色谱柱内，也可以将硅胶预先用一定体积的洗脱剂浸泡，充分搅拌，除去气泡后，以混悬液的形式加入柱内，一边沉降，一边添加，直至加完为止。湿法装柱时要注意打开下端活塞，且洗脱剂应始终具有一定的液面高度。

（4）上样　根据样品状态分为干法上样和湿法上样两种方式：①干法上样：上样前需要对样品进行预处理，即拌样（炒样）。其操作过程是将样品溶解于易溶、易挥发的有机溶剂中，称取样品量1～2倍的硅胶，置于蒸发皿中，缓慢加入样品溶液，边加边搅拌，待硅胶已完全被样品溶液均匀润湿后，在60℃下加热挥尽溶剂，置P_2O_5真空干燥器中减压干燥、研粉后再小心铺在吸附剂柱上。②湿法上样：将样品溶解于少量初始洗脱剂中，如果样品在初始洗脱剂中溶解度较小，可改用极性较小的其他溶剂，但溶剂的极性不宜过大，否则会影响洗脱剂极性从而影响分离效果，样品需完全溶解成溶液，不能有固体颗粒。溶剂的体积也不宜过大，否则会导致色带分散不集中，影响分离效果。如果硅胶上面有多余洗脱剂，需要预先放出，再用滴管将样品溶液慢慢加入，注意保持硅胶上表面的平整性。

（5）洗脱　是将洗脱剂不断加入色谱柱内进行成分分离的操作，这一步的操作要点在于初始加入洗脱剂时应缓慢均匀加入，避免破坏样品表面的平整性。在洗脱操作之前，需要选择适宜的洗脱剂：①洗脱所用溶剂的极性宜逐步增加，但跳跃不能太大。②实验中多用混合溶剂，并通过巧妙调节比例以改变极性，达到梯度洗脱分离化学成分的目的。③混合洗脱溶剂应是互溶的。④分离酸性物质时，如果选用硅胶作为吸附剂，洗脱溶剂中可加入适量乙酸等有机酸以防止斑点拖尾。⑤分离碱性物质，宜用氧化铝作为吸附剂，或在洗脱溶剂中加入氨、吡啶及二乙胺等碱性溶剂以避免发生化学吸附。值得注意的是，洗脱剂的洗脱能力虽然与溶剂极性相关，但并不呈线性关系，也就是说，极性相近的两套洗脱体系，对于同一类型物质的洗脱能力可能差别很大。所以在分离过程中不仅要考虑化合物与吸附剂之间的表面作用，而且还要考虑化合物与洗脱剂之间的相互作用，如洗脱剂对化合物的溶解度等。

（6）洗脱剂的筛选　吸附柱色谱的溶剂系统可以通过薄层色谱法进行筛选。通常采用TLC展开时，组分主要斑点R_f值为0.2～0.3，则该溶剂系统可以作为柱色谱分离相应组分的洗脱溶剂。为了及时了解各洗脱部分的情况，以便调节收集体积的大小和调整洗脱液的极性，多采用 TLC 或 PC 来跟踪检测各个流分。根据检测的结果，将成分相同的流分进行合并，以备后续进一步的分离、纯化和鉴定。

4. 操作注意事项　硅胶及氧化铝柱色谱操作中应注意以下问题：

（1）色谱柱的填装和上样应均匀，保证表面平整性；加入洗脱液时也不要破坏硅胶表面的平整性，为了防止在每次续加洗脱剂时破坏色谱柱面，可以在硅胶的顶端加入一团脱脂棉或滤纸，起到缓冲和保护作用。

（2）在洗脱过程中，要注意保证硅胶表面存有一定量的液体，即不要"干柱"，否则会使色谱柱中进入气泡或产生裂缝，极大的影响分离效果。

（3）硅胶柱色谱所用的洗脱剂均为有机溶剂，可以溶解凡士林，因此对玻璃塞的密封和润滑需要采用其他不溶性的材质，而不能用凡士林；另外对于色谱柱下端连有一段胶管的色谱柱，某些试剂如二氯甲烷和三氯甲烷等对胶管有极强的腐蚀性，会导致胶管变形或膨胀，因此要经常检查下端胶管的情况，以防洗脱液泄漏，导致柱中洗脱剂流干，分离失败。

（4）在干法拌样过程中，加热挥干溶剂的温度不要过高，时间不宜太长，否则会导致遇热不稳定的化学成分发生变化或被吸附剂过度吸附。

（5）薄层色谱的条件不能直接照搬到柱色谱，薄层色谱只能为柱色谱起始洗脱剂和更换洗脱剂的组成及配比选择提供参考。

5. 特点及适用性　硅胶是目前使用最为广泛的一种吸附剂，中药各类化学成分大多可用其进行分离，因其具有弱酸性（pH4.5），尤其适用于中性或酸性成分如黄酮类、甾体类、蒽醌类、苷类、挥发油、萜类等化合物的分离。氧化铝应用最多的是碱性氧化铝，适用于生物碱等碱性成分的分离。

（二）聚酰胺吸附柱色谱

聚酰胺是半化学吸附作用的代表性吸附剂，是一类高分子聚合物，不溶于水、甲醇、乙醇、丙酮及三氯甲烷等常用有机溶剂，对碱较稳定，对强酸尤其是无机酸稳定性较差，可溶于浓盐酸、冰醋酸及甲酸。

1. 分离原理　聚酰胺的分子结构中含有酰胺基团，可与酚羟基、羧基等形成氢键，从而产生吸附作用。被分离成分与吸附剂表面分子的分子间通过氢键而吸附，由于结构不同，被吸附的强弱程度不同，选择不同极性溶剂洗脱以达到分离。

2. 吸附规律　聚酰胺色谱作为一种以氢键吸附为主的吸附色谱，其吸附强弱取决于各种化合物与之形成氢键缔合的能力。通常在含水溶剂中有下列规律：①形成氢键的基团数目越多，则吸附能力越强。②成键位置对吸附力也有影响，易形成分子内氢键者，其在聚酰胺上的吸附则相应减弱。③分子芳香化程度越高，则吸附性越强；反之，吸附性越弱。

3. 溶剂的洗脱能力　通常聚酰胺在水中与化合物形成氢键的能力最强，在含水的醇中，随着醇浓度的增高而相应减弱。甲酰胺、二甲基甲酰胺及尿素水溶液，因为分子中具有酰胺基，可同时与聚酰胺及酚类等化合物形成氢键缔合，而具有很强的洗脱能力。因此，聚酰胺柱色谱常用的洗脱剂的洗脱能力由小到大的顺序如下：水<甲醇或乙醇<丙酮<稀氢氧化铵水溶液或稀氢氧化钠水溶液<甲酰胺<二甲基甲酰胺<尿素水溶液。

4. 分离路线　聚酰胺柱色谱的分离路线为聚酰胺的预处理→装柱→上样→洗脱→分段收集与检测→聚酰胺的回收与再生。具体操作流程及操作要点如下。

（1）聚酰胺的预处理　聚酰胺在生产过程中通常有两种杂质：一种是聚酰胺的聚合原料单体及其小分子聚合物，这类杂质也能够与酚类物质形成复合物而影响分离，可用稀酸溶液冲洗除去。另一种是蜡质（聚酰胺在制成以后，表面涂有一层蜡），这部分杂质能被醇洗脱下来，与分离物混在一起难以除去。这些杂质必须预先除去，以免影响分离效果和被分离物的纯度。一般预处理方法为：①取聚酰胺用 90% ～ 95% 乙醇浸泡，不断搅拌，除去气泡后装入柱中。②用 3 ～ 4 倍体积的 90% ～ 95% 乙醇洗脱，洗至洗脱液透明，并且洗脱液蒸干后无残渣（或极少残渣）。③依次用 2 ～ 2.5 倍体积 5%NaOH 水溶液、1 倍体积的蒸馏水、2 ～ 2.5 倍体积的 10% 醋酸水溶液洗脱。④最后用蒸馏水洗脱至 pH 呈中性，备用。

（2）装柱　通常采用湿法装柱的方式。一般将预处理过的聚酰胺混悬于水中，使其充分膨胀，装柱，让聚酰胺自由沉降。若用非极性溶剂系统，则用组分中低级性的溶剂装柱。

（3）上样　一般每 100mL 聚酰胺上样 1.5 ～ 2.5g，样品先用初始洗脱溶剂溶解，浓度为 20% ～ 30%。若初始洗脱剂溶解性不佳，可用极性较大的挥发性有机溶剂溶解，拌适量聚酰胺，挥干或减压蒸干，干法装入柱顶。

（4）洗脱　先用水洗脱，再依次用低浓度醇到高浓度醇洗脱，或用三氯甲烷、三氯甲烷 – 甲醇，递增甲醇至纯甲醇洗脱。若仍有物质未被洗脱，可用稀氨水或稀甲酰胺溶液洗脱。

（5）收集　分段收集不同梯度的流份，以薄层色谱（TLC）进行检测，合并色谱结果相似的流分，以备后续进一步的分离、纯化和鉴定。

（6）聚酰胺的再生　使用过的聚酰胺一般用 5%NaOH 水溶液洗脱，洗至 NaOH 溶液无色为止。有时因某些鞣质与聚酰胺有不可逆吸附，用 NaOH 水溶液很难洗脱，可用 5%NaOH 在柱中浸泡，每天将柱中的 NaOH 水溶液放出一次，并加入新的 5%NaOH 水溶液，这样浸泡一周后，鞣质可基本洗脱完全。再用蒸馏水洗脱至 pH8 ～ 9，再用两个柱体积的 10% 醋酸水溶液洗脱，最后蒸馏水洗脱至 pH 中性，完成再生。

5. 操作注意事项　聚酰胺柱色谱操作中应注意以下问题。

（1）新的聚酰胺需要进行预处理，以除去其在生产过程中引入的杂质；用过的聚酰胺需要按照再生的方法进行处理后再重复利用。

（2）实际应用时先小量试验找到待分离样品与聚酰胺的最佳吸附比，然后再根据小试及最佳吸附比进行放大试验。

（3）分离过程操作要保证聚酰胺上端始终有一定液体，即不允许出现"干柱"现象。

6. 特点及适用性　聚酰胺柱色谱在中药化学成分的提取分离中有着十分广泛的用途。但在实际应用中，常常存在流速较慢和混入酰胺的低聚物等低分子量杂质等问题。通常情况下，流速问题可以通过过筛、除去细粉或与硅藻土混合制粒予以克服。低分子量物质的干扰，可在装柱时用 5% 甲醇或 10% 盐酸预洗除去。由于聚酰胺特有的吸附原理，使其特别适用于多元酚类化合物的分离，如黄酮、醌、酚酸，以及含羰基化合物、羧基化合物等分离。聚酰胺色谱也可用于萜类、甾体、生物碱、糖类及氨基酸类化合物的分离。另外，由于聚酰胺对鞣质吸附强，也适用于植物粗提物的脱鞣处理。

（三）大孔吸附树脂柱色谱

大孔吸附树脂主要以苯乙烯、α- 甲基苯乙烯、甲基丙烯酸甲酯和丙腈等为原料加入一定量的致孔剂甲酰胺聚合而成。大孔吸附树脂是一类没有可解离基团、具有多孔结构、不溶于水的固体高分子聚合物，外观上一般为白色球形颗粒，粒度通常为 20 ~ 60 目。

1. 分离原理　大孔吸附树脂的分离原理结合了吸附性和分子筛两种。吸附性是由于范德华引力或产生氢键的结果；分子筛是因为树脂的多孔性网状结构使它对分子大小不同的物质具有筛选作用。

2. 溶剂的洗脱能力　洗脱剂极性越小，其洗脱能力越强。一般先用蒸馏水洗脱，将多糖、蛋白质、鞣质等水溶性成分洗脱，继而再用浓度逐渐增高的乙醇（甲醇）洗脱，极性小的成分后被洗出。对于具有酸碱性的化学成分，还可以用不同浓度的酸、碱液结合有机溶剂进行洗脱。

3. 分离路线　大孔吸附树脂柱色谱的分离路线为选择树脂种类及型号→树脂预处理→上样→吸附→洗脱→收集洗脱液→回收、浓缩→树脂的回收与再生。具体操作流程及操作要点如下。

（1）树脂的选择　树脂的种类及型号依据被分离成分的极性与分子大小进行选择。根据树脂骨架材料的不同，大孔吸附树脂可分为非极性、中极性、极性三种类型。大孔吸附树脂根据孔径、比表面积和树脂结构分为多种型号，常用的有 D-101、DA-201、AB-8、NKA-9、NKA-12、X-5 型等。一般选择规律是极性较小的成分适宜选择非极性的树脂，而极性较大的成分适宜选择中极性或极性树脂；化合物分子体积较大的宜选择较大孔径的树脂。常用大孔吸附树脂类型及性质见表 3-5。

表 3-5 常用大孔吸附树脂类型及性质

极性	型号	比表面积（m^2/g）	孔径（nm）	结构
非极性	Amberlite XAD 4	750	5.5～8	苯乙烯
	XAD 1600	800	8～12	苯乙烯
	Diaion HP-20	600	46	苯乙烯
	SIP-1300	550～580	6	苯乙烯
	H-103	1000～1100	8.5～9.5	苯乙烯
	D3520	480～520	8.5～9	苯乙烯
	X-5	500～600	29～30	苯乙烯
	D-101	400	100	苯乙烯
	MD	300	—	α-甲基苯乙烯
	CAD-40	330	9	苯乙烯
	GDX-105	610		苯乙烯
	D	400	100	α-甲基苯乙烯
	DM_2	266	2.4	α-甲基苯乙烯
弱极性	AB-8	480～520	13～14	苯乙烯
	DA	200～300	—	丙烯腈
中极性	XAD7HP	380	45～50	α-甲基丙烯酸酯
极性	XAD 9	250	8	亚砜
	Duolite XAD761	150～250	5.5～8	苯酚-甲醛
	Porapak R	780	7.6	乙烯吡咯烷酮
	NAK-9	250～290	15.5～16.5	苯乙烯腈
	S-8	100～120	28～30	—
强极性	XAD 12	25	130	氧化氮类
	Porapak S	670	7.6	乙烯吡啶

（2）树脂预处理 树脂在生产过程中，树脂内孔残存未聚合单体与致孔剂、分散剂、防腐剂等残留物质，对于新购买的树脂，通常需要对其进行预处理。大孔吸附树脂的预处理通常包括三个过程：①浸泡：用乙醇浸泡 24 小时以上，使树脂充分溶胀。②醇洗：将浸泡好的树脂装入色谱柱，用乙醇洗脱至取 1 份乙醇流出液与 3 份水混合，不产生白色浑浊即可。③水洗：用去离子水洗脱树脂，置换出树脂柱中的乙醇至流出液无醇味即可。

（3）上样与吸附　　上样有两种方法，分别为湿法上样和干法上样。当样品的水溶性较好时，采用湿法上样，这也是最常用的上样方式，注意样品要求制成水溶液。上样完成后需要吸附 30 ~ 60 分钟，使样品溶液中的化学成分充分与树脂吸附，以达到良好的分离效果。如果样品不溶于水，也可以采用干法上样，即将样品用有机溶剂溶解后，拌入树脂后挥干溶剂，再加到已处理好的大孔吸附树脂柱柱顶。

（4）洗脱与收集　　以非极性树脂的洗脱为例，先用水洗脱，再用低浓度的乙醇到高浓度的乙醇依次洗脱，并收集流出液，根据实验目的进一步处理各部分洗脱液。洗脱时应控制适当的流速，一般控制在 0.5 ~ 5mL/min 为佳。

（5）再生与保存　　树脂再生后可重复使用。一般树脂再生时用甲醇或乙醇浸泡洗涤即可，必要时可用 1mol/L HCl 和 1mol/L NaOH 依次浸泡，再用蒸馏水洗涤至中性，浸泡在甲醇或乙醇中备用，临用前用蒸馏水洗尽醇即可。

4. 操作注意事项

（1）若树脂中部分颗粒因暴露在空气中导致失水，则在水洗过程中，失水后被空气填充的颗粒会悬浮于水面，此时需将上浮的树脂捞出后用乙醇浸泡，将树脂内部的空气排出，再用水清洗干净，方可使用。

（2）大孔吸附树脂是由许多微观小球组成的网状聚合物，其组织结构决定着树脂的吸附性能，因此在使用过程中应尽量避免机械撞击，比如用玻璃棒强力搅拌，会破坏球体影响使用。

（3）对于非极性大孔吸附树脂而言，样品在水中与大孔吸附树脂的吸附性最强，因此，样品通常用水溶解；大孔吸附树脂在上样前，务必用水将树脂内的醇完全替换，否则影响洗脱效果。

（4）影响大孔吸附树脂吸附效果的因素包括树脂的型号、样品的浓度、流速、洗脱剂的浓度、洗脱流速，洗脱体积等，实际应用时需要根据目标成分的性质，充分考察上述因素对分离效果的影响，以设计大孔吸附树脂分离纯化的工艺参数。

5. 特点及适用性　　大孔吸附树脂上样量大，是目前可在大规模生产中使用的分离材料。大孔吸附树脂已广泛应用于中药新药研究开发和中药制剂生产，在富集和分离纯化中药有效部位，如多糖、蛋白质、黄酮类、生物碱、皂苷等化学成分均有良好的应用。同时也具有一定的局限性，如大孔吸附树脂的有机残留物较高，强度较差，使用过程中破碎严重；大孔吸附树脂的粒径分布广，一般应用于有效部位的分离和富集，如需进一步得到单体成分，还需结合其他精细分离方法。

四、根据物质分子大小的差别进行分离

（一）凝胶色谱法

1. 概述　　凝胶色谱（Gel permeation chromatography）又称空间排阻色谱法、凝胶过滤法、凝胶渗透色谱法，是一种以凝胶为固定相的色谱方法。凝胶是具有许多孔隙的立体网状结构高分子多聚体，凝胶颗粒的表面及内部布满了孔隙，孔隙大小有一定的范

围，所以也称分子筛。

凝胶色谱法的分离原理是利用分子筛作用对分子大小不同的物质进行分离。当样品溶液通过凝胶色谱柱时，由于凝胶多孔隙的立体网状结构，样品溶液中分子量大的组分，分子体积大，不能进入凝胶颗粒内部而被排阻在凝胶颗粒外部，只能在颗粒间隙移动，首先被溶剂冲洗出来，保留时间较短；分子量小的组分分子体积小，可自由渗入孔隙并扩散到凝胶颗粒内部，故通过色谱柱时阻力增大、流速变慢，保留时间较长。所以，分子大小不同的物质在凝胶色谱中的移动速率出现差异，经过一段时间洗脱后，大分子物质先流出，小分子物质后流出，从而达到分离的目的。

凝胶的种类很多，常见的有葡聚糖凝胶（Sephadex G）、羟丙基葡聚糖凝胶（Sephadex LH-20）、聚丙烯酰胺凝胶（Bio-Cel P）、琼脂糖凝胶（Sepharose Bio-Gel A）等。交联琼脂糖凝胶（Sepharose CL-B）及结合了不同离子交换基团的葡聚糖凝胶，如羧甲基交联葡聚糖凝胶（CM-Sephadex）、二乙胺乙基交联葡聚糖凝胶（DEAE-Sephadex）等。

葡聚糖凝胶（Sephadex G）是常用的一种凝胶类型，它是由葡聚糖和甘油基通过醚键相交联而成的多孔性网状结构物质。凝胶颗粒网孔大小取决于制备时所用交联剂的数量及反应条件，加入交联剂越多，交联度越大，网孔越紧密，孔径越小，吸水膨胀也越小，反之亦然。葡聚糖凝胶的商品型号即按交联度大小分类，并以吸水量（每克干凝胶吸水量 ×10）来表示。如 Sephadex G-25 表示该凝胶吸水量为 2.5mL/g。Sephadex G 系列的凝胶只适用于在水中应用，可用于蛋白质、多糖等大分子物质的分离。不同规格的凝胶可用于分离不同分子量的物质（表 3-6）。

表 3-6　葡聚糖凝胶性质一览表

型号	吸水量（mL/g）	膨胀体积（mL/g）	分离范围（分子量）		最小溶胀时间（小时）	
			肽与蛋白质	多糖	室温	沸水浴
G-10	1.0±0.1	2～3	<700	<700	3	1
G-15	1.5±0.2	2.5～3.5	<1500	<1500	3	1
G-25	2.5±0.2	5	1000～5000	100～5000	3	1
G-50	5.0±0.2	10	1500～30000	0.05万～1万	3	1
G-75	7.5±0.5	12～15	3000～70000	0.1万～5万	24	3
G-100	10.0±1.0	15～20	400～150000	0.1万～10万	72	5
G-150	15.0±1.5	20～30	500～400000	0.1万～15万	72	5
G-200	20.0±2.0	30～40	500～800000	0.1万～20万	72	5

羟丙基葡聚糖凝胶（Sephadex LH-20）是一种 Sephadex G-25 的羟丙基衍生物，是 Sephadex G-25 中葡萄糖分子中羟基上的氢被羟丙基取代，与 Sephadex G 比较，羟基总数无变化，但碳原子所占比例却相对增加，从而使整个分子亲脂性增大。因此，

Sephadex LH-20 既有亲水性，又有亲脂性，不仅可在水中应用，也可在极性有机溶剂中使用。Sephadex LH-20 除具有分子筛的作用外，还具有分配色谱作用，可以分离多种化学成分，如黄酮类、生物碱类等。

2. 分离路线 选择凝胶类型→凝胶预处理→装柱→上样→洗脱→收集洗脱液→回收、浓缩→凝胶的回收与再生。

3. 操作步骤及注意事项

（1）凝胶种类的选择 根据被分离物质分子量的大小选择凝胶型号，如果几种型号都可适用，选择的一般规律是：从大分子物质中除去小分子物质时，在适用的型号范围内以选用交联度较大的型号为宜；反之，如欲使小分子物质浓缩并与大分子物质分离，则在适宜型号范围内，以选用交联度较小的型号为宜。

（2）凝胶的预处理 凝胶是干燥的颗粒，凝胶使用前需在水中充分溶胀一至数天，如在沸水浴中，则溶胀时间可以缩短到 1～2 小时。热溶胀法还可以杀死凝胶中产生的细菌、除掉凝胶中的气泡。凝胶使用前要充分溶胀，否则会导致色谱柱填充不均匀。

（3）装柱 将色谱柱垂直固定，加入少量流动相以排除柱中底端的气泡，再加入流动相至柱中约 1/4 的高度。柱顶部连接一个漏斗，在搅拌下缓缓地、均匀地、连续地加入已经脱气的凝胶悬浮液，同时打开色谱柱的活塞，维持适当的流速，使凝胶在柱中均匀地沉积，直到所需高度为止，再用大量洗脱剂洗涤凝胶柱。

（4）上样 为了防止样品污染色谱柱，一般在上柱前需将样品过滤。当流动相与凝胶床刚好平行，关闭活塞，用滴管吸取样品溶液沿柱壁轻轻地加入到色谱柱中，打开活塞，使样品液渗入凝胶床内。当样品液面与凝胶床表面平行时，再次加入少量的洗脱剂冲洗管壁。重复上述操作几次，随后可慢慢地逐步加大洗脱剂的量进行洗脱。上样及添加流动相时避免快速加入，以免破坏凝胶柱的柱床。

（5）洗脱及收集 采用流动相进行洗脱，调至较慢的流速，按一定的体积收集洗脱液，不同类型凝胶使用的流动相则有所不同。

（6）凝胶的处理及保存 凝胶洗脱后可不用冲洗再次上样，但是由于反复上样，对于以下情况，也需要进行处理。①如果凝胶床表面有不溶物，可把表层凝胶去掉，再适当添补新的溶胀凝胶，并进行重新平衡处理。②如果整个柱有微量污染，可用 0.5mol/L NaCl 溶液洗脱。③经过多次使用的凝胶柱，若出现色泽改变、流速降低、表面有污渍等现象则要对凝胶进行再生处理。常用温热的 0.5mol/L NaOH 和 0.5mol/L NaCl 混合液浸泡，再用水洗到中性。经常使用的凝胶以湿态保存为主，为了避免凝胶床染菌，可加少许氯仿、苯酚或硝基苯等化学物质，防止污染。

4. 特点及适用范围 该方法简单，填料可反复使用，但凝胶价格较贵，机械强度差，上样量小，通常用于样品的精细分离，并要求被分离的混合成分分子量的差异应较大，否则难以获得好的分离度。该方法主要用于大分子化合物如蛋白质、酶、多肽、多糖等分离，其中 Sephadex G-10 常用于多糖、蛋白的脱盐，其他型号的凝胶常用于多糖，蛋白质的分级分离。

（二）透析法

1. 概述　透析法（Dialysis）是利用小分子物质在溶液中能通过半透膜，而大分子物质不能通过半透膜的差异达到分离纯化的一种方法。半透膜是一种多孔性薄膜，商品的半透膜常用透析袋，透析袋上有孔径，不同规格的透析袋孔径大小不同，可以截留不同分子量的成分。具体的分离过程是将待分离的样品溶液置于密封后的透析袋中，透析袋浸入水或缓冲液中，以浓度差为推动力，小分子物质可以自由通过透析袋上的孔径不断扩散到透析袋外，大分子物质由于体积大，无法通过孔径，因此被截留在袋内，直到袋内外的浓度达到平衡为止。保留在透析袋内的溶液称为"保留液"，透析袋外的溶液称为"渗出液"或"透析液"。

2. 分离路线　选择透析袋→预处理→装袋→放入透析液→透析→分取保留液或透析液→浓缩→分取目标产物。

3. 操作步骤及注意事项

（1）透析袋的选择　透析袋规格的表示方法为 MD 数值 A（数值 B）。如某规格的透析袋标注的是 MD 34（7000D），其中 MD，代表压平宽度，数值单位是 mm，也就是半周长；括号内的数字代表截留分子量，即分子量达到该数值后将会被截留在透析袋中。该规格的透析袋表示的是压平宽度是 34mm，截留分子量是 7000D。

根据待透析的样品量和分子量大小，主要选择透析袋两个参数：①压平宽度：压平宽度的选择取决于样品体积和透析容量，较小的透析管透析更快；较大的透析管因扩散距离较长则透析较慢。为便于使用，建议使用总长为 10 ~ 15cm 的透析袋。②截留分子量：截留分子量的选择要考虑待分离的大分子物质和小分子物质分子量的比值。为了达到合理有效的分离，需分离的两种物质分子量至少差 25 倍。当分子量差 10 倍时，难以同时获得较高的收率和较高纯度的样品。通常情况，为了获得高收率，可以选择较低的截留分子量；为了获得高纯度，可以选择较高的截留分子量。例如，欲分离细胞色素 C（Cyt C，分子量 20KD）和杂质（Vit B_{12}，分子量 2KD），如果侧重收率，可以选择产品分子量的 80% ~ 100% 作为截留分子量，即用截留分子量为 20KD 透析袋，得到的 Cyt C 的收率约 88%，但仍含有 12% 左右的杂质；如果侧重纯度，可以选用截留分子量高一些的透析膜，样品收率为 50% ~ 80%，用截留分子量为 50KD 的透析袋透析，产品 Cyt C 的收率为 76% 左右和约有 2% 的杂质。当分子量相差不到 5 倍时，则不适合选择透析法进行分离。

（2）透析袋的预处理与保存　透析袋出厂时都经过 10% 的甘油处理，同时含有极微量的硫化物、重金属和一些具有紫外吸收的杂质，它们对蛋白质和其他生物活性物质有一定破坏作用，所以透析袋在使用前需进行预处理。

将透析袋剪成适当长度的小段（10 ~ 20cm）后进行预处理。预处理主要有 3 种方法：①可先用 50% 乙醇加热 1 小时，再依次用 50% 乙醇、0.01mol/L 碳酸氢钠和 0.001mol/L 乙二胺四乙酸（EDTA）溶液洗涤，最后用蒸馏水冲洗。50% 乙醇处理可以有效去除具有紫外吸收的杂质。②先用大体积的 2%（w/v）碳酸氢钠和 1mmol/L

EDTA（pH8.0），将透析袋煮沸 10 分钟，用蒸馏水彻底清洗后，再放在 1mmol/L EDTA（pH8.0）中再煮沸 10 分钟。③如果实验要求不高，可用水煮沸 5 ～ 10 分钟，再用蒸馏水洗净，即可使用。

将使用后的透析袋洗净存于 4℃蒸馏水中，要确保透析袋始终浸没在溶液内。若长时间不用，可加少量叠氮钠，防止长菌。

（3）装袋　在装袋前，首先要对所使用的透析袋进行试漏，具体方法是将透析袋的一端用橡皮筋或线绳扎紧，也可以使用特制的透析袋夹夹紧，在另一端灌满水，用手指稍加压，检查不漏后，方可使用。将待透析的样品溶液由另一端倒入透析袋中，样品溶液装至透析袋的 1/2 ～ 2/3，防止在透析过程中袋外的水和缓冲液过量进入袋内将袋胀破。如含盐量很高的蛋白质溶液透析过夜时体积可能增加 50%。

（4）透析　使用大烧杯、大量筒和塑料桶等稍大的容器放置透析液。透析液经常使用水或缓冲液，透析液的体积通常为样品体积量的 100 倍。在持续透析的过程中，至少要进行 3 次更换透析液。建议在（透析后）2 ～ 4 小时、6 ～ 8 小时和 10 ～ 14 小时更换透析液。在最后一次透析液的更换后至少要继续进行 2 小时的透析，还可以在透析外液使用磁力搅拌，加快透析速度。

（5）收集保留液或透析液　完成上述透析过程后，保留液中为大分子物质，透析液中为小分子物质。根据实验目的，收集保留液或透析液。

4. 特点及适用性　透析法工艺简便，成本较低，但分离量较小，耗时长，一般需要 24 ～ 48 小时，一般在实验室使用较多，适用于分子量差异较大的物质的分离，如大分子化合物（蛋白质、多肽、多糖）与小分子化合物（无机盐、单糖、双糖）的分离，分子量差异过小则不适合采用本法分离。

五、根据物质的解离程度的不同进行分离

中药有机化合物，具有酸性、碱性及两性基因的分子在水中多呈离解状态，据此可用离子交换法或电泳技术进行分离。以下仅简单介绍离子交换色谱法。

1. 概述　离子交换色谱法（ion exchange chromatography）是利用混合物中各成分解离度差异进行分离的方法。该方法以离子交换树脂为固定相，用水或含有离子性成分的溶液为流动相。离子交换树脂为球形颗粒，外观上与大孔吸附树脂相似，不溶于水但可在水中膨胀。离子交换树脂由母核和可交换离子组成。母核部分是苯乙烯通过二乙烯苯交联而成的大分子网状结构，网孔大小用交联度表示，交联度越大，则网孔越小，在水中膨胀越小；反之亦然。树脂上含有的交换离子决定了树脂的性质。根据可交换离子的不同，可将其分为阳离子交换树脂和阴离子交换树脂。阳离子交换树脂包括强酸型（—SO_3H）和弱酸型（—$COOH$）；阴离子交换树脂包括强碱型 [—$N(CH_3)_3X$、—$N(CH_3)_2$（C_2H_4OH）X] 和弱碱型（—NR_2、—NHR、—NH_2）。离子交换树脂进行离子交换的能力大小用交换容量来表示。交换容量是指每克树脂真正参加反应的基团数，常用单位为 mmol/g。

样品中的离子与离子交换树脂上的离子的交换反应过程表示如下。

$$阳离子交换树脂—SO_3^- H^+ + M^+ \rightarrow 树脂—SO_3^- M^+ + H^+$$

$$阴离子交换树脂—NR_2 + Cl^- + X^- \rightarrow 树脂—NR_2 + X^- + Cl^-$$

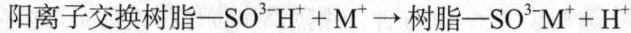

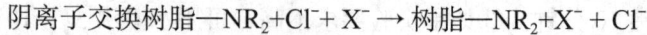

以阳离子交换树脂为例，它表示的是样品溶液（可解离出 M^+ 离子）经过阳离子交换树脂（可解离出 H^+），样品中的中性成分与酸性成分由于不能解离出阳离子，故不能与离子交换树脂发生交换，而样品中的 M^+ 离子被交换到树脂上，而树脂上的 H^+ 被交换下来，这就是离子交换树脂分离的过程。碱性强弱不同的化合物在树脂上也能被分离，碱性强（解离度大）的化合物易交换在树脂上，相对来说也难被洗脱下来。相反，碱性弱（解离度小）的化合物较难交换在树脂上，相对来说也易被洗脱下来。因此，可以采用离子强度由弱到强的洗脱液进行梯度洗脱，解离度弱的化合物先被洗脱下来，解离度强的化合物后洗脱下来。因此，通过离子交换树脂柱色谱，除了可以实现中性、酸性、碱性物质的分离（图 3-2），还可以实现不同酸性及不同碱性物质的分离。

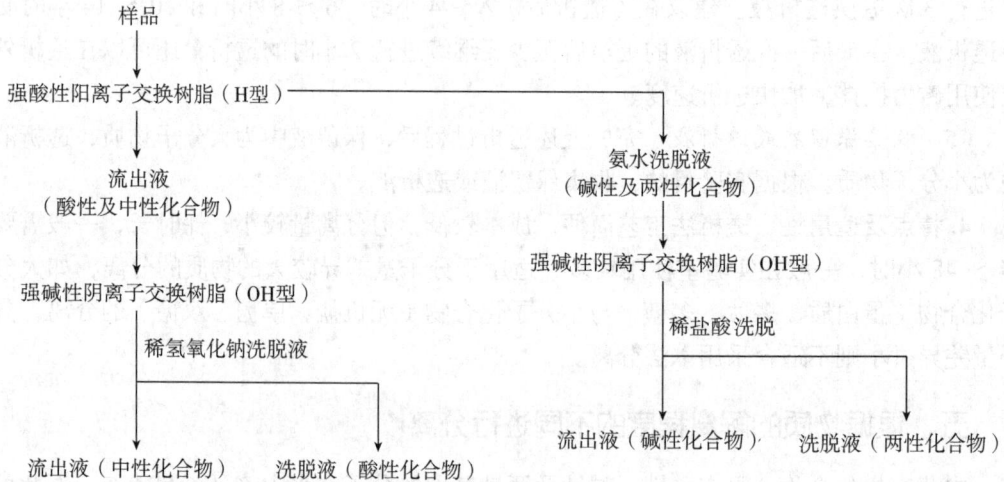

图 3-2 离子交换树脂分离示意图

2. 分离路线　选择合适的离子交换树脂→离子交换树脂预处理→装柱→上样→洗脱→收集洗脱液→回收、浓缩→收集目的产物。

3. 操作步骤及注意事项

（1）离子交换树脂的选择　离子交换树脂的选择主要取决于化合物的解离离子的电荷、半径及酸碱性的强弱。具体选择如下：①被分离的物质如果为生物碱等阳离子时，选用阳离子交换树脂；如果为有机酸等阴离子时，选择阴离子交换树脂。②如被分离的离子吸附性强（酸碱性强/交换能力强），应选用弱酸或弱碱型离子交换树脂，如果用强酸或强碱型树脂，则由于吸附力过强而较难洗脱；被分离的离子吸附性弱，应选用强酸或强碱型离子交换树脂，如选用弱酸或弱碱型离子交换树脂，则不能充分的交换或交换不完全。③如被分离物质分子量大，选用低交联度的树脂；分子量小，选用高交联度的树脂，如分离生物碱、大分子有机酸、多肽类，采用 2%～4% 交联度的树脂为宜；

分离氨基酸或小分子肽（二肽或三肽），则以 8% 交联度的树脂为宜。在保证分离效果的情况下，一般尽量采用高交联度的树脂。

（2）树脂的预处理及再生　首先用蒸馏水冲洗树脂，洗至流出液清澈无混浊、无杂质为止；再用 4% ~ 5% 的盐酸和氢氧化钠依次交替浸泡树脂 2 ~ 4 小时，在酸碱之间用水洗至中性，如此重复 2 ~ 3 次，每次酸碱用量为树脂体积的两倍。对于阳离子交换树脂，最后一次应用 4% ~ 5% 的盐酸溶液处理，再用水洗至中性即可。而阴离子交换树脂，最后一次应用 4% ~ 5% 的氢氧化钠溶液处理，用水洗至中性即可。

离子交换树脂可以再生后重复使用，再生方法与树脂的预处理相似。

（3）装柱　装柱方法同大孔吸附树脂色谱法。

（4）上样　离子交换色谱的上样量要根据每一种树脂的交换容量进行确定。阳离子交换树脂交换容量较大，样品量可达到整个柱交换量的 1/2；而阴离子树脂的交换容量较小，一般只达到全交换容量的 1/4 ~ 1/3。另外，上样样品一般将样品溶于水或酸水、碱水中配成样品溶液加入柱顶。

（5）洗脱及收集　洗脱有两种方式：①一般先用水进行洗脱，然后依次用离子强度由小到大的溶液进行梯度洗脱。②将树脂柱用水洗脱掉不能交换的物质后，将树脂倒出，进行碱化或酸化，使成分游离，再用有机溶剂回流提取树脂中的化学成分。

4. 特点及适用范围　离子交换树脂中聚合物骨架稳定，可逆交换反应能在树脂上反复进行，树脂使用寿命相对较长；洗脱液往往盐浓度高，体积较大，浓度较低，需要浓缩、脱盐处理。离子交换色谱法适用于酸碱性成分的分离，如生物碱、有机酸、氨基酸、肽类和黄酮类等成分。

六、其他分离原理及方法

随着科学技术的飞速发展，涌现出许多新型的分离技术与方法，如制备型高效液相色谱法、制备型气相色谱法、亲和色谱法、亲和分离技术、分子蒸馏技术、分子印迹技术、电泳分离技术等，其中制备型高效液相色谱法应用范围最为广泛。

制备型高效液相色谱法（preparative high performance liquid chromatography，Pre-HPLC）是在经典的常规柱色谱的基础上发展起来的一种新型快速分离分析技术，其分离原理与常规柱色谱相同，根据填料的不同分为吸附色谱、分配色谱、凝胶色谱、离子交换色谱等多种方法。高效液相色谱采用了粒度范围较窄的微粒型填充剂（颗粒直径 5 ~ 20μm）和高压匀浆装柱技术，洗脱剂由高压输液泵压入柱内，并配有高灵敏度的检测器、自动描记及收集装置，从而使它在分离速度和分离效能等方面远远超过常规柱色谱，具有高效化、高速化和自动化的特点。

1. 色谱柱　色谱柱是制备型高效液相色谱的重要组成部分，柱内装填的粒度通常为 5 ~ 30μm，实验室常用的半制备柱内径为 8 ~ 10mm，制备柱内径一般小于 25mm，适于每次 50 ~ 500mg 样品的分离纯化。

2. 洗脱条件　制备型高效液相色谱分离大多采用恒定的洗脱剂条件，然而对于那些难分离的样品，有时需要在分离过程中采用梯度洗脱方式。反相色谱一般采用甲醇、乙醇、甲醇 – 水、乙腈 – 水等作为流动相。制备型 HPLC 洗脱条件通常由分析型 HPLC 转换而成，其转换过程包括以下三个基本步骤：

（1）确定分析型 HPLC 的分离条件　可以采用 TLC 考察初始分离条件，然后经对比和优化确定色谱柱种类和洗脱溶剂系统；也可以根据样品的极性和溶解性质直接开发 HPLC 分析方法。然后，优化溶剂强度和选择性，寻求目标组分具有较小容量因子（$k < 2$）和较大分离度（> 1.5）的等度分离条件。对于混合物样品，其组分的容量因子应控制在 $2 \sim 8$，达到节约流动相、缩短循环时间、方便多次进样的目的。若难于实现这个目标，最好进行前处理分段或进行多次 HPLC 制备。

（2）制备型 HPLC 条件的转换　在色谱柱种类、洗脱溶剂组成和线速度等方面尽可能使制备柱与分析柱保持一致，首选通过增大色谱柱直径来实现更大的柱容量，这样可以简便准确地实现分析条件与制备条件的转换。虽然增加色谱柱的长度也可以增大载样量和分离度，但同时增加了柱压和分离时间，制备效率没有明显改变。通常，制备型色谱柱的流速（v）及进样量（x）可按下列公式从分析型色谱柱的相应参数计算：

$$v_2 = v_1 \cdot \frac{r_2^2}{r_1^2} \qquad x_2 = x_1 \cdot \frac{r_2^2 L_2}{r_1^2 L_1}$$

式中：v_1 和 x_1 分别为分析柱的流速和进样量；v_2 和 x_2 分别为制备柱流速和进样量；r_1 为分析柱半径；r_2 为制备柱半径；L_1 为分析柱柱长；L_2 为制备柱柱长。色谱柱的载样量取决于柱的直径、长度、柱填料的颗粒度及装填的紧密程度。上述计算结果常需要根据实际分离效果进行适当调整。

（3）制备操作方式的选择和条件优化　确定制备 HPLC 条件后，需要根据分离的目的选择制备方式并进行相应的条件优化。对于实验室规模的分离，主要要求达到一定的纯度和回收率；而对于生产规模的分离，关键指标则是产量。生产能力和产品纯度是两个相互制约的因素，只有根据具体样品的分离情况选择恰当的制备方式才能最大限度地兼顾这两个因素。在低样品浓度条件下，随着样品量增加，容量因子改变超过 10% 时可认为色谱柱处于过载状态，通常的制备操作都在过载状态下进行。色谱柱过载有浓度过载和体积过载两种情况，前者是在保持进样体积不变下增加样品的浓度，色谱峰接近于直角，呈现竖直的前沿和倾斜的拖尾；后者是在保持样品浓度不变下增加进样体积，色谱峰变高变宽，显现出对称的平头峰。制备速度随进样体积和进样浓度的增加而增大。这两种方式都使组分的峰变宽，因而控制一个进样量的上限是提高制备速度的有效方法。当对两个或多个相距很近的主要成分进行分离时，若色谱系统的选择性不足以将该混合物分开，此时可采用边缘切割结合循环色谱进行分离。此外，为提高制备速度和分离效率，当目标组分含量较大时，可采用大幅度过载进样，利用中心切割技术进行分离，此种情况需避免主要色谱峰前后两端微量组分的污染。

3. 样品预处理　在制备前需制备供试品溶液。溶解样品的溶剂，尽可能用流动相，但需注意样品在流动相中应有良好的溶解度，也可选用接近流动相组成的溶剂，以便减少样品体积。如果样品体积太大，分辨率可能下降。样品溶液浓度过高，会在柱顶部形成沉淀，此时最好是由小体积的流动相溶解样品。进样前需对样品进行过滤，除去样品中混有的颗粒状物质，这些颗粒状物质可能损坏高效液相色谱的阀门、阻塞管线或柱子入口端的滤板。样品在柱子上的载量取决于柱体积、填料类型和分离的需要。

4.检测器 HPLC 常用检测器的类型有紫外检测器（UVD）、示差折光检测器（RID）、蒸发光散射检测器（ELSD）、二极管阵列检测器（PDA）。UVD、PDA 适用于具有紫外吸收的样品，所以难以对无紫外吸收的样品进行检测。RID、ELSD 属于通用型的检测器，其中 RID 对温度变化很敏感，对小量物质的检测不理想，且不能采用梯度洗脱；ELSD 可检测挥发性低于流动相的任何样品，且不需要样品含有发色基团。

5.适用性 制备型高效液相色谱可用于分离制备纯度较高的样品，因而在中药化学成分的分离方面已占有越来越重要的地位。通常是在分离的最后阶段采用高效液相色谱法纯化化合物。

第五节 提取分离方法组合应用实例

一、商陆中商陆多糖的提取分离

本品为商陆科植物商陆 *Phytolacca acinosa* Roxb. 或垂序商陆 *Phytolacca americana* L. 的干燥根，性寒，味苦，具有逐水消肿、通利二便的功效。现代药理研究表明，商陆多糖对小鼠脾淋巴细胞有明显的直接促进增殖作用，在有丝分裂源 ConA 的存在下，可对抗 ConA 促进脾淋巴细胞的增殖、抑制脾淋巴细胞的转化等。

（一）化学成分类型

商陆中主要含有三萜皂苷类、多糖类、黄酮类及酚酸类等成分。商陆药材经过脱脂、水提醇沉及柱色谱分离等方法，从中分得两种多糖 PEP-Ⅰ 和 PEP-Ⅱ，经醋酸纤维薄膜电泳和凝胶柱色谱检测均为均一组分。全水解后经薄层色谱和气相色谱检测，PEP-Ⅰ 和 PEP-Ⅱ 由半乳糖醛酸、半乳糖、阿拉伯糖和鼠李糖组成，其摩尔比分别为 1:0.18:0.32:0.16 和 1:0.07:0.12:0.15，均为酸性杂多糖。分子量分别为 9921Da 和 39749Da。

（二）提取分离流程

提取分离流程（图 3-3）。

商陆根
│ 加95%乙醇回流提取（1）
├──────────────┐
乙醇液   残渣
                │ 加10倍量水提取2次，过滤，
                │ 合并提取液（2）
        ┌───────┴───────┐
      水提液   残渣
        │ 浓缩，加2倍量的乙
        │ 醇，静置过夜（3）
  ┌─────┴─────┐
醇液   沉淀物
              │ Sevage法除蛋白（4），透析，醇沉（5）
      ┌───────┴───────┐
    醇液   沉淀物
                      │ 干燥
                    粗多糖
                      │ DEAE-纤维素柱色谱（6）
  ┌──────┬──────────┬──────────────┐
  水   0.05mol/L醋酸钠   0.1mol/L醋酸钠   0.5mol/L醋酸钠
                          │ 超滤，浓缩（7）   │ 超滤，浓缩
                        浓缩液   浓缩液
                          │ 2倍量的乙醇（8）   │ 2倍量的乙醇
                    沉淀物 PEP-I（9）   沉淀物 PEP-II（10）

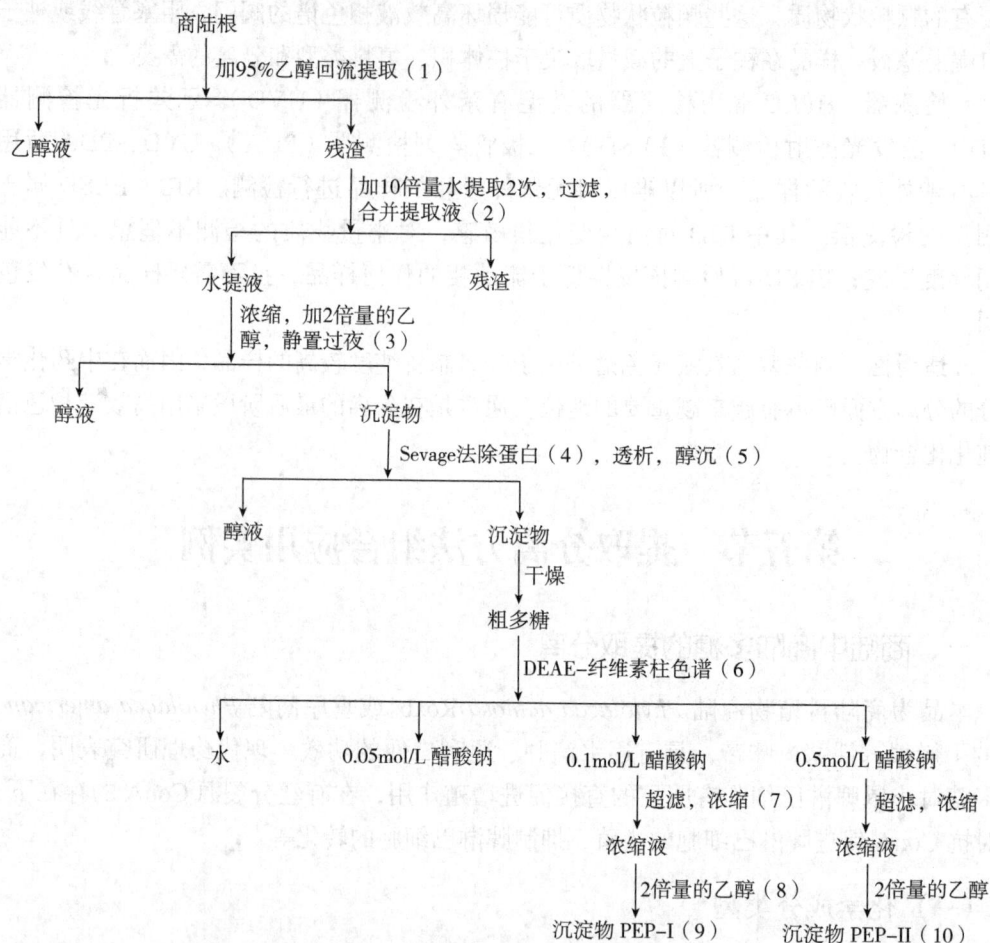

图 3-3 商陆多糖的提取分离流程

（三）流程解析

本流程采用水提醇沉法提取商陆粗多糖，阴离子交换树脂等方法分离商陆中的多糖。分步解析如下：

步骤（1）脱脂。除去商陆中的脂溶性成分。

步骤（2）～（3）水提醇沉法提取商陆粗多糖。多糖极性大，溶于水，不溶于乙醇，因此可采用水提醇沉法提取多糖，它是提取多糖最常用的方法之一。此步骤注意，药材残渣要挥干乙醇后再进行水提取，否则药材中残留的乙醇会影响提取效率。

步骤（4）Sevage 法除去粗多糖中的蛋白质。水提醇沉法得到的沉淀中除含有多糖外还含有蛋白质。Sevage 法是一种常用的除蛋白方法，其原理是向沉淀的水溶液中加入氯仿－正丁醇的混合溶液，使蛋白质变性，沉淀析出，从而除去蛋白质。

步骤（5）透析、醇沉的目的是除去小分子化合物，进一步纯化多糖。

步骤（6）阴离子交换色谱法分离纯化多糖。常用多糖分离方法有凝胶色谱法、离

子交换色谱法等。在选择分离方法之前，往往先要对粗多糖的理化性质进行研究，如糖含量、单糖组成及分子量等，综合分析后才能选择合适的分离材料。本流程采用的是DEAE-纤维素阴离子交换树脂，是分离多糖常用的分离材料。DEAE-纤维素为二乙氨乙基-纤维素，基质是纤维素，DEAE是可交换阴离子的基团，是一种阴离子交换剂，适合分离酸性物质。

步骤（7）～（8） 超滤目的是除去DEAE-纤维素柱色谱洗脱时引入的醋酸钠。除盐还可以选择透析、凝胶滤过等方法，但透析及凝胶滤过法处理的样品量较小。超滤是一种膜分离技术，在多糖、蛋白等物质的分离中经常使用，它的分离原理是根据物质大小不同来进行分离，除去盐的水溶液浓缩后进一步醇沉，除去小分子物质，纯化多糖。

二、人参中人参皂苷 Re 等化合物的提取分离

人参为五加科植物人参 *Panax ginseng* C. A. Mey. 的干燥根和根茎，性微温，味甘、微苦，归脾、肺、心、肾经，具有大补元气、复脉固脱、补脾益肺、生津安神的功效。现代药理研究表明，人参皂苷具有多种药理活性，如人参皂苷 Rb_1 和 Rb_2 具有中枢抑制作用和抗氧化作用；人参皂苷 Rg_1 具有中枢兴奋作用，并能够促进蛋白质、脂质、DNA和 RNA 的生物合成；人参皂苷 Ro 具有抗炎、解毒和抗血栓作用；人参皂苷 Rd、Re、R_f 和 Rg_1 具有抗疲劳等作用。

（一）化学成分类型

人参中主要含有的化学成分类型为皂苷、多糖、挥发油、蛋白质、多肽、氨基酸、有机酸等。人参皂苷根据皂苷元的结构，可分为 A、B、C 三种类型：人参皂苷 A 型和 B 型均为四环三萜达玛烷型，A 型皂苷元为 20（*S*）-原人参二醇，B 型皂苷元为 20（*S*）-原人参三醇；C 型皂苷元是五环三萜齐墩果烷型，其皂苷元是齐墩果酸。

人参皂苷 Rg_1、人参皂苷 Re 和人参皂苷 Rb_1 是控制人参质量的指标性成分，2020年版《中国药典》（一部）规定，人参中人参皂苷 Rg_1 和人参皂苷 Re 的总量不得少于0.30%，人参皂苷 Rb_1 不得少于 0.20%。

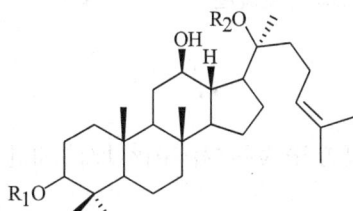

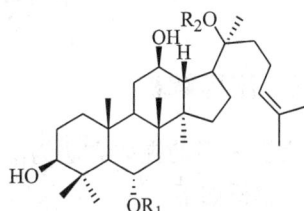

	R_1	R_2		R_1	R_2
人参皂苷 Rb_1	glc(2→1)glc	glc(6→1)glc	人参皂苷 Re	glc(2→1)rha	glc
人参皂苷 Rb_2	glc(2→1)glc	glc(6→1)ara(p)	人参皂苷 R_f	glc(2→1)glc	H
人参皂苷 Rc	glc(2→1)glc	glc(6→1)ara(f)	人参皂苷 Rg_1	glc	glc
人参皂苷 Rd	glc(2→1)glc	glc	人参皂苷 Rg_2	glc(2→1)rha	H

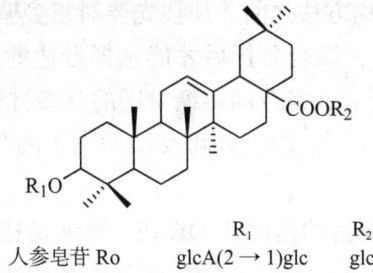

	R_1	R_2
人参皂苷 Ro	glcA(2 → 1)glc	glc

（二）提取分离流程

人参皂苷单体的提取分离流程（图 3-4）。

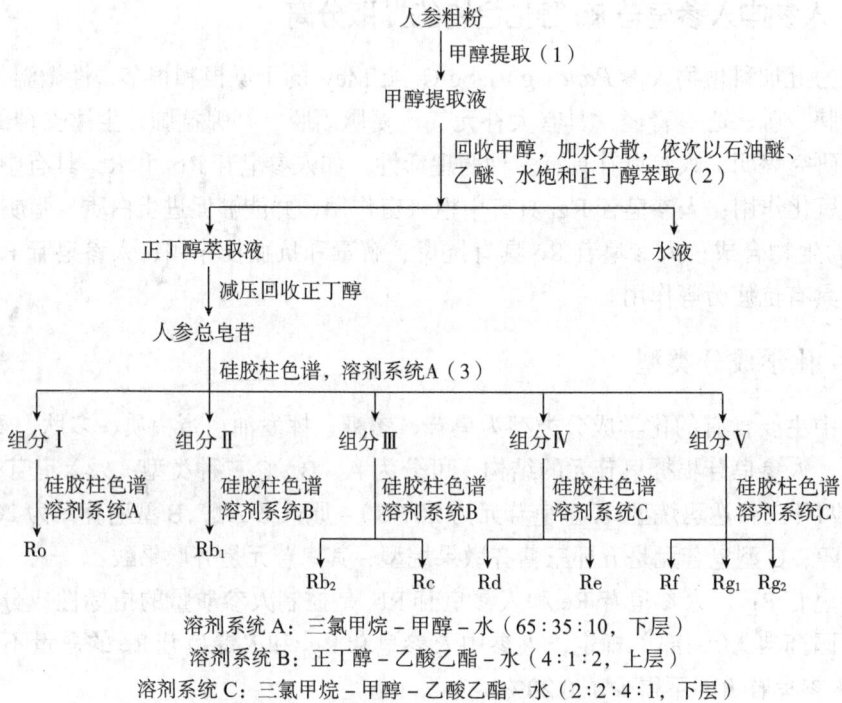

人参粗粉
↓ 甲醇提取（1）
甲醇提取液
↓ 回收甲醇，加水分散，依次以石油醚、乙醚、水饱和正丁醇萃取（2）

正丁醇萃取液　　　　　　　　　　　　水液
↓ 减压回收正丁醇
人参总皂苷
↓ 硅胶柱色谱，溶剂系统A（3）

组分Ⅰ　　组分Ⅱ　　组分Ⅲ　　组分Ⅳ　　组分Ⅴ
↓硅胶柱色谱　↓硅胶柱色谱　↓硅胶柱色谱　↓硅胶柱色谱　↓硅胶柱色谱
溶剂系统A　溶剂系统B　溶剂系统B　溶剂系统C　溶剂系统C
Ro　　　　Rb₁　　　Rb₂　Rc　Rd　　Re　　Rf　Rg₁　Rg₂

溶剂系统 A：三氯甲烷 – 甲醇 – 水（65∶35∶10，下层）
溶剂系统 B：正丁醇 – 乙酸乙酯 – 水（4∶1∶2，上层）
溶剂系统 C：三氯甲烷 – 甲醇 – 乙酸乙酯 – 水（2∶2∶4∶1，下层）

图 3-4　人参皂苷单体的提取分离流程

（三）流程解析

本流程采用的提取方法为溶剂提取法，分离方法为两相溶剂萃取法和硅胶柱色谱法。分步解析如下。

步骤（1）　人参皂苷易溶于甲醇，可采用溶剂法提取，可选用简单回流提取法和连续回流提取法等。选用简单回流提取法需更换新鲜提取溶剂，提取 2 ～ 3 次。

步骤（2）　甲醇可溶解物质范围较广，甲醇提取液中有多类化学成分，不仅含有目标成分皂苷类，同时还有亲脂性色素类、树脂类、挥发油类等成分，需进一步纯化。

减压回收甲醇，富集提取物便于分离精制。提取物加水分散后，依次用石油醚、乙醚萃取除去亲脂性杂质。皂苷类化合物更易溶于含水正丁醇，所以水饱和正丁醇萃取出皂苷类化合物与水层的亲水性杂质分离。

步骤（3）　根据人参皂苷各单体结构中糖基个数、羟基数和其他取代基的不同而极性大小不同的性质，采用反复硅胶柱色谱法将人参总皂苷分离为各单体化合物。

三、大黄中大黄酸等五种游离蒽醌的提取分离

大黄为蓼科植物掌叶大黄 *Rheum palmatum* L.、唐古特大黄 *Rheum tanguticum* Maxim., ex Balf. 或药用大黄 *Rheum officinale* Baill. 的干燥根和根茎。大黄味苦，性寒，归脾、胃、大肠、肝、心包经，具有泻下攻积、清热泻火、凉血解毒、逐瘀通经、利湿退黄等功效。现代药理研究表明，大黄具有泻下、抗肿瘤、利胆保肝、利尿、止血等作用。

（一）化学成分类型

大黄主要含有蒽醌类化合物，包括游离蒽醌及其苷类、二蒽酮及其苷类。此外，还有鞣质、多糖等，其中游离蒽醌类成分是大黄抗菌作用的主要活性成分。

大黄酸等五种游离蒽醌是控制大黄质量的指标性成分，2020 年版《中国药典》（一部）规定，大黄中含游离蒽醌以大黄酸、芦荟大黄素、大黄素、大黄酚和大黄素甲醚的总量计，不得少于 1.5%。

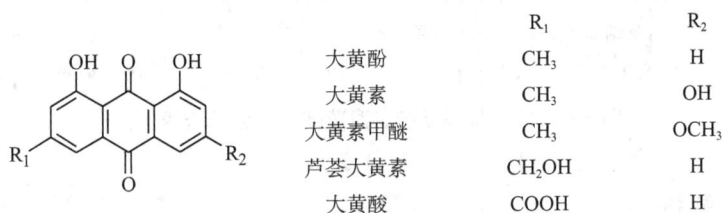

	R_1	R_2
大黄酚	CH_3	H
大黄素	CH_3	OH
大黄素甲醚	CH_3	OCH_3
芦荟大黄素	CH_2OH	H
大黄酸	COOH	H

（二）提取分离流程

大黄酸等五种游离蒽醌提取分离流程如下（图 3-5）。

大黄粉末

20%硫酸和三氯甲烷（1:3）8倍量，搅拌，回流，过滤（1）

- 残渣
- 滤液

置分液漏斗中放置分层（2）

- 酸水层
- 三氯甲烷层

回收三氯甲烷至一定体积，以5%碳酸氢钠溶液萃取（3）

- 碱水层
  - 浓盐酸调至pH2.0
  - 静置，过滤（4）
  - 黄色沉淀
    - 重结晶（8）
    - 大黄酸
- 三氯甲烷层

5%碳酸钠溶液（3）

- 三氯甲烷层
  - 4%氢氧化钠溶液萃取（3）
  - 碱水层
    - 浓盐酸调至pH2.0
    - 静置，过滤（6）
    - 沉淀
      - 硅胶柱色谱
      - 石油醚-乙酸乙酯梯度洗脱（7）
      - 化合物1　　化合物2　　化合物3
      - 重结晶（8）　重结晶（8）　重结晶（8）
      - 大黄酚　　大黄素甲醚　芦荟大黄素
  - 三氯甲烷层
    - 回收三氯甲烷
    - 固体物（非酸性成分）
- 碱水层
  - 浓盐酸调至pH2.0
  - 静置，过滤（5）
  - 黄色沉淀
    - 重结晶（8）
    - 大黄素

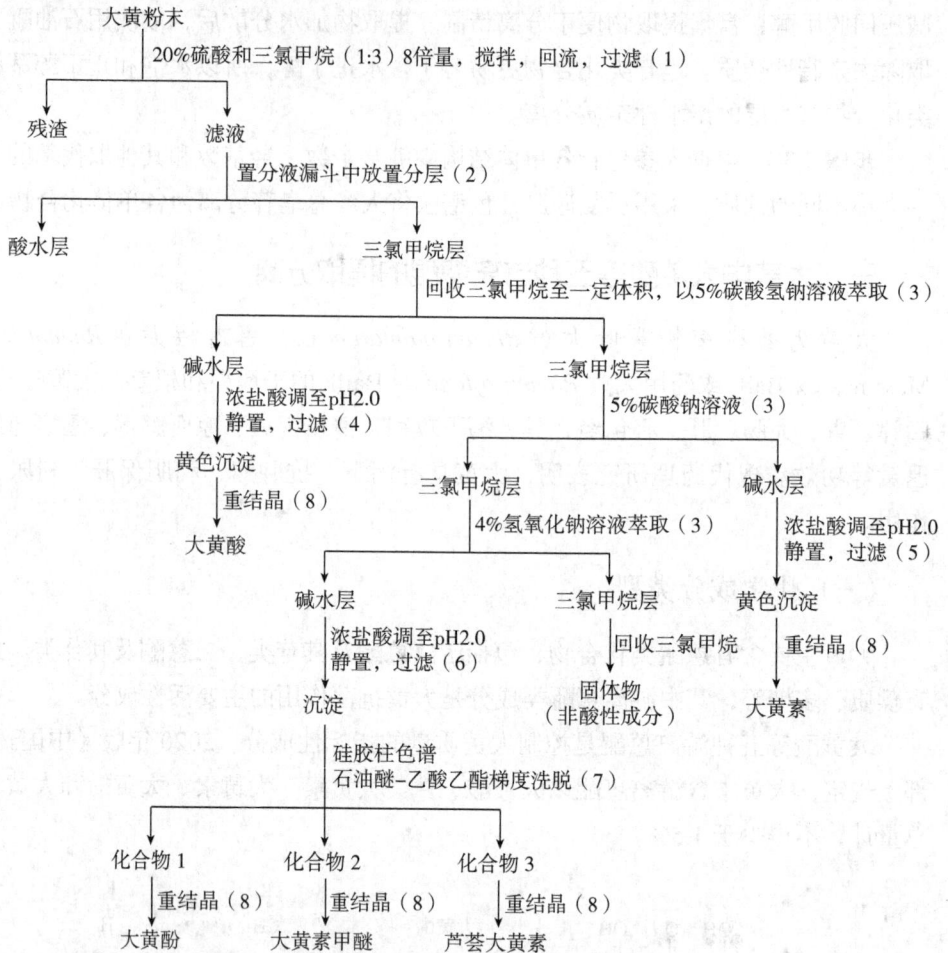

图3-5　大黄酸等五种游离蒽醌提取分离流程

（三）流程解析

本流程采用双相酸水解法制备大黄中的总蒽醌苷元；用 pH 梯度萃取法、硅胶柱色谱法以及重结晶法分离纯化各单体化合物，分步解析如下：

步骤（1）　双相酸水解：双相酸水解又称为两相酸水解，即在酸水液（如流程中的硫酸水溶液）中加入与水不相混溶的亲脂性有机溶剂（如流程中的三氯甲烷），使水解后生成的苷元能迅速转溶于亲脂性有机溶剂层，从而避免苷元在酸水中加热时间过长而破坏结构。本流程采用浓度较高的 20% 硫酸溶液进行酸催化水解，其目的一是将药材中的蒽醌苷类化合物水解成苷元，二是酸性提取液有助于破坏药材细胞结构，便于成分溶出。

步骤（2）　分离总蒽醌苷元：硫酸水溶液与三氯甲烷互不相溶，静置后分层，蒽醌苷元极性小，可溶于三氯甲烷层，分取含总蒽醌苷元的三氯甲烷层（下层）。

步骤（3）　pH 梯度萃取法分离。游离羟基蒽醌类（苷元）成分由于结构中酚羟基、羧基的数目及位置的不同而表现出不同的酸性，利用此性质，采用 pH 梯度萃取法分离酸性不同的蒽醌苷元。流程中分别选用 5% NaHCO₃、5% Na₂CO₃、4% NaOH 的水溶液从三氯甲烷提取液中逐级萃取，随着碱性的逐渐增加，依次得到酸性由强到弱的化合物。

步骤（4）　分离大黄酸：大黄酸因结构中含有一个羧基，可溶于 5%NaHCO₃ 溶液中，NaHCO₃ 萃取液酸化（pH2.0）后，大黄酸由离子态（盐）转变为游离态，不溶于水而沉淀析出。

步骤（5）　分离大黄素：大黄素因结构中含有一个 β– 酚羟基，可溶于 5%Na₂CO₃ 溶液中，对 Na₂CO₃ 萃取液酸化（pH2.0）后，大黄素由离子态（盐）转变为游离态，不溶于水而沉淀析出。

步骤（6）　分离弱酸性成分：芦荟大黄素、大黄酚、大黄素甲醚因结构中均含有两个 α– 酚羟基，故均能被碱性较强的 4% NaOH 溶液萃取出来，能使它们与其他非酸性的成分分离。

步骤（7）　柱色谱分离芦荟大黄素、大黄酚、大黄素甲醚：三者酸性差别不大，通过 pH 梯度萃取法无法分离，可根据它们极性的差别采用硅胶柱色谱法进行分离。极性由大到小的顺序是：芦荟大黄素＞大黄素甲醚＞大黄酚。用硅胶柱色谱，以非极性溶剂系统（石油醚 – 乙酸乙酯）为洗脱剂进行分离时，极性小的化合物先流出色谱柱，极性大的化合物后流出色谱柱。因此，梯度洗脱时三者流出色谱柱由先到后的顺序是大黄酚、大黄素甲醚、芦荟大黄素。

步骤（8）　纯化：结晶法纯化粗分产物，除去母液的沉淀或滤出沉淀分别得到精制的大黄酸、大黄素、大黄酚、大黄素甲醚、芦荟大黄素。

四、防己中粉防己碱、防己诺林碱及轮环藤酚碱的提取分离

防己为防己科植物粉防己 *Stephania tetrandra* S. Moore 的干燥根，习称汉防己或粉防己，性寒，味苦，归膀胱、肺经，具有祛风止痛、利水消肿等功效。现代药理研究表明，防己总生物碱具有镇痛、消炎、降压、肌肉松弛等作用，其中粉防己碱镇痛作用最强，目前已经明确，生物碱类成分是防己的药效物质基础之一。

（一）化学成分类型

防己中主要含有生物碱类成分，代表性化合物有粉防己碱（汉防己甲素）、防己诺林碱（汉防己乙素）及轮环藤酚碱。其中，粉防己碱、防己诺林碱均为双苄基异喹啉衍生物，为亲脂性生物碱，轮环藤酚碱属原小檗型季铵碱，为亲水性生物碱。此外，尚含有汉防己丙素、氧化防己碱、防己双黄酮、防己菲碱等成分。

粉防己碱和防己诺林碱是控制防己质量的指标性成分，2020 年版《中国药典》（一部）规定，防己中粉防己碱和防己诺林碱的总量不得少于 1.6%。

粉防己碱

防己诺林碱

轮环藤酚碱

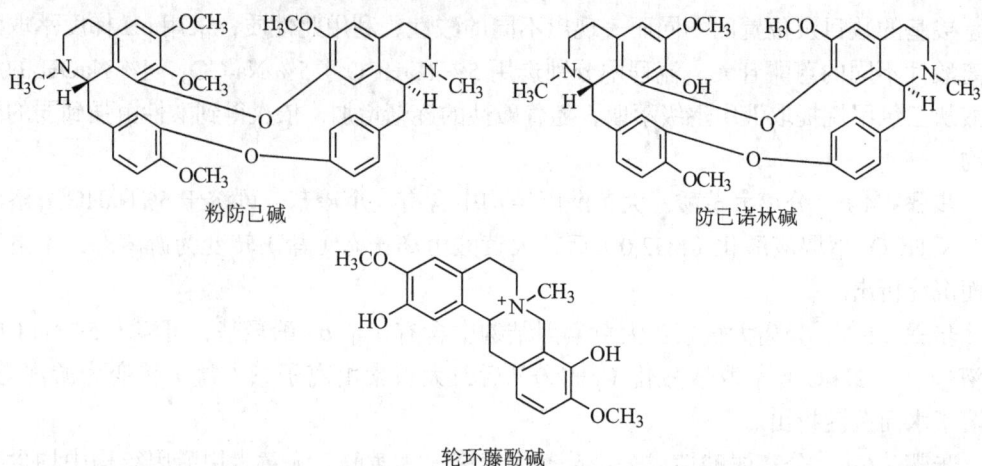

（二）提取分离流程

粉防己碱、防己诺林碱及轮环藤酚碱的提取分离流程如下（图3-6）。

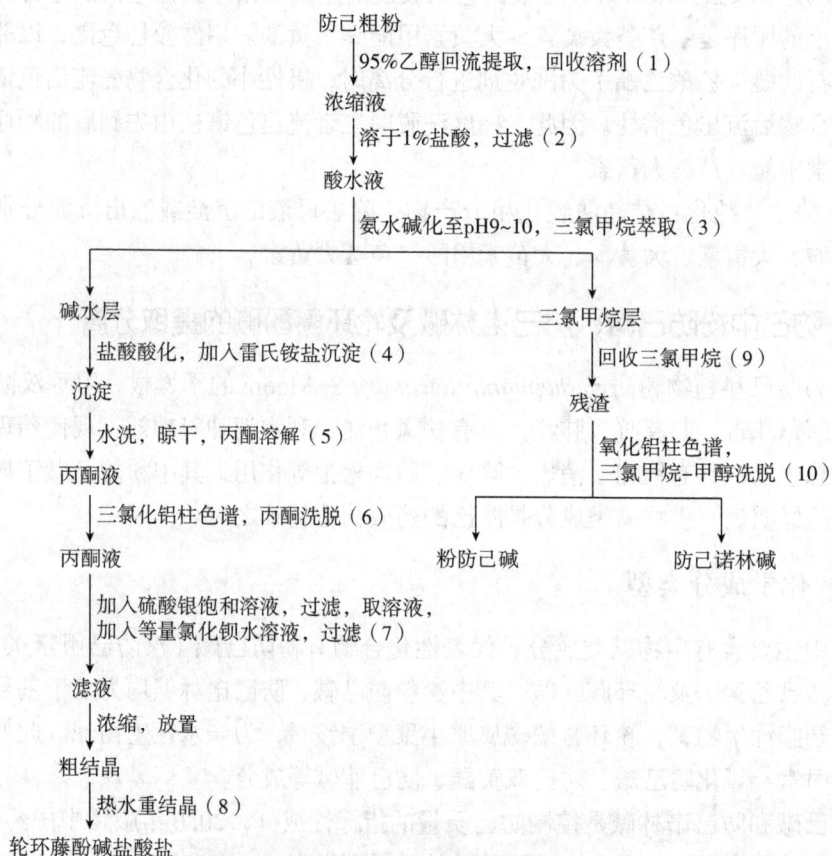

```
                              防己粗粉
                                │ 95%乙醇回流提取，回收溶剂（1）
                              浓缩液
                                │ 溶于1%盐酸，过滤（2）
                              酸水液
                                │ 氨水碱化至pH9~10，三氯甲烷萃取（3）
            ┌───────────────────┴───────────────────┐
          碱水层                                   三氯甲烷层
            │ 盐酸酸化，加入雷氏铵盐沉淀（4）           │ 回收三氯甲烷（9）
          沉淀                                     残渣
            │ 水洗，晾干，丙酮溶解（5）                 │ 氧化铝柱色谱，
          丙酮液                                    │ 三氯甲烷-甲醇洗脱（10）
            │ 三氯化铝柱色谱，丙酮洗脱（6）      ┌──────┴──────┐
          丙酮液                             粉防己碱      防己诺林碱
            │ 加入硫酸银饱和溶液，过滤，取溶液，
            │ 加入等量氯化钡水溶液，过滤（7）
          滤液
            │ 浓缩，放置
          粗结晶
            │ 热水重结晶（8）
       轮环藤酚碱盐酸盐
```

图3-6　粉防己碱、防己诺林碱及轮环藤酚碱的提取分离流程

（三）流程解析

本流程采用溶剂提取法，分离纯化分别采用萃取法、氧化铝柱色谱法、雷氏铵盐沉淀法及重结晶等方法，对防己中的生物碱类成分进行提取分离，分别得到粉防己碱、防己诺林碱及轮环藤酚碱3个单体化合物，具体分步解析如下：

步骤（1）乙醇回流提取：从溶解性分析，粉防己碱和防己诺林碱均属于亲脂性生物碱，而轮环藤酚碱属于亲水性生物碱，三者均溶于乙醇，故选择乙醇作为提取溶剂，以简单回流提取法进行提取。过滤使固液分离，减压回收乙醇，得浓缩液，其中除含有生物碱类成分，尚含有可溶于乙醇的其他酸性及中性杂质。

步骤（2）加酸成盐：从碱性分析，粉防己碱和防己诺林碱均为双苄基异喹啉衍生物，结构中均含有两个叔胺态氮原子，属于中强碱，而轮环藤酚碱为季铵碱，属于强碱。由于三者均具有碱性，故加入1%盐酸，三者均可形成盐酸盐而溶于水，过滤，除去中性及酸不溶性杂质。

步骤（3）两相溶剂萃取法分离：根据粉防己碱、防己诺林碱及轮环藤酚碱的碱性，酸水液中加氨水碱化至 pH 9～10，亲脂性中等强度的粉防己碱及防己诺林碱均以游离形式析出而溶于三氯甲烷中。由于轮环藤酚碱为亲水性生物碱，故碱化后依然留在碱水中，从而达到分离的目的。

步骤（4）雷氏铵盐沉淀法分离水溶性生物碱：生物碱沉淀反应需要在酸性条件下进行，故将碱水液酸化，生成轮环藤酚碱盐酸盐，加入新配制的雷氏铵盐水溶液，轮环藤酚碱盐酸盐与雷氏铵盐反应生成沉淀，抽滤，即得轮环藤酚碱的雷氏盐复合物而沉淀。

步骤（5）丙酮液的制备：将沉淀用水洗去表面的水溶性杂质，晾干后，溶于丙酮中，滤过，除去不溶物。

步骤（6）氧化铝柱色谱法分离：将丙酮液通过氧化铝柱色谱，用丙酮洗脱，得到轮环藤酚碱的雷氏盐，丙酮液中的其他极性杂质可吸附于氧化铝柱上，达到了除去杂质的目的。

步骤（7）轮环藤酚碱雷氏盐分解还原：向丙酮液中加入硫酸银饱和溶液，轮环藤酚碱雷氏盐与硫酸银反应至不再产生雷氏银盐沉淀为止，过滤，除去沉淀，轮环藤酚碱转化为硫酸盐留在溶液中，再向溶液中加入等摩尔氯化钡溶液，生成硫酸钡与氯化银沉淀，此时轮环藤酚碱由硫酸盐转化为盐酸盐，依然留在溶液中，过滤，取滤液。

步骤（4）～（7）反应式如下：

B= 轮环藤酚碱

$B^+ + NH_4[Cr(SCN)_4(NH_3)_2] \rightarrow B[Cr(SCN)_4(NH_3)_2] \downarrow + NH_4^+$

$2B[Cr(SCN)_4(NH_3)_2] + Ag_2SO_4 \rightarrow 2Ag[Cr(SCN)_4(NH_3)_2] \downarrow + B_2SO_4$

$B_2SO_4 + BaCl_2 \rightarrow BaSO_4 + 2BCl$

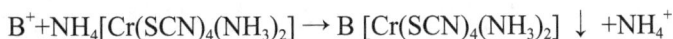

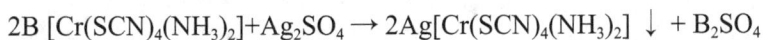

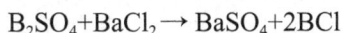

步骤（8）重结晶精制：将滤液经浓缩放置，即析出轮环藤酚碱盐酸盐粗品。依据轮环藤酚碱盐酸盐在水中溶解度特点，以水作为重结晶溶剂进行纯化，即得轮环藤酚碱

盐酸盐精品。

步骤（9） 回收溶剂：回收三氯甲烷，浓缩样品便于下一步分离精制。

步骤（10） 氧化铝柱色谱分离：粉防己碱和防己诺林碱两者骨架相同，仅是 7 取代基不同，粉防己碱是甲氧基取代（C–7 位—OCH₃ 取代），防己诺林碱是羟基取代（C–7 位—OH 取代），故防己诺林碱的极性大于粉防己碱。根据极性差异，以氧化铝为吸附剂、三氯甲烷－甲醇为洗脱剂，极性小的粉防己碱则先出柱，极性大的防己诺林碱后出柱，分别收集洗脱液，从而使两者分离。

五、秦皮中秦皮甲素和秦皮乙素的提取分离

秦皮为木犀科植物苦枥白蜡树 *Fraxinus rhynchophylla* Hance、白蜡树 *Fraxinus chinensis* Roxb.、尖叶白蜡树 *Fraxinus szaboana* Lingelsh. 或宿柱白蜡树 *Fraxinus stylosa* Lingelsh. 的干燥枝皮或干皮。秦皮味苦、涩，性寒，归肝、胆、大肠经，具有清热燥湿、收涩止痢、止带、明目等功效。现代药理研究表明，秦皮具有抗病原微生物、抗炎镇痛、抗肿瘤、抗氧化、神经血管保护及利尿等作用。

（一）化学成分类型

秦皮中主要含有香豆素类成分，此外还含有木脂素类、黄酮类、树脂及脂溶性色素等，其代表性成分为秦皮甲素（七叶苷）、秦皮乙素（七叶内酯）、秦皮苷及秦皮素，其中秦皮甲素和秦皮乙素是控制秦皮质量的指标性成分，2020 年版《中国药典》（一部）规定，秦皮中含秦皮甲素和秦皮乙素的总量，不得少于 1.0%。

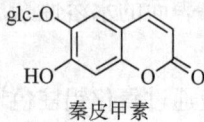

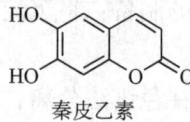

秦皮甲素　　　　　　秦皮乙素

（三）提取分离流程

秦皮甲素和秦皮乙素的提取分离流程如下（图 3–7）。

```
                           秦皮粗粉
                            │ 95%乙醇回流提取（1）
          ┌─────────────────┴─────────────────┐
         药渣                              提取液
                                            │ 减压回收乙醇（2）
                                          浓缩液
                                            │ 加水，温热溶解，
                                            │ 用三氯甲烷萃取（3）
                      ┌─────────────────────┴─────────────────────┐
                   三氯甲烷                                      水层
                （树脂、脂溶性色素）                              │ 加热除去三氯甲烷，
                                                                  │ 乙酸乙酯萃取（4）
                                        ┌─────────────────────────┴─────────────────────────┐
                                      水层                                              乙酸乙酯层
                                        │ 浓缩，静置，过                                 │ 无水硫酸钠干燥、减
                                        │ 滤，取沉淀（6）                                │ 压蒸干残留物（5）
                                      沉淀                                            残留物
                                        │ 甲醇–水重结晶（8）                            │ 溶于热乙醇，趁热滤过，
                                        │                                              │ 静置，过滤，取沉淀（7）
                                    秦皮甲素                                           沉淀
                                                                                        │ 甲醇–水重结晶（8）
                                                                                    秦皮乙素
```

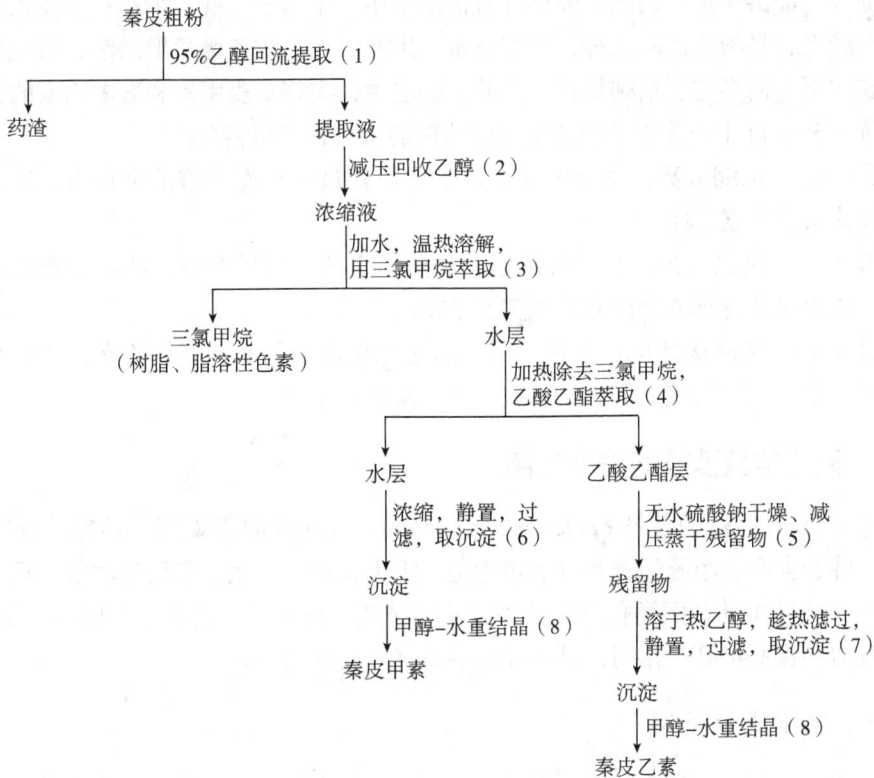

图 3-7　秦皮甲素和秦皮乙素的提取分离流程

（四）流程解析

本流程提取方法是乙醇回流提取法，分离方法是简单萃取法和结晶法，分步解析如下。

步骤（1）　提取：从溶解性分析，秦皮甲素和秦皮乙素均溶于乙醇，故选择乙醇作为提取溶剂，以简单回流提取法进行提取。过滤使固液分离，得提取液，其中除含秦皮甲素、秦皮乙素外，尚含有可溶于乙醇的其他杂质。

步骤（2）　回收溶剂：将提取液减压回收乙醇，获得浓缩液，回收溶剂，可以使溶液体积减小，有效成分的相对含量增高，有利于后续的分离。

步骤（3）　简单萃取法除去杂质：加水，温热溶解，是为了将浓缩液适当稀释，并且使有效成分均匀分散在水中，确保后续萃取过程的顺利进行。通常情况下，在提取出中药有效成分之后，需要通过一定的手段先去除提取物中非目标性成分的水溶性或脂溶性杂质，之后再进一步的分离。提取物中的树脂、脂溶性色素等杂质能够溶解于三氯甲烷中，故用三氯甲烷萃取可达到去除脂溶性杂质的目的。

步骤（4）　简单萃取法分离：秦皮甲素和秦皮乙素的极性差异较大，导致两者在乙酸乙酯和水中的分配比不同，利用此性质将秦皮甲素和秦皮乙素进行分离。秦皮甲素

属于单糖苷，能溶于水、乙醇等强极性有机溶剂中，不溶于乙酸乙酯中；秦皮乙素是苷元，极性较低，易溶于乙酸乙酯，难溶于水。因此，用乙酸乙酯萃取水液，秦皮甲素仍然保留在水层，而秦皮乙素则转移至乙酸乙酯层中，实现秦皮甲素和秦皮乙素的分离。

步骤（5）　除水：除去乙酸乙酯层中残留的水分，获得粗分产物。

步骤（6）　浓缩分离：水层浓缩后，秦皮甲素过饱和而从溶液中析出，过滤得到的沉淀即为秦皮甲素粗品。

步骤（7）　结晶分离：热乙醇溶解，趁热滤去热不溶性杂质，滤液静置后秦皮乙素析出，再次过滤得到的沉淀即为秦皮乙素粗品。

步骤（8）　结晶法纯化：分别采用结晶法纯化秦皮甲素和秦皮乙素，选择结晶溶剂为甲醇－水，去除母液分别得到秦皮甲素和秦皮乙素。

六、黄芩中黄芩苷的提取分离

黄芩为唇形科植物黄芩 *Scutellaria baicalensis* Georgi 的干燥根，性寒，味苦，归肺、胆、脾、大肠、小肠经，具有清热燥湿、泻火解毒、止血、安胎等功效。现代药理研究表明，黄芩中的黄酮类化合物黄芩苷具有抗菌、抗病毒、抗炎、抗肿瘤、抗氧化、增强免疫力和保肝护肝等作用，是黄芩的主要有效成分之一。

（一）化学成分类型

黄芩中含有黄酮、倍半萜、木脂素、甾醇及多糖类等成分。黄酮类化合物主要包括黄芩苷、黄芩素、汉黄芩苷、汉黄芩素、汉黄芩素 –5–*O*–β–D– 葡萄糖苷等，其中代表性成分为黄芩苷。黄芩苷是控制黄芩质量的指标性成分，2020 年版《中国药典》（一部）规定，黄芩中黄芩苷的含量不得少于 9.0%。

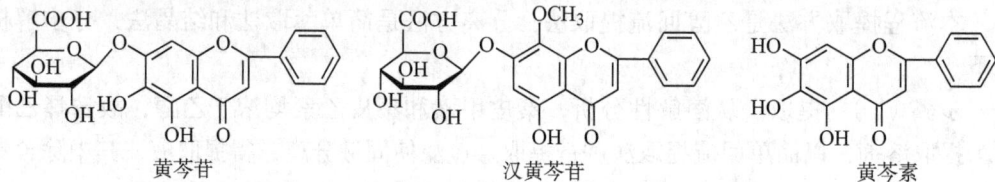

黄芩苷　　　　　汉黄芩苷　　　　　黄芩素

（二）提取分离流程

黄芩苷提取分离流程如下（图 3-8）。

```
                            黄芩粗粉
                            │ 分别加10倍、8倍量水煎煮2次，
                            │ 每次1小时，过滤，合并滤液（1）
          ┌─────────────────┴─────────────────┐
        药渣                                 滤液
                                             │ 加盐酸调pH1~2，80℃保温30分钟，
                                             │ 静置，离心沉淀（2）
                            ┌────────────────┴────────────────┐
                          沉淀                               上清液
                            │ 加适量水搅匀，加40%氢氧化钠调至pH7，
                            │ 再加入等量乙醇，抽滤（3）
          ┌─────────────────┴─────────────────┐
        沉淀                                 滤液
                                             │ 加盐酸调pH1~2，充分搅拌，80℃保温
                                             │ 30分钟，静置，离心沉淀（4）
                            ┌────────────────┴────────────────┐
                          沉淀                               滤液
                            │ 水洗，50%乙醇洗涤，再用
                            │ 95%乙醇洗涤或重结晶（5）
                          黄芩苷
```

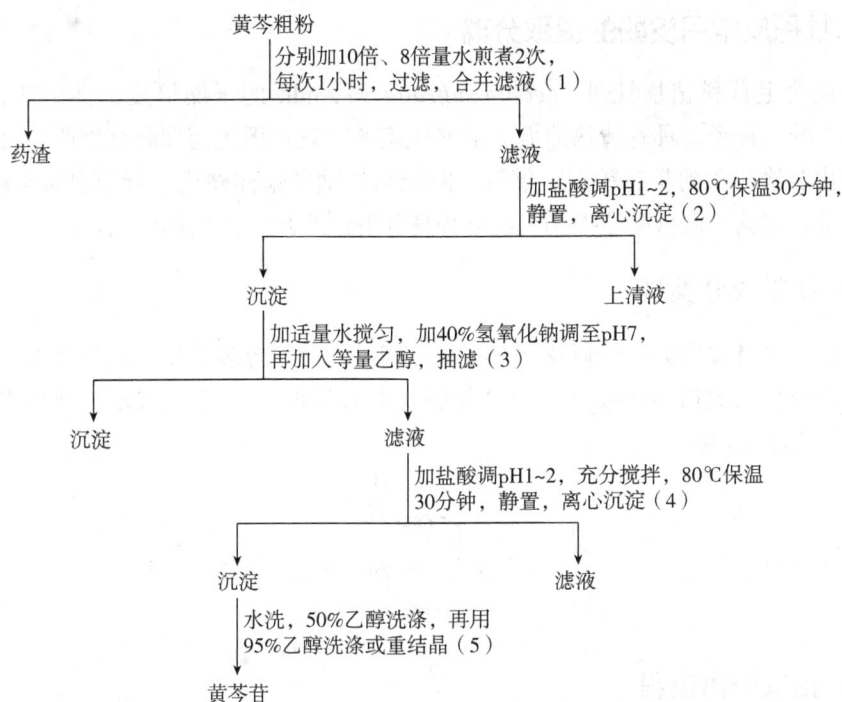

图3-8 黄芩苷提取分离流程

（三）流程解析

本流程采用的提取方法为煎煮法，分离纯化方法为酸沉法、醇沉法和结晶法。分析步骤如下。

步骤（1） 煎煮法提取黄芩苷：黄芩苷 C-7 位连接的糖基为葡萄糖醛酸，C-5、C-6 位有酚羟基，所以黄芩苷具有较强的酸性，在植物中以盐的形态存在，可溶于水；尽管黄芩苷水溶差，但不同结构类型化合物共存，起到增溶作用。因此，可用水煎煮法提取药材中的黄芩苷，过滤后，黄芩苷在滤液中。

步骤（2） 酸沉法纯化黄芩苷：将滤液加盐酸调至酸性，使黄芩苷成为游离态，游离态黄芩苷不溶于水而沉淀析出，黄芩苷为沉淀，离心后，除去了可溶于酸水和水的杂质。

步骤（3） 醇沉法纯化黄芩苷：沉淀加水分散，氢氧化钠调至中性，加入等量乙醇，溶液成为约50%浓度的乙醇溶液，黄芩苷及其钠盐可溶于低浓度乙醇，过滤后黄芩苷及其盐在滤液中，除去了低浓度醇不溶物。

步骤（4） 再一次酸沉法纯化黄芩苷。

步骤（5） 结晶法纯化黄芩苷：水洗、醇洗除去酸、亲水性和亲脂性杂质。黄芩苷在热乙醇中溶解度大，冷醇中溶解度小，可用乙醇对黄芩苷进行结晶纯化，除去母液的沉淀或滤出的沉淀为黄芩苷纯品。

七、牡丹皮中丹皮酚的提取分离

牡丹皮为毛茛科植物牡丹 *Paeonia suffruticosa* Andr. 的干燥根皮，性微寒，味苦、辛，归心、肝、肾经，具有清热凉血、活血化瘀的功效。现代药理研究表明，牡丹皮中的酚苷类化合物丹皮酚具有镇静、催眠、降脂与抗动脉粥样硬化、舒张血管与降血压、抗心律失常、抗脑缺血再灌注损伤、抗肝损伤和肝纤维化、抗炎等作用。

（一）化学成分类型

牡丹皮中含有黄酮类、单萜及其苷类和三萜及其苷类等多种化学成分类型。丹皮酚是控制牡丹皮质量的指标性成分，2020 年版《中国药典》（一部）规定，牡丹皮中丹皮酚含量不得少于 1.2%。

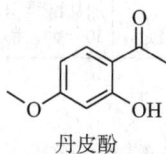

丹皮酚

（二）提取分离流程

丹皮酚提取分离流程如下（图 3-9）。

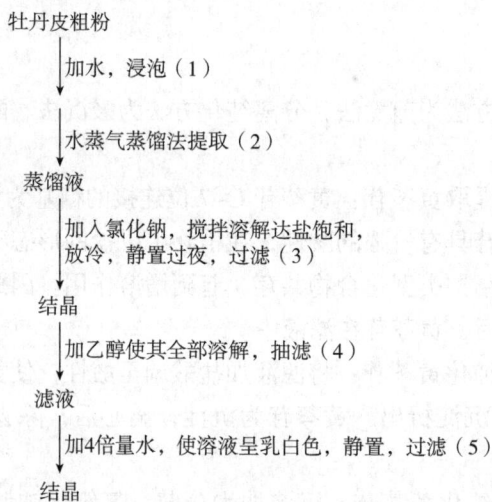

牡丹皮粗粉
    ↓ 加水，浸泡（1）
    ↓ 水蒸气蒸馏法提取（2）
蒸馏液
    ↓ 加入氯化钠，搅拌溶解达盐饱和，放冷，静置过夜，过滤（3）
结晶
    ↓ 加乙醇使其全部溶解，抽滤（4）
滤液
    ↓ 加4倍量水，使溶液呈乳白色，静置，过滤（5）
结晶

图 3-9　丹皮酚提取分离流程

（三）流程解析

本流程采用的提取方法为水蒸气蒸馏法，分离纯化方法为盐析法和水沉法。具体分析步骤如下。

步骤（1）　加水浸泡药材，药材细胞充分吸水膨胀，有利于有效成分的提取。

步骤（2）　水蒸气蒸馏法提取。丹皮酚易溶于乙醇和甲醇，溶于丙酮、乙醚、苯、三氯甲烷及二硫化碳，溶于热水，不溶于冷水，并具有挥发性。所以，该化合物可用水蒸气蒸馏法提取，并在提取过程中同时除去了不具挥发性的杂质。

步骤（3）　盐析法分离纯化。经水蒸气蒸馏法提取，丹皮酚因具有挥发性，随水蒸气转移到蒸馏液中。在蒸馏液中加入氯化钠是采用盐析法，使丹皮酚从溶液中析出，除去水溶性杂质而达到分离纯化目的。

步骤（4）　丹皮酚易溶于乙醇，将其溶于乙醇后过滤，滤液为丹皮酚溶液，滤除醇不溶性杂质。

步骤（5）　水沉法分离纯化。加4倍量水后，乙醇浓度降低，溶液极性增大，丹皮酚沉淀析出，与其他溶于低浓度醇的杂质分离，过滤，得丹皮酚纯品结晶。

中 篇

第四章 中药药效物质基础研究模式简介 ▷▷▷▷

中药及其复方具有确切的临床疗效，但其发挥作用的物质基础及作用机制尚不明确。以现代科学技术为手段，研究中药药效物质基础是实现中药现代化的关键。

中药药效物质基础是指对中药及其复方临床功效有贡献的化学成分（群）。在中医药理论指导下，药效物质基础主要围绕单味中药、药对及复方三个方面开展研究，研究环节从体外自然化学到体内代谢化学不断深入。随着科技进步，提取分离及分析检测技术均有快速发展，并在中药药效物质基础研究中得到了广泛应用。

通过对近五年国家自然科学基金项目的统计分析发现，现代化学、网络药理学、分子生物学及基因组学等多学科的方法与技术已被广泛应用于中药药效物质基础研究，并由此派生出多种不同的研究模式，本章将对目前应用较多的中药药效物质基础研究模式进行简要介绍。

第一节 中药药效物质基础的研究模式

一、基于化学研究的中药药效物质基础研究模式

（一）研究思路与方法

以化学研究为导向的中药药效物质基础研究是中药化学早期采用的主要研究方法，研究思路源于传统的植物化学研究。其研究步骤为：①根据临床疗效，结合古籍记载或现代文献报道，选择具有确切临床疗效的中药及复方为研究对象。②应用物理、化学等现代技术进行化学成分的提取与分离，得到单体化合物。③对得到的单体化合物进行结构鉴定。④依据临床应用情况，对获得的单体化合物进行活性及药效研究，确定该化合物是否为有效成分。

（二）研究特点

中药无论是单味药还是复方，其发挥功效的物质基础就是其所含的化学成分，这些化学成分可能是单一成分也可能是多个成分。因此系统地、完整地研究中药化学成分，将为中药的应用和进一步开发打下坚实的基础。但该方法尚存在一定的不足：①在中药有效成分提取分离过程中，由于存在一定的盲目性，获得有效成分的准确性较低。②大量的研究结果和经验证明，中药的有效成分并不一定是中药中含量较高且容易获得的化学成分。故在早期研究阶段，由于提取分离技术的限制，对含量较低或微量的有效成分，可能存在因未被提取或分离而丢失的情况。③对大分子或水溶性成分研究较少。

基于化学研究为导向的中药药效物质基础研究模式，在过去近百年已被广泛应用，取得了大量的开创性成果，为中药化学乃至整个中药现代化研究奠定了基础。20 世纪80 年代，国内 10 个研究机构和高等学校的 100 多位学者，在国家自然基金委的资助下，经过十余年的努力，从 52 味中药中分离鉴定了 1000 多个化合物，发现了 200 多种新的化合物结构，在此基础上，还发现了一批具有各种生物活性的化学成分。至 2002年，《常用中药基础研究》专著（上册、下册）系统报道了上述研究成果，推动了中药现代化研究的进程。目前随着提取分离技术不断发展，研究热点逐渐由含量较多的主成分研究向微量、痕量成分研究发展，由小分子成分向多糖、多肽等生物大分子成分研究发展。

二、基于药效药理为导向的中药药效物质基础研究模式

（一）研究思路与方法

药效是指某一药物在用药后对人体产生一定强度的药理效应，药理则是研究药物与人体间相互作用规律及药物的作用机制，以药效药理学为导向的研究实际上是将中药化学成分与药效药理研究相结合的一种研究模式。其研究思路与方法为：①根据临床疗效，结合古籍记载或现代研究文献报道，选择具有确切临床疗效的中药或复方为研究对象。②根据研究对象的功效或临床应用，确定相应的药效指标或能够代表研究对象功效的生物活性测定方法，作为化学成分分离的指导性指标及方法。③采用化学方法对中药或复方进行系统分离，在分离的每一个阶段都以这些活性指标为评价指标，对分离得到的各个组分进行药效药理学评价，以追踪活性最强的组分，再进一步分离得到有效成分。

（二）研究特点

1. 这种研究模式是将中药化学成分提取分离与有效部位或有效成分筛选同步进行，属于定位跟踪研究，因此可以在分离过程中及时发现问题，及时调整方法，显著提高工作效率及获得有效成分的准确性。

2. 如果选择的药效药理学指标及方法得当，在化学成分分离的最终阶段能够得到有

效部位或有效成分。

3.这种模式在化学成分分离过程中，没有化合物种类的限制，只是以药效药理活性为指标进行追踪，故发现有效成分的可能性较大。

4.对于研究样品的需求量较大，因此比较适用于含量较大的成分筛选，不适用于微量及痕量成分研究。

5.这种研究模式需要与药效药理学评价相结合，在实验安排上需要相互配合，以保证整个研究进度。

6.在实际研究工作中，即使采用药效药理学为导向的中药化学研究也会出现有效成分丢失的现象，产生有效成分丢失的原因可能很复杂，需要根据具体情况进行分析解决。

7.这种研究模式更多关注化学成分的分离，忽视了中药化学中多成分协同发挥作用的情况。

基于药效药理为导向的中药药效物质基础研究，也是中药研究初期应用较多的研究方法之一，取得了许多重要的成果，最具代表性的研究就是青蒿素的发现。依据葛洪所著的《肘后备急方》中"青蒿一握，以水二升渍，绞取汁，尽服之"的记载，选择了乙醚作为提取溶剂，在低温下提取，结合体外抗疟活性逐级筛选，最后确定了抗疟活性最强的单体化合物青蒿素，再经过结构修饰与改造，进一步改善了青蒿素的溶解性及生物利用度等问题，从而研制成治疗疟疾的新药，这也是中医药为世界作出的伟大贡献。

三、基于高通量筛选的中药药效物质基础研究模式

（一）研究思路与方法

高通量筛选是将中药化学中快速、高效及自动分离技术与细胞生物学、分子药理学、分子生物学、生物化学、病理学等学科相结合，将不断出现的分子、细胞水平的药物筛选模型应用到药物研究和筛选过程中，产生的一种中药药效物质基础的研究模式。其研究思路与方法为：①利用现代提取分离技术，快速高效的提取分离中药中的化学成分，制备适用于高通量筛选并符合"一药多筛"要求的中药提取物或组分样品库。②建立适合中药研究的高通量筛选模型和技术，并对快速分离获得的大量样品进行生物活性筛选。③根据生物活性筛选结果，结合活性样品的理化性质，直接指示中药成分中有效部位，再应用合适的分离技术，有目的提取分离有效成分。

（二）研究特点

这种研究模式是现代化分离分析技术与药物筛选技术的有机结合，具有以下特点：①高通量筛选采用的是细胞、分子水平的筛选模型，将用现代分离技术得到的大量样品，通过大规模的生物活性筛选，能够反映出中药化学成分生物活性的多样性。②能够在分子、细胞水平上认识中药的作用和机理。③具有单次筛选的样品用量少，但筛选的样品数量多的特点，充分挖掘和利用宝贵的中药资源，减少大量浪费。④高通量筛选属

于一种广泛的生物活性筛选方法，尚未考虑中药的传统功效及临床应用，需要进一步临床验证。

该研究模式筛选中药中生物活性成分，可以对中药化学成分进行更广泛的研究和认识，但由于缺少中医药思维的设计，因此需要结合动物及临床试验，进一步验证其有效性及安全性。

四、基于生物活性筛选结合化学在线分析的中药药效物质基础研究模式

（一）研究思路与方法

基于生物活性筛选结合化学在线分析是利用药物与靶点相结合的原理，将生物活性筛选与色谱及质谱分离鉴定技术相结合而形成的一种研究模式。其研究思路与方法为：①将受体、酶、离子神经介质、抗体、DNA等在生命活动中起重要生理作用的活性生物大分子、活性细胞膜甚至活性细胞固着在色谱载体上作为靶标。②根据中药中不同化学成分作用程度的差别或与靶标具有不同的结合能力，从而在固定相上表现出不同的保留性能。③根据这种差别，同时结合高效液相色谱及质谱检测技术，判断中药化学成分与靶标的结合情况，以分析出可与靶标结合的化学成分后，再进行分离与鉴定。

（二）研究特点

中药化学成分的复杂性及作用靶点的多样性决定了对其进行生物学活性评估的艰巨性，因此将分离与生物效应筛选同步进行，在分离过程中实现了生物高通量筛选，同时在体外进行细胞及分子层次的活性筛选，从复杂的中药体系中识别有效成分；该模式存在较大局限性，只能验证特定成分在特定的生化环境中是否具有活性，不能充分体现中药多成分、多靶点协同作用的特点。

该模式不能代表中药化学成分在体内的作用，但可作为辅助研究，为中药化学成分与靶点的相互作用提供参考。因此基于临床应用，以活性为导向，将体内与体外多种方法相结合，才能对结构多样的中药化学成分进行全面、客观的研究，并发现真正的有效成分。

五、基于血清药物化学及血清药理学的药效物质基础研究模式

（一）研究思路与方法

药理学主要包括药效动力学和药代动力学两个方面，其中药代动力学主要阐明药物在体内吸收、分布、代谢和排泄等过程，以及药物效应与血药浓度随时间消长的规律。中药的给药方式主要为口服给药，基于药代动力学的研究过程，认为中药真正发挥作用的化学成分首先应该是被吸收的成分。有效成分的研究首先从被吸收进入体内的成分开始，产生了一种基于血清药物化学及血清药理学的研究模式：①根据中药临床经验及用药形式，给实验动物灌服中药提取物。②在不同的代谢时间，取出实验动物的血液，制

备成含药血清，再通过高效液相指纹图谱或高效液相 - 质谱指纹图谱等分析技术对体内、体外化学成分进行对比分析，确定血中移行成分。必要时可分离血清中的化学成分，并进行结构鉴定。③将分离得到的化学成分与中药再次进行药效学的比较，以确定有效成分。

（二）研究特点

该方法属于体内化学研究。①中药中含有的化学成分数量多，种类复杂，是中药研究的难点之一。由于能够被吸收入血的中药化学成分数量有限，该方法必将大大简化所要研究的化学成分的数量。②可以排除那些体外能够呈现一定生物活性，但因其不能入血而无法发挥药效的所谓的生物活性成分的干扰，提高有效成分发现和确定的效率。③口服的药物首先经胃肠代谢，通过从入血成分中发现的有效成分，有时并不是中药中的原型成分，可能是在消化道中已经被分解、转化或代谢的产物，也可能是这些胃肠代谢转化产物进入血液后，再一次被代谢转化的生成物。④该模式同样存在一定的局限性，如被吸收入血的成分未必一定是有效成分，而且中药中的原型成分与血浆蛋白的结合率随成分的不同而异。血中移行成分的分布、代谢、排泄不同，不同时间检测同一成分也会有很大差异。而且由于常用实验动物血清及投入剂量有限，不易积累足够的研究样品，使药理活性研究的难度加大。⑤分析鉴定血中移行成分的灵敏性和准确性也存在一定的局限性，需要在今后的实际工作中逐步探索解决。

由于中药中的化学成分种类繁多、数目庞大，一种中药中含有的化学成分少则几十种，多则数百种，中药复方中的化学成分的数量则更加巨大。因此，近些年这种研究模式深受一些研究者的推崇，如已经对远志、白术、地黄等单味中药，以及六味地黄丸、茵陈蒿汤、黄连解毒汤、生化汤等复方进行研究，并取得了一些重要的研究成果。但也应注意，入血成分未必全是药效物质基础，需要进一步探讨其作用机制。

六、基于中药基因组学与中药化学组学的药效物质基础研究模式

（一）研究思路与方法

人类的疾病与健康均与特定基因相关，每种疾病都存在与其异常表型相对应的基因型。疾病的发生过程则是疾病相关基因与内外环境因素相互作用的结果。大量临床实践证明中药不仅对一般疾病有效，而且对诸多疑难杂症及急症也有独特的疗效。人体大约有 30 万个基因，如果这些基因中的 10% 与疾病有关，理论上应有 3 万个基因可以作为药物靶标。换言之，任何药物除了有其作用的物质基础外，还应有其作用的靶分子，药物就是通过其作用的靶分子而发挥临床治疗作用的。现代药理学研究发现，一些中药可诱导多种细胞因子，有些中药甚至能同时诱导几种细胞因子，它们都与人类生命和疾病息息相关。根据中药的有效性，以及疾病与基因的关系，有学者提出了中药基因组学与中药化学组学的概念，并在此基础上，基于两者之间的关系研究中药药效物质基础。该研究模式采用现代技术手段，结合现代自然科学的许多领域的研究成果，将中药组分与

疾病相关基因，在功能上统一起来，最终用能代表中药药性和功能的化学成分或组合描述中药的药效物质基础，用中药对特定功能基因表达的影响来描述作用机理。

中药基因组学的核心内容是研究中药对基因（蛋白）表达的影响，特别是那些能代表中药适应证的疾病相关基因表达的影响。具体来说，就是中药药性、功能及主治与对基因表达影响关系的研究。①一些适合中药基因组学的可行性技术方法，如生物芯片、基因组和蛋白组学等技术，并开展"中药基因组学"数据库的建立及数据处理方法研究，同时对"中药基因组学"进行理论总结、归纳和分析。②中药化学组学的核心内容是研究能代表中药药性、功能及主治的中药有效成分，具体包括结构、组成、性质及相互作用，并构建中药有效成分数据库及数据处理方法学等。③考虑到对"证"的问题，该模式研究首先选择具有临床疗效、药理和化学研究均较好的基础中药复方或单味药开展研究。④研究技术是基于现代生物高技术的发展，特别是生物芯片技术，而人类基因组计划特别是功能基因组学，包括蛋白组学和疾病基因组学也提供了必要的前提。此外，现代仪器和化学分析技术包括各种色谱及波谱技术，特别是色谱、波谱联用技术，极大促进了中药化学组学的研究。

（二）研究特点

中药基因组学和中药化学组学研究策略的提出，是对中药药效物质基础及作用机理研究成果的进一步应用，更重要的是为中药基础理论现代化研究提供了一个新的思路和方向，从现代化学、药理学和分子生物学等多学科角度系统诠释中药药效物质基础，同时对中药复方配伍规律及中药新药的研究和开发也具有一定的指导意义。

七、基于药代动力学 – 药效动力学 – 药物成分相互作用（PK–PD–DI）的药效物质基础研究模式

（一）研究思路与方法

药代动力学（PK）着重阐明人体对药物的作用，即药物在体内的吸收、分布、代谢和排泄及其与时间的关系。药效动力学（PD）主要描述药物对人体的作用，即效应随时间和浓度而变化的动力学过程。两者结合有助于阐明药物浓度 – 效应 – 时间的关系，对于疗效确切但成分复杂的中药化学成分，哪些成分才是真正的药效物质，各类成分之间是如何相互转化及相互作用的，中药化学成分及其相互作用（DI）与药效之间有何关系，这些问题尚未得到解决。因此构建药代动力学 – 药效动力学 – 药物成分相互作用（PK–PD–DI）的关联研究模式，在一定程度上拓宽了中药药效物质的研究思路和途径，更加切入药物的本质，尤其为更复杂的复方药效物质基础研究提供了一个新的研究模式。

（二）研究特点

该方法属于体内中药化学研究。通过将药物在人体中代谢途径及药物对人体作用相

关联，进一步寻找中药化学成分在体内相互作用的变化规律，其意义在于阐明及完善中药作用机制及复方组成原理，构建符合中药复杂体系的药代动力学研究，并评价中药的效应关联成分进而阐明其药效物质基础。

结合中药的临床功效，对 PK–PD–DI 关联的考量，可进一步确定中药及其复方的药物体系，基于药物体系认识药物本质，将有助于中药及其复方的药效物质基础研究。

八、基于肠内菌代谢的药效物质基础研究模式

（一）研究思路与方法

中药经口服进入胃肠道后，可发生一系列的变化。有些成分进入肠道后与肠内菌发生作用，在肠内菌作用下发生代谢与转化后被吸收。有些成分是在肝脏解毒后经胆汁排泄，与肠道菌群接触发生结合、裂解等代谢转化后再次被吸收。中药化学成分在肠内菌作用下，主要发生水解和还原反应。基于肠内菌代谢的药效物质基础研究，主要是利用液相 – 质谱联用等技术对多种中药成分的肠道菌群代谢产物进行研究，并且结合给药动物血清药物化学，分析其吸收入血的化学成分，从而确定中药药效物质基础的一种研究模式。①中药化学成分肠内菌生物转化产物的定性和定量分析。转化产物的定性分析常采用化学、色谱和光谱技术，对经肠道菌群作用后的转化产物进行分离和纯化，确定其结构；转化产物的定量分析常采用 TLC、HPLC、GS/MS、LC/MS 及酶联免疫法等分析方法，对肠道内容物、粪便、血、尿和胆汁中代谢产物的含量进行分析，检测有效成分的浓度及其代谢产物。②明确起转化作用的代谢菌株。在定性定量分析转化产物的过程中，明确对中药中某些有效成分起到转化作用的特定菌株，并从细菌中分离、纯化和鉴定真正起到代谢作用的代谢酶。③对肠道菌群作用后的转化产物进行富集和纯化，对原型化合物和其转化产物的药理活性进行比较，从而更加精准地分析中药药效物质基础。④具体研究方法包括整体肠内菌代实验及离体实验。整体肠内菌代谢实验是对人或动物服药后的消化道各部分及内容物进行分析，离体实验包括粪便温孵法和离体消化道内容物温孵法，即用富含肠内菌的动物或人的粪便悬浮液与药物在厌氧条件下温孵，检测原型成分及其代谢物的种类和含量，以研究肠内菌对药物代谢的有效成分。

（二）研究特点

离体实验法具有速度快、可调控的优点，而整体动物实验最能反应药物代谢的整体特征。许多中药有效成分都是在消化道菌群作用下转化代谢的，特别是肠道菌群的苷键水解酶对含有苷键化学成分的水解作用，是肠内菌代谢的一大特征。因此在进行研究时应将体外与体内结合，总结体内外化学成分的变化规律，以发现及明确中药药效物质基础。

九、基于转化医学的中药药效物质基础研究模式

转化医学作为一种全新的医学理念和实践模式，可以将基础科学与临床实践有机结合。中药及其复方源于中医理论，是体现中医临床疗效的重要媒介和载体，尤其中药复方是串联中医药转化医学研究的重要纽带，其上游连接中医药理论，下游体现中医临床疗效，而中药及其复方物质基础就是彰显中医药理论、实现临床药效的关键所在。近年来，围绕中药复方药效物质基础研究，形成了不同的研究模式，也取得大量科研成果，但其中有效转化为临床使用的中药制剂并不多，这说明很多研究成果没有转化为临床实践，医药学研究的投入与产出比例不协调。目前国家对经典名方的研究思路就是基于临床疗效基础上，鼓励将经典名方开发成为复方制剂后再应用于临床。

1. 明确转化研究的方向　在完成了复方的基础研究及作用机制后，应进一步明确新药创制发展方向。一是尊重原方配伍（加减），开展复方制剂研制；二是结合作用机制，构建药理模型，筛选活性组分或有效成分，进而创制组分中药或单体药物，以服务于临床。

2. 明确转化研究的时间与空间　复方制剂的临床应用大多是经口服用药，提示在研究过程中关注给药前和给药后两个时间环节，是转化研究的重要时间点和空间，即体外及体内的变化。以汤剂为例，体外过程是从药材经炮制成饮片到加水煎煮制成汤剂的过程，此时中药中的化学成分在炮制及煎煮的过程中，发挥作用的物质基础已经不是单味药中成分的简单加和，而是相互作用形成的稳态共同体。汤剂口服进入体内后，除了原有的直接起效物质，还可能有经过转化代谢后起作用的物质，同时包括一些辅助性成分，这些成分通过助溶、促吸收、催化等方式与其他成分共同作用。在此基础上，根据复方体内外成分的变化，采用药效学、药代动力学及细胞分子生物学等不同手段，分析药效学方面相互作用，以及药代动力学、代谢组学等相关组学，特别是代谢组学行为的改变，深入阐述复方的配伍规律和机制，这是转化医学的核心，解决了中药复方发挥作用的药效物质基础是如何产生的，以及与人体是如何交互而发挥作用等问题。

3. 明确转化研究的方法和路径　充分借助现代仪器分析和生命科学技术，通过整合多方优势，体现协同交叉优势。在分析方法上采用高效液相色谱、紫外光谱、红外光谱、液质连用、一维核磁共振、二维核磁共振（COSY、HMBC、HSQC、NOESY）、X射线衍射（XRD）等分析技术。在药效机制研究中，采用细胞培养、酶联免疫吸附法（ELISA）、蛋白质印迹法（Western Blot）、流式细胞术（FCM）、实时荧光定量核酸扩增检测系统、免疫组化法（IHC）、多功能流式点阵仪（luminex）及基因芯片等技术联用，助力基础研究与临床实践之间的快速转化。

通过对中药及复方药效物质基础研究，明确中药中的有效成分，以及药效物质之间的相互影响和协同作用，阐明其作用机制，不仅有利于揭示中药及复方发挥临床疗效的科学内涵和作用规律，而且为诠释"君臣佐使"、协同配伍及整体观念等传统中医药理论提供科学依据。

第二节　中药复方药效物质基础研究评述

一、概述

中药复方是中医临床用药的主要形式，代表中医药特色。复方之名始于《伤寒明理论·序》中方剂"七方"分类法，原意是指以两个或两个以上的单方组成的方剂。现在对复方的理解范围更广，将由两味或两味以上的中药组成的方剂均称为复方。因此，现代中药复方的概念既包括中医经典方剂，又包括现代复方制剂。中药复方具有以下特点。

1. 中药复方化学成分的复杂性及有效性　组成中药复方的药味少则两味，多则十几味，而每味中药中化学成分数量少则几十种，多则上百种，其结构类型涵盖了小分子和大分子化合物，如此推算到复方中含有化学成分的数量及结构类型尤为复杂。中药复方具有确切的临床疗效，之所以具有某些功效，是由于具有发挥药效的物质基础，而表现出的毒副作用也是由于其具有毒性的物质基础，物质基础的本质主体就是中药中含有的化学成分。

2. 中药复方化学成分的组成及变化规律　中药复方的组成是在中医药理论指导下，按照君、臣、佐、使组方原则，遣方用药而成。但复方的整体功效并不是单味药材或其中所含有化学成分的简单加和。中药复方在临床多以汤剂的形式应用，在煎煮过程中，由于中药中含有的各类化学成分理化性质不同，各类化学成分之间可能会发生化学反应，故汤剂中化学成分的组成并不是原来各味药材中成分的累加，在煎煮过程中，可能会出现某类或某种成分的增加或减少，可能会转化或产生新的成分，中药复方在体外即开始发生化学变化。当汤剂经口服进入人体这一复杂体系后，要经过胃肠的消化，肠内菌群的代谢，再进一步有选择性地被吸收入血，最终发挥作用，因此真正发挥作用的化学成分数量及类型与复方初始成分会有较大的差别。

3. 中药复方的作用特点　中药复方及人体是复杂体系，两者交互作用发挥临床疗效，其发挥作用的过程非常复杂。利用现代生命科学的前沿技术，建立符合中药特点的研究药效物质基础的方法将成为关键环节，而中药复方药效物质基础的研究则是中药复方研究的重要基础，目前可以选择经典名方作为中药复方研究的切入点。经典名方是中药复方的代表，是指目前仍广泛应用、疗效确切、具有明显特色与优势的古代中医典籍所记载的方剂。2018 年，国家相关部门启动了经典名方系统研究工程，筛选了 100 首经典名方，有望成为治疗慢性疾病、复杂性疾病的重要选择。

对中药药效物质基础的认识是一个动态的、发展的过程，从基于传统的化学研究及药效药理研究开始，到高通量筛选、生物活性筛选、中药基因组学、中药血清药物化学及血清药理学、药代动力学 – 药效动力学及肠内菌代谢等研究模式出现，证明了新的研究模式不断涌现。本章对近年来已完成的或在研的国家自然科学基金资助部分项目的研究模式及内容进行初步统计和分析，为开展药效物质基础研究提供参考。

二、中药复方药效物质基础研究实例

随着科技进步，特别是分析化学、药物化学、药理学、生理学、生物化学、细胞生物学、系统生物学、生物信息学等学科的不断发展，围绕中药复方物质基础的研究，产生了很多新技术及新方法，交叉学科优势日益凸显。

（一）已完成国家自然科学基金部分项目分析

1. 中药抗肿瘤和防治神经退行性疾病药效物质基础的研究 该项目研究模式为基于活性评价及化学筛选为导向的药效物质基础研究，主要研究内容及结果包括：①对蜘蛛香、天麻等 8 种中药的药效物质进行研究，获得了不同结构类型的新的中药化学成分 242 个，其中，4 个为新的结构骨架。②发现具有显著抗肿瘤和神经保护等活性成分 30 个。③首次揭示了蜘蛛香"活血消肿"、天麻"益智"的药效物质基础。④从蜘蛛香中获得了一类高效、低毒抗卵巢癌的环烯醚萜类有效成分，并阐明了其作用机制。

2. 基于肠道微生态学探讨玉屏风散治疗变应性鼻炎的药效物质基础及其机理研究 该项目研究模式为基于肠道菌群代谢的药效物质基础研究。研究内容包括：①通过建立 OVA 致敏的变应性鼻炎小鼠模型，探讨玉屏风散对肠道菌群的调节作用，明确其治疗变应性鼻炎的药效物质基础。②运用 16S PCR-DGGE 等现代分子生物学技术，对玉屏风散治疗前后的肠道菌群结构进行分析，寻找与其疗效相关及共同变化的肠道菌群。③结合调节人体免疫网络、肠道屏障功能及黏膜完整性等相关研究，揭示玉屏风散对变应性鼻炎肠道微生态的整体调控机制。

3. 地乌皂苷治疗类风湿性关节炎的体内药效物质基础及其代谢机制研究 该项目研究模式为基于药代动力学 – 药效动力学 – 药物成分相互作用的药效物质基础研究。研究内容包括：①中药地乌的总皂苷部位具有良好的抗炎及免疫抑制活性，首次发现是地乌皂苷的整体成分群在体内的代谢产物发挥了抗风湿的药效作用，而非某单一成分或成分群原型起效。②采用整体动物模型，运用微透析技术结合 UPLC-Q/TOF 分析方法采集数据，以炎症因子 $TNF-\alpha$ 和 $IL-1\beta$ 为药效学指标，运用灰色关联方法对两者进行相关性分析，从整体、宏观的角度研究地乌皂苷的体内药效物质基础。③通过体内相关药物代谢实验对其代谢机制进行研究，以期为地乌皂苷抗类风湿性关节炎的作用机制研究及其临床合理、安全用药提供科学依据。

4. 基于代谢活化的龙胆等中药中环烯醚萜类成分的利胆药效物质基础研究 该项目研究模式为基于体内代谢与活性评价相结合的药效物质基础研究。研究内容包括：①发现龙胆中的龙胆苦苷被动物口服摄入后，可经过体内代谢，转化为活性代谢产物，进而发挥药效。在此基础上提出环烯醚萜类成分进入体内后，可能存在着"代谢活化"的过程。②选择含有环烯醚萜类成分的一类中药，以体内代谢活化为主要切入点，通过其体内有效成分结构的研究和利胆活性的评价，揭示环烯醚萜类化合物治疗胆汁淤积的药效物质基础及生物效应机理。

5. 连花清瘟胶囊抗流感病毒药效物质基础及作用机理研究 该项目研究模式为基于

"血清药物化学理论"结合 UPLC-MS 技术的药效物质基础研究。研究内容包括：①采用 UPLC-MS 对连花清瘟胶囊中主要化学成分进行全面系统的表征，构建连花清瘟胶囊化学成分谱和化学成分库。②利用"血清药物化学理论"结合 UPLC- MS 技术对动物口服连花清瘟胶囊后入血成分进行定性分析，确定体内药源性成分。③对体内药源性成分进行体外抗流感病毒评价，从而确切阐明连花清瘟胶囊的药效物质基础及作用机理，为推进中药现代化，中药复方药效物质及作用机理研究提供有效的参考。

6. 基于微透析在线分析技术和代谢组学方法的人参远志配伍治疗阿尔茨海默病的药效物质基础和作用机制研究　该项目研究模式为基于药代动力学 – 药效动力学并结合微透析 – 超高效液相色谱 / 质谱在线联用分析方法的药效物质基础研究。研究内容包括：①人参远志配伍药对入血、入脑代谢物组在阿尔茨海默病（AD）大鼠体内的药代动力学规律研究。②借助代谢组学研究方法考察相关内源性生物标志物的变化，阐明人参远志配伍治疗 AD 的合理比例和整体作用机制。③采用微透析和原位取样技术，即取样时无需对样品预处理，并可实行动态检测。建立的微透析超高效液相色谱 / 质谱在线联用分析方法有望对中药治疗 AD 的研究提供强有力的技术支撑。

7. 基于"血清药物化学 – 药代动力学 – 代谢组学"体外培育牛黄活性成分辨识与机制研究　该项目研究模式为基于血清药物化学 – 药代动力学 – 代谢组学三维整合体系的的药效物质基础研究。研究内容包括：①通过分析体外培育牛黄（CBS）化学成分组多维特征指纹图谱和体内血中移行成分，初步鉴定体内直接作用物质，并进一步考察入血胆汁酸药代动力学及其相互作用。②通过分析 CBS 整体和单一化学成分分别干预动物模型前后肝组织、血清及尿液内源性物质变化规律，筛选与药效相关的生物标记物。③构建 CBS 干预后效应物质 – 病症（胆汁淤积症）桥连代谢网络。④综合所有研究结果，有望阐明 CBS 的药效物质基础及治疗胆汁淤积症的多组分、多途径、多靶点的整体作用机制。

8. 基于代谢组学的桃红四物汤调节骨代谢的分子机制及药效物质基础研究　该项目研究模式为基于代谢组学与基因组学，在整体动物和细胞分子水平，系统揭示桃红四物汤调节骨代谢的分子机制及药效物质基础。研究内容包括：①基于代谢组学的方法，明确桃红四物汤对去卵巢大鼠骨质疏松症的代谢表型、生物标志物及代谢通路的干预作用。②选择已知作用靶点，在基因和蛋白水平考察桃红四物汤对成骨细胞分化功能的影响。③同时采用基因芯片技术，发掘潜在的作用靶点和信号通路。④从基因和蛋白水平进一步确认潜在的关键生物标志物（靶点），评价桃红四物汤及各化学组分的干预作用，最终阐释桃红四物汤调节骨代谢的分子机制及药效物质基础。

9. 基于蛋白质组学和肠内菌代谢的云南白药治疗溃疡性结肠炎药效物质基础研究　该项目研究模式为肠内菌代谢结合定量蛋白质组学的药效物质基础。研究内容包括：①临床上使用云南白药保留灌肠法治疗溃疡性结肠炎（UC）疗效明显，推测云南白药经肠内菌代谢后形成的代谢组分是其治疗 UC 药效物质基础的实际来源。②通过体内和体外实验，建立动物和细胞炎症模型，运用定量蛋白质组学技术，结合肠道菌群代谢，发现云南白药治疗溃疡性结肠炎的药效物质。

10. 基于"动态血清移行成分 – 机体代谢网络"策略的酸枣仁汤药效物质基础研究
该项目研究模式为基于血清药物化学 – 药代动力学 – 代谢组学，结合 HPLC-Q/TOF-MS、UPLC-MS/MS 等技术的药效物质基础研究。研究内容包括：①构建大鼠血、尿、脑整体机体代谢网络，通过建立动态血清指纹图谱，比较酸枣仁汤全方与拆方血清移行成分的差异，确定机体代谢网络中生物标志物群的变化。②依据"动态血清移行成分 – 机体代谢网络"策略，运用主成分分析、典型相关分析、人工神经网络等数理统计方法，揭示酸枣仁汤化学成分与内源性代谢物变化的相关性，阐明其药效物质基础和配伍机制。③通过综合药效指标验证，初步探讨其作用机制，为酸枣仁汤临床应用提供科学依据。

（二）国家自然科学基金部分项目分析

对近 3 年国家自然基金中关于中药药效物质研究的部分项目进行汇总（表 4-1）。

表 4-1 国家自然科学基金部分项目汇总

研究模式	研究题目	研究对象
基于肠内菌代谢的药效物质基础研究	基于调节肠道菌群平衡探究"慢痞消"治疗胃癌癌前病变的药效物质基础及其作用机制	慢痞消
基于肠内菌群 – 黏膜免疫的药效物质基础研究	从肠道菌群 – 黏膜免疫探究芍药甘草汤治疗哮喘的作用机制和物质基础	芍药甘草汤
基于肠内菌代谢的药效物质基础研究	栀子豉汤中淡豆豉调控肠道菌群微生态降低栀子肝脏毒性的分子机制研究	栀子豉汤
基于代谢组学 – 谱效关系的药效物质基础研究	靶标代谢组学谱效关系探究芪玉三龙汤抑制非小细胞肺癌药效物质基础	芪玉三龙汤
基于整合 AUC 与代谢组学的药效物质基础研究	基于整合 AUC 与代谢组学的栀子 – 连翘药对配伍协同增效机理研究	栀子 – 连翘
基于功能代谢组学的药效物质基础研究	基于功能代谢组学黄连解毒汤抗特应性皮炎机理研究	黄连解毒汤
基于"肾通于脑"理论和代谢组学技术	基于"肾通于脑"理论和代谢组学技术研究左归降糖解郁方治疗糖尿病并发抑郁症的药效物质基础和作用机制	左归降糖解郁方
基于斑马鱼药物代谢动力学的药效物质基础研究	基于斑马鱼代谢产物研究黄芪与当归主要成分间的相互作用	黄芪 – 当归
基于药理药效 – 代谢组学的药效物质基础研究	基于代谢组学技术及类风湿性关节炎大鼠模型的川乌白芍药对减毒增效机制研究	川乌 – 白芍
基于 PK-PD- 代谢组学的药效物质基础研究	基于 PK-PD- 代谢组学实时动态偶联的淫羊藿 – 川芎药对治疗骨关节炎的配伍机制研究	淫羊藿 – 川芎
多组分药代动力学（Poly-PK）的药效物质基础研究	关联药效的多组分药代动力学（Poly-PK）策略探讨滋膵饮治疗糖尿病肾病药效物质基础	滋膵饮
基于"血清药化 – 药代动力学 – 代谢组学"的药效物质基础研究	基于"血清药化 – 药代动力学 – 代谢组学"的柴胡 – 白芍药对抗抑郁的药效物质及机制研究	柴胡 – 白芍

研究模式	研究题目	研究对象
基于"中医方证代谢组学"结合"PK–PD建模"策略	基于"中医方证代谢组学"结合"PK–PD建模"策略的补中益气汤治疗脾气虚证的体内药效物质研究	补中益气汤
基于整合效应与药物相互作用	基于整合效应与药物相互作用的当归–益母草配伍防治滑胎功效物质与作用机理研究	当归–益母草
基于毒代动力学的药效物质基础研究	基于毒代动力学改变的朱砂–马钱子配伍降低神经毒性的物质基础和机理研究	朱砂–马钱子
基于中药配位化学理论的药效物质基础研究	基于中药配位化学理论探究复方肝豆汤通过驱铜途径治疗肝豆状核变性的药效物质基础	复方肝豆汤
基于"效应成分集成致毒"假说的药效物质基础研究	基于"效应成分集成致毒"假说的栀子厚朴汤潜在毒性机制研究	栀子厚朴汤
基于体内肠–脑轴的药效物质基础研究	从肠脑轴探究四君子汤改善脾气虚"纳少"、"神失"的体内功效物质及作用机制	四君子汤
基于体内"肠–肾"轴的药效物质基础研究	基于"肠–肾"轴的熟地黄–山茱萸配伍干预慢性肾病功效物质基础及作用机制研究	熟地黄–山茱萸
基于炎症反应网络的药效物质基础研究	基于HMGB1/PRDXs/NF–κB炎症反应网络研究片仔癀抗缺血性脑卒中的药效物质及作用机制	片仔癀
基于蛋白组学的药效物质基础研究	复方黄黛片中"臣药"青黛基于APQ9蛋白协同君药雄黄抑制APL的药效物质基础研究	黄黛片
基于蛋白质–代谢物网络融合分子对接的药效物质基础研究	基于蛋白质–代谢物网络融合分子对接的二至丸治疗肾阴虚型骨质疏松症的作用机制及药效物质基础研究	二至丸
基于SWATH–MS和质谱成像的色谱分析药效物质基础研究	基于SWATH–MS和质谱成像技术的栀子厚朴汤治疗抑郁症的药效物质基础研究	栀子厚朴汤
基于"糖毒大/小分子靶向垂钓"策略的药效物质基础研究	基于"糖毒大/小分子靶向垂钓"策略探讨补阳还五汤干预糖尿病周围神经病变的药效物质及机制	补阳还五汤
基于药代动力学的药效物质基础研究	基于CYP450酶的参麦方配伍相互作用研究	参麦方
基于"活性剪切"色谱分离技术的药效物质基础研究	基于"活性剪切"色谱分离技术探究三种活血化瘀中药抗肿瘤转移物质基础	活血化瘀中药
基于Keap1–Nrf2/ARE信号通路的药效物质基础研究	基于Keap1–Nrf2/ARE信号通路研究五味子–甘草配伍调节脂代谢作用机制	五味子–甘草
基于微透析及纳米磁珠辅助细胞膜垂钓技术的药效物质基础研究	基于微透析及纳米磁珠辅助细胞膜垂钓技术发掘黄连解毒汤神经保护作用药效成分及作用机制	黄连解毒汤
基于体内过程与双向调控Mrp-2的药效物质基础研究	基于体内过程与双向调控Mrp-2探讨生姜泻心汤减轻伊立替康肠毒性的"体内显效形式"	生姜泻心汤
数学拆方–液质联用–高内涵筛选的药效物质基础研究	基于"数学拆方–液质联用–高内涵筛选"三级体系的芎芍止痛方治疗偏头痛的药效物质基础研究	芎芍止痛方

　　从在研的部分项目研究模式分析，目前药效物质基础研究采用多学科交叉技术与手段，关注中药复杂体系与人体复杂体系的相互联系和影响，从体内体外全面分析，同时结合现代分析技术，才能更深入探讨中药及其复方发挥作用的药效物质基础及其作用机制。

第五章　高速逆流色谱法在中药分离中的应用 ▷▷▷▷

第一节　概　述

一、高速逆流色谱法的定义

高速逆流色谱（high speed counter current chromatography，HSCCC）是一种现代、连续、高效的液 – 液分配色谱分离技术。其是利用一种特殊的流体动力学现象使互不相溶的两相溶剂，一相（固定相）固定在螺旋管（色谱柱）内，另一相（流动相）以一定速度通过固定相，在螺旋管同步行星式高速运动作用下，两相在螺旋管中高效地接触、混合，同时被分离物质在两相中分配和传递，并依分配系数不同而顺次被洗脱出柱实现分离的方法。

二、高速逆流色谱法的发展概况

高速逆流色谱由逆流分溶法（counter current distribution，CCD）发展而来。1944年，Craig 等发明了非连续性分溶装置，该装置由一系列分液漏斗连接而成，适用于样品的液 – 液分配分离，即 CCD。但该装置具有易碎、溶剂体系易乳化、溶剂用量大、操作时间长等缺点。20 世纪 70 年代，出现了液滴逆流色谱法（droplet counter current chromatography，DCCC），这种色谱技术结合了逆流分溶和液相色谱的特点，利用重力场将固定相保留在系列管形柱中，流动相以液滴的形式通过固定相，使被分离物质在两相中持续动态分配分离，可实现连续、自动分离。相对于逆流分溶法降低了溶剂消耗，节省了操作时间，但仍需 2 ～ 3 天，且仍具有可选择的两相体系有限，仪器清洗较难，连接处易渗漏等缺点。在此基础上，Ito 等于 20 世纪 80 年代研发了 HSCCC，它采用同步行星式运动模式，使固定相与流动相做高速相对运动，而使样品在两相中实现分配分离。目前，HSCCC 作为一种快速、高效的分离技术已经实现了在几小时内进行毫克级至百克级样品的精细分离，并已广泛应用于中药及天然药物有效成分的分离精制。

高速逆流色谱具有以下特点：①与液相色谱相比，无固相载体，避免了物质的不可逆吸附。②可分离不同结构类型的化学成分，适用范围广。③粗提物即可进样分离，进样量较大，分离时间短，可获得高纯度的分离组分，实现高效分离制备。④无制备柱消耗，溶剂消耗量少，操作成本低。⑤分离、分析微量及痕量化学成分灵敏度较差。

第二节　高速逆流色谱的基本原理

高速逆流色谱仪与液相色谱仪类似，均由溶剂输送系统、进样系统、分离系统（色谱柱）、检测系统和数据处理与记录系统组成，两者的主要区别在于分离系统。高速逆流色谱仪分离系统的"色谱柱"是由一个或多个聚四氟乙烯管缠绕在支持体上形成的一个多层螺旋管"线轴"组成。螺旋管（色谱柱管道）自转的同时绕仪器的中心轴公转（图5-1），即Ⅳ型同步行星式运动，如同地球在自转的同时围绕太阳公转一样（图5-2）。在进样分离之前，先将已选择的互不相溶的两相分别注入螺旋管中，然后再泵入样品，通过这种同步行星式运动产生的二维力场，可以使两相中的一相（固定相）稳定地保留在螺旋管内，另一相（流动相）单向、快速的通过固定相。螺旋管内靠近中心轴的近1/4的区域为混合区，两相在此区域剧烈地混合；其余区域为分离区，两相在此区域分离成两层，较重的溶剂相在外部，较轻的溶剂相在内部（图5-3），色谱仪高速运转（如1000rpm/min），分离管柱内每小时可实现上万级的萃取过程，从而实现快速、高效的分离。基于以上原理，混合样品注入到螺旋管内，依各单体化合物在上下相中分配系数不同，在混合区内实现化合物在上下相中分配后，在分离区内不同化合物随流动相移动速率不同先后流出螺旋管而实现分离（图5-4）。

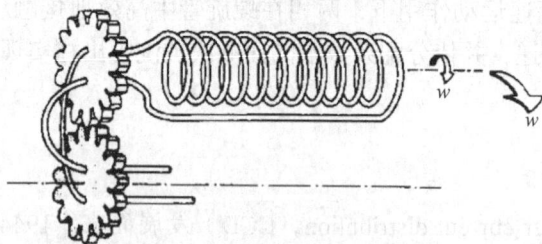

图5-1　同步行星式运动示意图

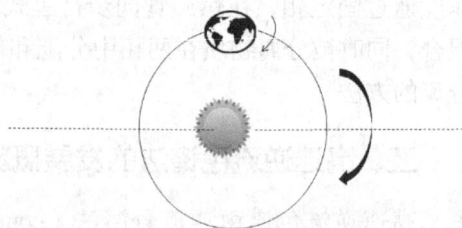

图5-2　地球公转与自转

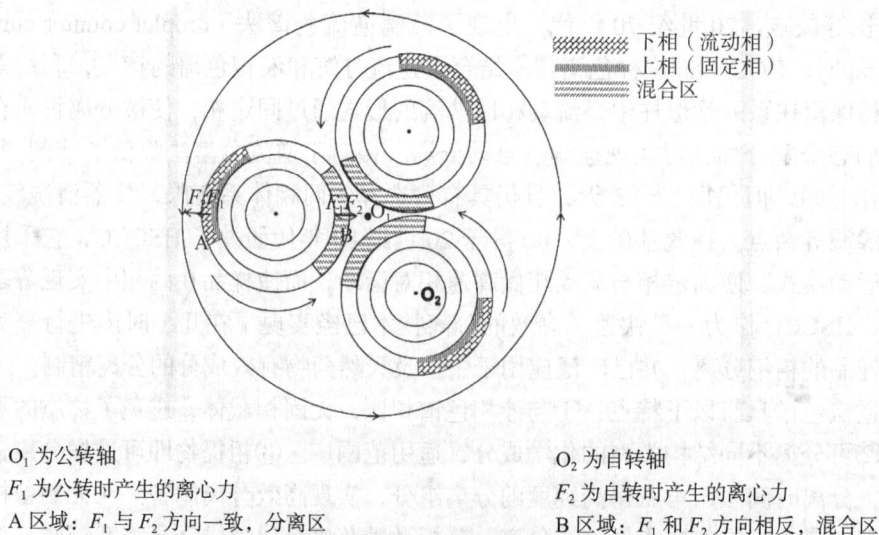

下相（流动相）
上相（固定相）
混合区

O_1为公转轴
F_1为公转时产生的离心力
A区域：F_1与F_2方向一致，分离区

O_2为自转轴
F_2为自转时产生的离心力
B区域：F_1和F_2方向相反，混合区

图5-3　两相溶剂在运动螺旋管内的流体动力学特征

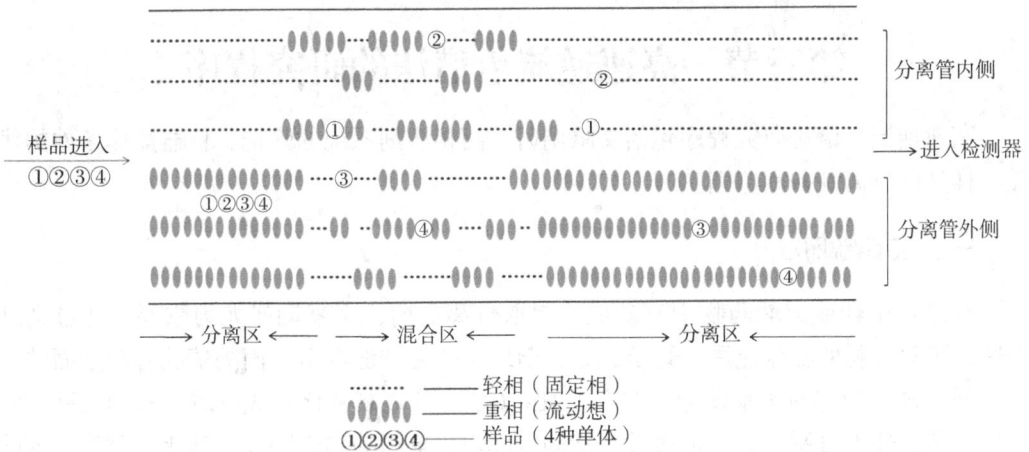

注：$K=C_{上相}/C_{下相}$，$K_1>K_2>K_3>K_4$（K 为样品分配系数）。仪器参数：重相（下相）为流动相；正转。洗脱顺序（先后）：样④>样③>样②>样①。

图 5-4 HSCCC 法分离过程

Ⅳ型同步行星式运动按螺旋管支持件几何方向和运动方向的不同，同步离心分离又分为Ⅰ型、Ⅰ-X 型、X 型、J-X 型、J 型、J-L 型、L 型、Ⅰ-L 型和 L-X 型等（图 5-5），目前应用最广的是 J 型和 L-X 型的 HSCCC 色谱仪。其中，建立在 J 型同步行星式运动基础上的螺旋行星式离心分离仪，常用于小分子化合物的分离，也是最常见的 HSCCC 类型；建立在 L-X 型同步行星式运动基础上的螺旋行星式离心分离仪，被称为正交轴逆流色谱仪（Cross-axis Coil Planet Centrifuge，X-axis CPC），常采用双水相体系，适用于大分子化合物的分离制备。

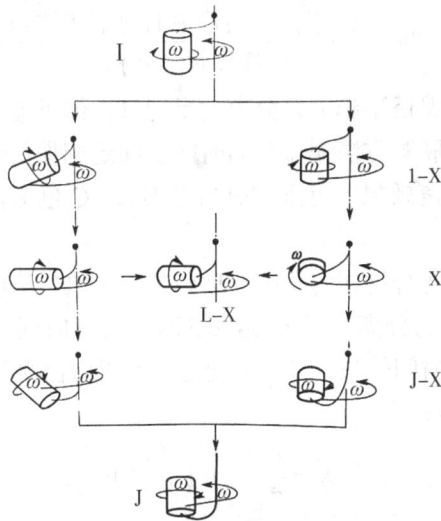

图 5-5 同步离心分离分类示意图

第三节 高速逆流色谱法的研究程序

高速逆流色谱法研究程序包括文献调研、两相溶剂系统的筛选、仪器操作条件的优化、样品的分离制备和鉴别。

一、文献调研

在进行中药或天然药物中有效成分提取分离之前，文献调研尤为重要，通过文献查阅，可对药材的临床应用、化学成分、药理及研究方法等多方面的情况有较全面的了解，便于进行相应的实验设计。在应用 HSCCC 法分离制备化学成分时，特别是针对已知成分的快速大量制备时，可通过文献调研确定化合物的结构特征、理化性质等，依此可选择已报道的结构类型或理化性质相近的化学成分的分离方法，并在文献提供的溶剂体系基础上进行调整。

二、HSCCC 两相溶剂系统筛选

两相溶剂系统筛选是 HSCCC 分离中最重要步骤，是样品能否成功分离的关健，也是难度最大，相对费时的一个环节。

（一）HSCCC 的溶剂系统要求

1. 固定相保留率　固定相保留率应达到 40% 以上。在进行 HSCCC 分离操作时，固定相先泵入螺旋管中，随后再泵入流动相，部分固定相会被流动相"挤压"流出螺旋管，固定相保留率计算方法如下：

$$保留率（\%）= \frac{保留在螺旋管中的固定相体积}{螺旋管总体积} \times 100\%$$

一般情况下，固定相保留率越大，分离效果越好，但可能导致分离时间过长，可采用先正转后反转或梯度洗脱等方法缩短分离时间。固定相保留率过低，易导致各化学成分出峰时间相近，影响分离效果。可采用分析型 HSCCC 色谱仪进行保留率的测定，快速且节省溶剂。

2. 分配系数　待分离化合物在两相中的理想分配系数（K）应为 $0.5 \sim 2$，分配系数越接近 1 越有利于化合物的分离。当 K 值 <0.5 时，出峰时间太快，组分峰之间的分离度较差。当 K>2 时，出峰时间较长，且峰形变宽。不同化合物间的分离度（α）应 ≥ 1.5，才有利于实现快速高效分离。

$$K = \frac{C_s}{C_m} \quad （0.5 \sim 2）$$

式中：C_s 为溶质在上相中的质量浓度；C_m 为溶质在下相中的质量浓度。

$$\alpha = \frac{K_1}{K_2} \quad （\geqslant 1.5）$$

式中：K_1 为待分离物质 1 在两相溶剂系统中的分配系数；K_2 为待分离物质 2 在两相溶剂系统中的分配系数。

3. 分层时间 溶剂系统两相分层时间以小于 30 秒，不发生乳化现象为最宜。

4. 样品的溶解 进样量比较少时，可用上、下相任何一相来溶解，当进样量比较大时，通常用等体积的上相和下相混合液进行溶解。溶剂不与待分离物质发生化学反应，易回收。

（二）HSCCC 两相溶剂系统的选择

依待分离化合物的结构特征和极性大小，采用 TLC 法和 HPLC 法结合文献报道的相似化合物的溶剂系统进行预实验，并根据结果对溶剂系统进行调整，除了考虑 K、α 值是否符合要求外，还要注意两相分层时间和乳化现象。具体步骤如下：

1. TLC 法初步判断 K、α 值 此方法操作简单，省时。具体方法：将待分离的物质定量溶于所欲选择的溶剂系统中，充分振摇后，分取上相和下相定量点样于薄层板上，选择合适的薄层条件进行展开、显色，观察上相中待分离物质的斑点大小，初步判断 K、α 值是否符合要求。

2. HPLC 法计算 K、α 值 采用 HPLC 法进行 K 值和 α 值的准确测定，将待分离的物质定量溶于所欲选择的溶剂系统中，充分振摇后，分取上相和下相定量注入 HPLC 色谱仪，选择合适的色谱条件进行分离，分别记录上相中待分离物质和下相中待分离物质的色谱图，通过峰面积计算 K、α 值。

分配系数（K）和分离度（α）符合要求后，应用分析型 HSCCC 进行保留率的测定，依测定结果再次进行调节。

三、HSCCC 操作条件的优化

影响 HSCCC 的分离效果的因素主要有两相溶剂体系、样品理化性质、仪器操作参数（转速、温度、流速）等。除选择合理的两相溶剂体系外，样品的前处理、样品溶液制备、进样体积、仪器的转速、流动相的流速和流动相的泵入温度及柱温均对分离有较大影响。进样量太大，各成分峰的峰间距变窄，峰型变宽，不利于样品收集；转速越高，越易产生乳化现象，造成固定相流失或分配不完全；流动相流速越大。相关参数需做单因素考察实验，有时需要对转速、流动相流速、进样体积进行正交试验，以确定最佳的分离条件。

四、HSCCC 样品的分离制备和鉴别

经过以上程序确定相关操作参数后，即可进行化合物的制备与鉴别。HSCCC 的分离与收集过程根据不同型号高速逆流色谱仪稍有不同，大致流程如下所示（图 5-6）。

大流速泵入固定相至螺旋管（色谱柱）内，至螺旋管末端有液体流出

↓

暂停泵，将泵的进液端入下相的试剂瓶中

↓

开主机电源，设置转向，转速，打开旋转开关，至转速稳定

↓

按确定流速泵入流动相，至螺旋管末端有流动相流出

开检测器预热

↓

持续泵入流动相至固定相不再流出，螺旋管内两相体系达到平衡，计算保留率

两相溶剂分别超声脱气20分钟

↓

当恒温槽达到温度要求后

两相溶剂体系配制，充分静置分层

恒温槽调至所需温度，开启制冷和制热

下相清洗进样口和进样六通阀

↓

继续泵入流动相，打开色谱工作站，基线稳定10分钟后，准备进样

制备进样样品溶液，不能有固体颗粒，必要时过滤样品溶液

↓

样品注入进样口，注意不要将气体注入，旋转进样六通阀使样品进入螺旋管中，进行化合物的分离

采信数据，按谱图情况进行馏份的收集

↓

馏份浓缩、检测，必要时再次分离纯化；分离结束后，用氮气或空气压缩机将螺旋管里液体全部吹出，螺旋管内泵入乙醇，清洗管道，再吹出，重复2~3次，最后一次吹空管道时间延长，使管路中液体全部吹出

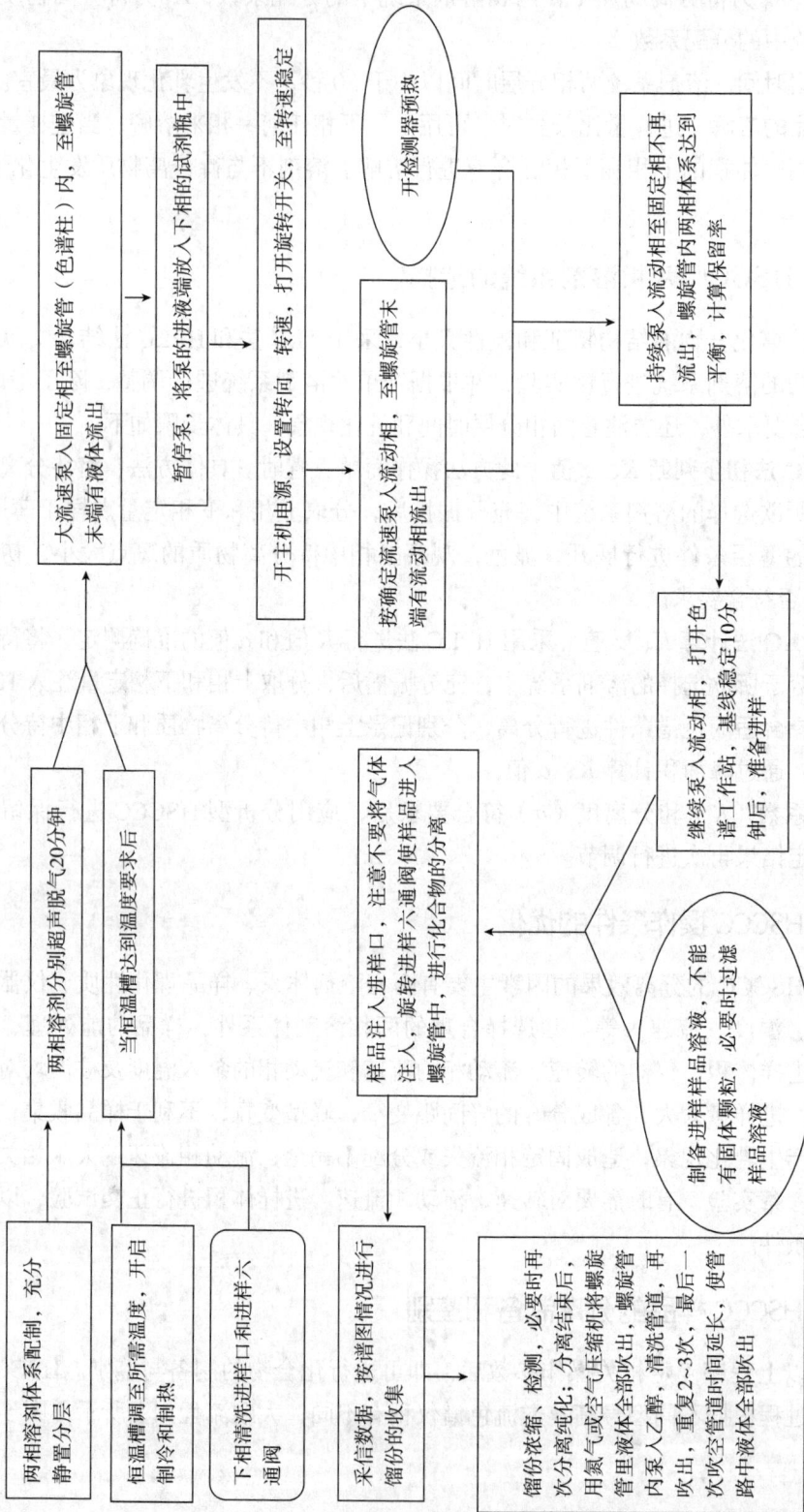

图 5-6 HSCCC 的分离制备流程

除上述制备方式外，还可采用步级式洗脱、梯度洗脱、先反相洗脱后正相洗脱等方式，在提高分离度或缩短分离时间等方面具有显著效果。和 HPLC 法一样，HSCCC 法可与紫外检测器、示差检测器、蒸发光散射检测器、质谱技术等联用，有效提供待分离化合物谱图或相关结构信息。依检测谱图，将不同色谱峰分别收集，对分离得到的样品进行色谱、波谱鉴别，确定其纯度及结构。

第四节　应用实例

一、药材简介

车前子为车前科植物车前 *Plantago asiatica* L. 或平车前 *Plantago depressa* Willd. 的干燥成熟种子，具有清热利尿通淋、渗湿止泻、明目、祛痰之功效，主治热淋涩痛、水肿胀满、暑湿泄泻、目赤肿痛、痰热咳嗽等。现代药理学研究证明，车前子在利尿、消炎、保肝、降血糖、降血压、调血脂、抗氧化和调节免疫等多方面具有一定的活性。车前子主要含有苯乙醇苷类化合物，如毛蕊花糖苷、车前草苷、类叶升麻苷等；环烯醚萜类化合物，如京尼平苷酸；黄酮类化合物，如木犀草素等。

二、制备过程

（一）粗提物的制备

车前子粗粉 25g，500mL 80% 甲醇溶液浸渍提取 3 次，每次 12 小时，合并提取液在 40℃下减压浓缩至 300mL。浓缩液用正己烷萃取脱脂 3 次，每次 300mL。水层再用正丁醇萃取 3 次，每次 300mL，合并正丁醇液，40℃下减压浓缩至干，得 978mg 车前子正丁醇萃取物。

（二）两相溶剂系统的选择

1. HPLC 法检测正丁醇萃取物中的成分　色谱条件：安捷伦 Phenomenex C_{18}–ODS column（150mm×4.6mm，5μm）；检测波长 320nm；柱温 30℃；流速为 1.0mL/min；进样量 10μL；流动相为乙腈 – 2% 乙酸，按表 5-1 进行梯度洗脱。萃取物色谱图（图 5-7）中主要含有两个吸收峰 1（化合物 1）和 2（化合物 2）。

表 5-1　HPLC 流动相梯度程序

时间（分钟）	乙腈（%）	2% 乙酸（%）
0～20	0→25	100→75
21～25	25→100	75→0
26～30	100→0	0→100

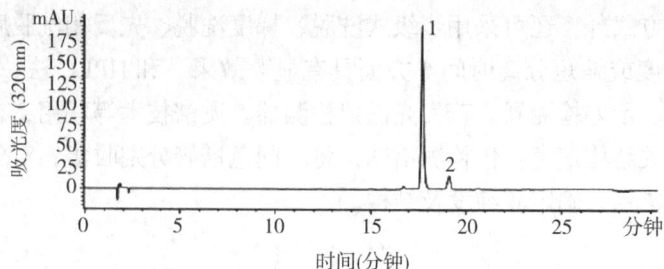

图 5-7　车前子正丁醇萃取物 HPLC 谱图

2. 两相溶剂系统的确定　将粗提取物分别定量溶解在溶剂系统中（表 5-2），分取上下相，分别注入 HPLC 中，按照上述色谱条件测定，计算 K 值，测定结果见表 5-2，在乙酸乙酯-正丁醇-乙醇-水（4:0.6:0.6:5，$v:v:v:v$）系统中，两化合物的 K 值均大于 1.5，但两相溶剂体系的分层时间较长。将溶剂比例调整为（4:0.6:0.6:4，$v:v:v:v$），分离时间变快，但 K 值均大于 2。在乙酸乙酯-正丁醇-水（0.75:0.25:1，$v:v:v$）的系统中，K 值有所降低，但仍接近 2。环己烷-乙酸乙酯-甲醇-水（0.5:0.5:0.25:0.75，$v:v:v:v$）系统分层时间短，但 K 值较小。继续优化溶剂系统，乙酸乙酯-水（1:1，$v:v$），分层时间快，化合物 1 和 2 的 K 值分别为 0.82 和 0.92，分离效果较好，因此将该溶剂系统用于车前草正丁醇萃取物中化合物 1 和化合物 2 的制备分离。

表 5-2　化合物 1 和化合物 2 在两相溶剂系统中的分配系数

溶剂系统（v/v）	K	
	化合物 1	化合物 2
乙酸乙酯:正丁醇:乙醇:水（4:0.6:0.6:5）	1.58	1.94
乙酸乙酯:正丁醇:乙醇:水（4:0.6:0.6:4）	2.34	2.76
乙酸乙酯:正丁醇:水（0.75:0.25:1）	1.63	1.74
环己烷:乙酸乙酯:甲醇:水（0.5:0.5:0.25:0.75）	0.68	0.69
乙酸乙酯:水（1:1）	0.82	0.92

（三）HSCCC 操作条件

HSCCC 色谱仪型号为 CCC-1000（美国 Pharma-Tech Research 公司）；检测波长 254nm；柱温 25℃；螺旋管（色谱柱）体积为 325mL；两相溶剂系统为乙酸乙酯-水（1:1，$v:v$）；上相为固定相；转速 1045rpm/min；流速 1.5mL/min；进样体积 10mL；进样量 200 mg。

（四）样品的分离和鉴别

将车前子正丁醇萃取物（978mg），按照上述操作条件进行 HSCCC 法分离，检测谱图中有三个吸收峰，经过两次 HSCCC 法分离（图 5-8、图 5-9）得到化合物 1（165mg）和化合物 2（17.5mg）。经 HPLC 法检测，化合物 1 和化合物 2 的纯度分别为 98.4% 和 94.2%，回收率分别为 89.8% 和 84.1%。两个化合物经质谱和核磁共振谱鉴别，确定分别为毛蕊花糖苷（化合物 1）和异毛蕊花糖苷（化合物 2）。

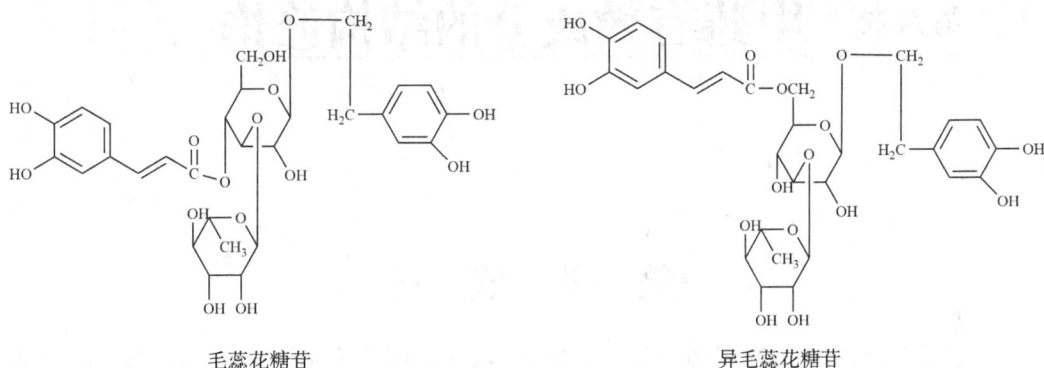

毛蕊花糖苷   异毛蕊花糖苷

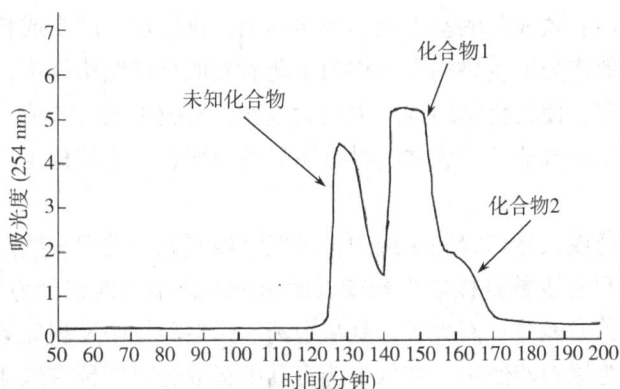

图 5-8　第一次 HSCCC 色谱图

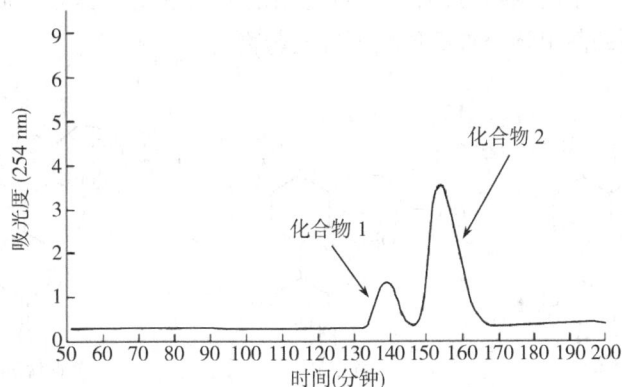

图 5-9　第二次 HSCCC 色谱图

高速逆流色谱法已经成为分离精制中药或天然药物有效成分的一种高效快速方法。高速逆流色谱法可以与经典柱色谱、制备型高效液相色谱、超临界流体萃取等提取分离技术联用；还可与紫外检测器、示差检测器、蒸发光检测器、质谱等分析检测技术甚至活性筛选技术联用，使其可广泛应用于有效成分制备和药物分析等不同领域。

第六章 中药有效成分的结构修饰 ▷▷▷▷

第一节 概 述

中药有效成分的结构修饰是利用有机化学及药物化学的理论和技术手段，改造从中药中提取的化合物的结构，以获得生物活性更高、成药性更好的衍生物的一种研究方法。通常将保持中药有效成分的基本化学骨架不变，仅增加、减少或替换不同的原子或基团，合成中药有效成分衍生物的方法称为中药有效成分的结构修饰；而将改变中药有效成分基本化学骨架，使其化学结构产生较大改变，合成中药有效成分衍生物的方法称为中药有效成分的结构改造。两者之间没有明显的界线，一般统称为中药有效成分的结构修饰。

在长期应用中药或天然药物的实践中，虽然已经研究开发出一些疗效好、毒副作用小的单体药物，但只有少数直接以中药或天然药物的原型有效成分为原料开发成新药，如小檗碱、芦丁、苦参碱等；而大多数是从中药或天然药物中发现先导化合物，并对其进行结构修饰后作为原料药使用。如从中药青蒿中提取分离得到有效成分青蒿素，虽在体外具有良好的抗疟活性，但由于其水溶性和脂溶性均较差，故生物利用度低，影响临床疗效。通过对青蒿素的结构修饰，成功开发出溶解度良好、速效、低毒、生物利用度高、便于临床应用的蒿甲醚、青蒿琥酯等抗疟药物。

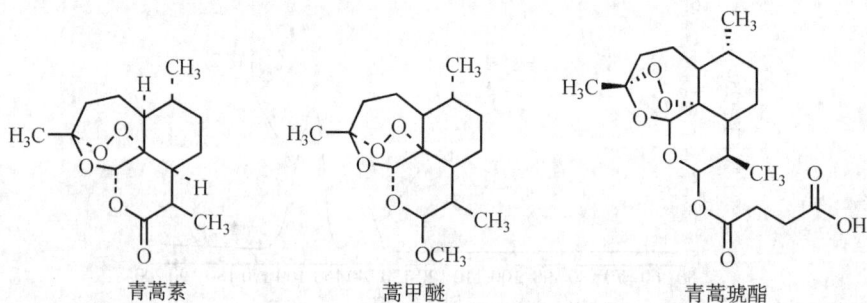

青蒿素　　　　　蒿甲醚　　　　　青蒿琥酯

通过对中药有效成分进行结构修饰，可以提高有效成分的活性、生物利用度、增强药物选择性、降低毒副作用；改善有效成分的吸收、分布、代谢和排泄；提高有效成分化学稳定性或溶解性；消除有效成分不良气味；简化有效成分结构便于合成等，以获得达到药学、药效学、毒理学、药代动力学、工业化生产等要求的候选药物，进而研究开发新药。

第二节 中药有效成分结构修饰基本原则

一、概述

中药有效成分的结构修饰需通过各种化学反应来实现。以中药有效成分为基础，研制创新药物的化学研究工作可分为先导化合物（lead compound）的发现和先导化合物的结构修饰（lead optimization）两个阶段。

先导化合物是指具有特定结构且具有一定生理活性的化合物。先导化合物可能因为活性、选择性、药代动力学性质、毒副作用等方面的限制，不宜直接作为新药开发，但具有进一步研究开发的价值。对先导化合物的化学结构进行修饰，寻找符合新药研究开发要求的目标分子作为候选药物（drug candidate）。候选药物除了具有独特的结构、较好的生理活性和生物利用度等性质外，还要具有较好的类药性，是新药研究开发的物质基础。

Lipinski 归纳的"类药5规则"（rule of five）为：分子量在500以下；氢键的给体不超过5个，即含羟基和胺基的数目不多于5个；氢键的接受体不超过10个，即氮、氧和氟原子的总数不多于10个；计算的分配系数（正辛醇–水系统）$\log P$ 值不超过5；化合物的柔性不宜过强。

二、结构修饰的基本原则

1. 最简合成原则 化合物的结构修饰一般由最简单的合成路线开始，新衍生物的合成往往是一个花费高、用时长的过程，因此，一般优先采用最简单的合成路线对先导化合物进行结构修饰，并优先选择有市售中间体的衍生物。该原则简便易行，可以较快地合成先导化合物的衍生物，提高结构修饰的效率。

2. 最少修饰原则 设计与先导化合物结构相近的类似物，通过一些简单的反应，如还原、氧化、烃基化、卤化、酰化、不对称合成、重排等，在结构上仅做微小的变化来进行结构修饰。

3. 最优取代基原则 现有化合物多含有芳环，这些芳环很容易引入其他取代基，芳环上的氢被烷基、卤原子、羟基和硝基取代后，能够显著改变药物的作用强度和持续时间，甚至可改变药物的作用类别。最优取代基的选择一般应在亲脂性参数、电性参数和空间效应参数共同组成的系统中获取最优条件。

4. 生物学逻辑原则 即通过先导化合物结构及其生物活性，分析结构与活性之间关系的实验数据，来推测构效关系，指导化合物的结构修饰。

5. 结构逻辑原则 在进行先导化合物的结构修饰时，化合物的电荷间距、E 或 Z 构型、直立键或平伏键取代基的构象等立体电性参数具有重要的意义。当酶或受体结构未知时，应将先导化合物与已知的活性化合物进行结构比较，根据这些化合物被靶点识别的情况，推测出先导化合物化学结构与活性或选择性相关的立体电性参数，以指导先导化合物的结构修饰。

6. 去除手性中心原则　先导化合物的手性中心有时并不是活性必须的，反而给合成或结构修饰增加很大难度。如果能去掉手性中心且能保持先导化合物的活性和成药性，可以考虑去掉手性中心。如果一定要涉及手性中心的问题，也可以先合成其消旋体，证实其活性后，再对其单一的异构体进行拆分或合成并进行活性研究。

7. 药理学逻辑原则　通过构效关系研究，确定了与提高活性相关的结构特征之后，要对其进行药理学验证。药理学研究应遵照一定原则，如量效关系、最佳剂量、对照物参比试验及达峰时间等参数的确定。

第三节　中药有效成分结构修饰设计思路

中药有效成分的结构修饰可通过取代基的改变、环的结构改造、立体结构改造或设计前体药物、孪药、软药和硬药，改变先导化合物的活性、毒性、溶解性、生物利用度，以发现活性高且成药性良好的目标化合物。

一、基于烷基链或环的结构修饰

对先导化合物优化的简单方法是对化合物烷基链做局部改造，得到先导化合物的衍生物或类似物。化合物结构中，环的大小有时明显影响其活性，对于结构复杂、环系较多的先导化合物，在进行结构优化时，一般先分析药效团，再逐渐进行结构简化。

二、基于生物电子等排体原理的结构修饰

生物电子等排体是指一些原子或基团因外围电子数目相同或排列相似，而产生相似或拮抗生物活性并具有相似物理或化学性质的分子或基团。Thorber 提出一个更广义的定义，即具有相似的物理和化学性质并能产生广泛相似效应的基团或分子均可认为是生物电子等排体，如 O^{2-} 和 F^-、Na^+ 和 Mg^{2+} 等。药物设计中常用的电子等排体见表 6-1。

表 6-1　常用的生物电子等排体

分类	生物电子等排体
一价原子或集团	F, H
	—NH_2, —OH
	—F, —CH_3, —NH_2, H
	—OH, —SH
	—Cl, —Br, —CF_3, —CN
	i—Pr, t—Bu
二价原子及集团	—CH_2—, —O—, —NH—, —S—, —CONH—, —COO—
	—C—O, —C—S, —C—=NH, —C=C—
三价原子及集团	—CH=, —N=, —P=, –As=
四价原子及集团	$-\overset{|}{\underset{|}{N}}\overset{\oplus}{-}$, $-\overset{|}{\underset{|}{P}}\overset{\oplus}{-}$, $-\overset{|}{\underset{|}{As}}\overset{\oplus}{-}$, $-\overset{|}{\underset{|}{C}}-$

续表

分类	生物电子等排体
环内	—C = CH—，—S—，—O—，—NH— —CH =，—N =
环类	
其他	—COOH，—SO$_3$H，—SO$_2$NHR

在对先导化合物结构修饰与改造时，可用生物电子等排体取代先导化合物的某个部分，得到的化合物往往具有类似的药理活性，也可能产生拮抗、毒性降低或改善药代动力学性质等作用。

三、基于立体因素的结构修饰

药物的立体结构不同会导致药效差别，人体内受体（酶）对药物的吸收、分布、排泄均有立体性选择。药物的三维结构与受体三维结构的互补性（匹配性）对两者之前的相互作用具有重要的影响。药物与受体结合时，在立体结构上与受体的互补性越大，三维结构越契合，药物与受体结合后所产生的生物活性越强。可从取代基间的距离、几何异构体、光学异构体及构象异构体对目标化合物进行结构修饰和改造，以达到结构修饰目的。

四、基于前体药物、孪药和软药与硬药的结构改造

前体药物（prodrug）简称前药，是指一类体外无活性或活性较弱，在体内经酶或其他作用，释放出活性物质而产生药效的药物。与原药相比，前药不仅保持或增强了原药的药效，又克服了原药的缺点。

孪药（twin drug）是指将两个药物经共价键连接，合成的新药物，在体内代谢分解，还原为前两种药物而产生协同作用、活性增强、产生新的药理活性或者提高选择性。

软药（soft drug）与硬药（hard drug）是指一些药物在体内有蓄积性，容易产生毒副用，因此在原药分子中设计极易代谢失活的部位，使药物在完成治疗作用后，按预先设定的途径和可以控制的速率迅速分解、失活并排出体外，从而避免药物的蓄积性毒性，这种设计方法也称软药设计。与此相反，也可设计一类在体内不能被代谢，直接从胆汁或肾排出的有效药物，以避免有害代谢物产生，这种设计方法也称硬药设计。由于体内酶的作用很强，硬药数量很少。

第四节 中药有效成分结构修饰常用方法

中药有效成分结构修饰常用方法包括有机化学合成法、组合化学和生物转化法等

方法。

一、有机化学合成法

有机化学合成法在先导化合物的结构修饰中应用广泛，常见的化学反应有氧化反应、还原反应及各种碳链连接反应和重排反应等。

（一）氧化反应

1. 烃类的氧化 烃类的氧化反应一般包括饱和烷烃的氧化、苄位烃基的氧化、羰基 α 位氧化和烯丙位烃基的氧化。其中饱和烷烃中的碳氢键氧化，由于反应条件激烈、产物复杂、不易控制和收率低等原因，在结构修饰中较少应用。

（1）苄位烃基的氧化 苄位烃基被氧化可生成相应的芳香醇、醛、酮或羧酸。常用氧化剂为过氧化氢、二氯铬酰、硝酸铈铵、三氧化铬－乙酐试剂，铈乙酸盐、钴乙酸盐、三氯化铬、重铬酸钠和高锰酸钾等，如 10- 甲基蒽酮在碱性条件下被 30% H_2O_2 氧化，可得 10- 羟基 -10- 甲基蒽酮。

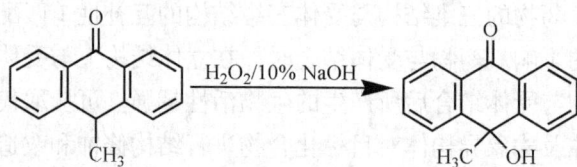

（2）羰基α位氧化 羰基α位氧化常用四乙酸铅或乙酸汞，如 3- 乙酰氧基孕甾 -11,20- 二酮在三氟化硼存在时，可被四乙酸铅氧化成 3,21- 二乙酰氧基孕甾 -11,20- 二酮。

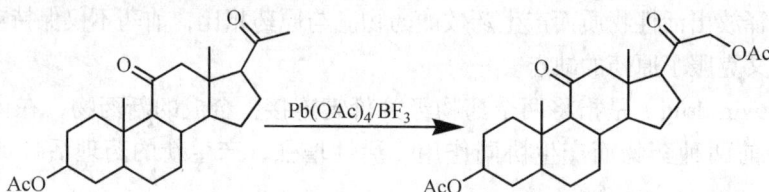

（3）烯丙位的烃基氧化 烯丙位的烃基具有一定的活性，可被氧化为醇、醛或酮而不破坏碳碳双键，常用的氧化剂有二氧化硒、三氧化铬－吡啶和有机过氧酸酯。

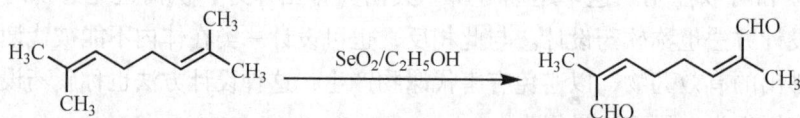

2. 醇类的氧化

（1）伯、仲醇的氧化 伯、仲醇被氧化成醛、酸，常用氧化剂有铬类、锰类和二甲亚砜类，如铬酸、氧化铬－硫酸（Jones 试剂）、氧化铬－吡啶络合物（Collins 试剂）、氯铬酸吡啶盐（PCC）、高锰酸钾、二氧化锰、二甲亚砜－二环己基碳二亚胺（DMSO-DCC）、二甲亚砜－乙酸酐（DMSO-Ac$_2$O）和 Oppenauer 氧化等，甾体避孕药物左炔诺孕酮中间体的制备即是使用了 Oppenauer 氧化法。

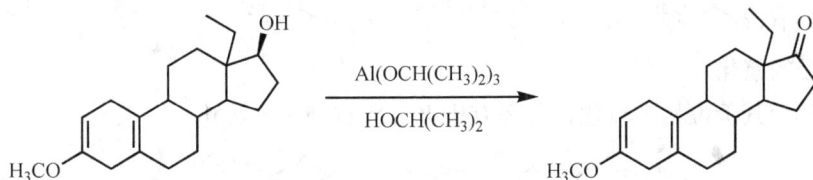

（2）1,2-二醇的氧化　1,2-二醇的氧化常发生碳碳键的断裂，生成相应的醛或酮。常用氧化剂有四乙酸铅和高碘酸。

3. 醛的氧化　醛较易被氧化为羧酸。常用氧化剂有过氧酸、高锰酸钾、铬酸、氧化银、二氧化锰等，如香兰醛氧化成香草酸。

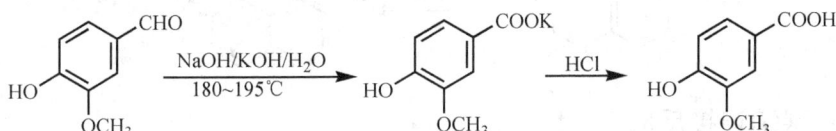

4. 脱氢反应　脱氢反应即从分子中消除一对或几对氢原子而形成不饱和化合物的反应，如 3-酮基甾体化合物氧化脱氢引入双键。

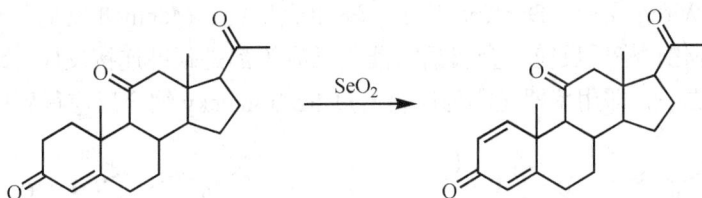

5. 烯键的氧化　烯键常易被过氧化物、高锰酸钾及高锰酸钾/臭氧等氧化剂所氧化。

（1）过氧化物氧化　过氧化物如过氧化氢和叔丁醇在碱性条件下将 α, β-不饱和羰基化合物氧化为环氧化物。

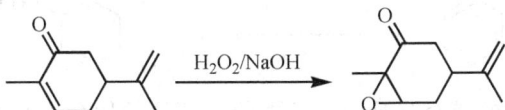

（2）高锰酸钾氧化　高锰酸钾常可将双键氧化成顺式 1,2-二醇，且可进一步氧化。

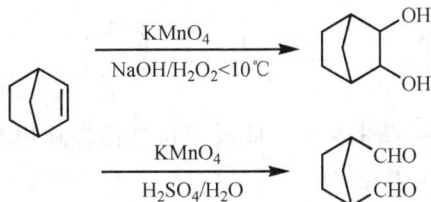

（3）**高锰酸钾和臭氧氧化** 高锰酸钾和臭氧作为氧化剂常会使双键发生断裂。

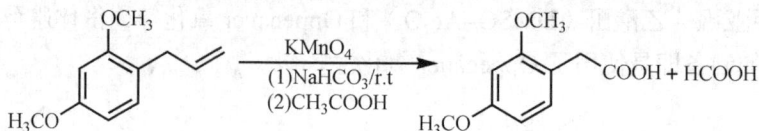

6. 芳烃的氧化

（1）芳烃其苄位易被氧化，芳环有供电基团有利于被氧化。

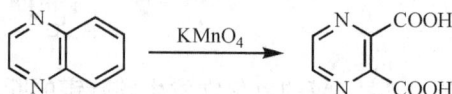

（2）芳环上连有羟基、氨基、烷氧基等基团，都能使芳环活化，使其较易被氧化剂如硝酸铈铵氧化成相应的醌。

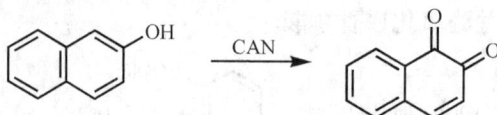

（二）碳键连接反应

1. 缩合反应 两个或多个有机化合物分子通过碳键形成一个新的较大分子，或同一个分子发生分子内的反应形成新分子都可以称作缩合反应。Reformatsky 反应、Blanc 氯甲基化反应、Wittig 反应、Darzens 缩合、环加成反应、Mannich 反应、羰基 α 位碳原子的 α- 羟烷基化、格氏反应、金属铜的催化反应等都是碳键连接反应。维生素 A 的工业化生产路线之一，即用紫罗兰酮为原料通过 Reformatsky 缩合反应得到中间体。

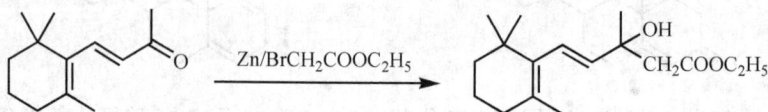

2. 烃化反应

（1）**芳烃的烃化反应（Friedel–Craft 反应）** 在三氯化铝催化下，卤代烃与芳香族化合物反应，可在环上引入烃基，如延胡索乙素中间体的制备。

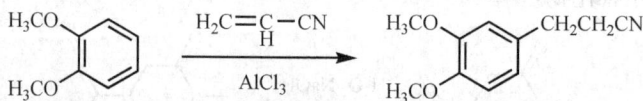

（2）**烯丙位、苄位的碳烃化反应** 烯丙位或苄位的化合物在强碱性条件下，生成相应的烯丙位或苄位碳负离子，可用不同的烃化剂进行碳烃化反应。

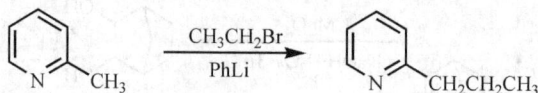

（3）**羰基化合物 α 位碳烃化反应** 此反应包括活性亚甲基化合物的碳烃化反应和醛、酮、羧酸衍生物的 α 位碳烃化反应等。

利用醛或酮与胺发生缩合反应，制得烯胺，再与卤代烃发生烯胺 α 位碳烃化反应，烃基主要从位阻较小的一侧进攻。

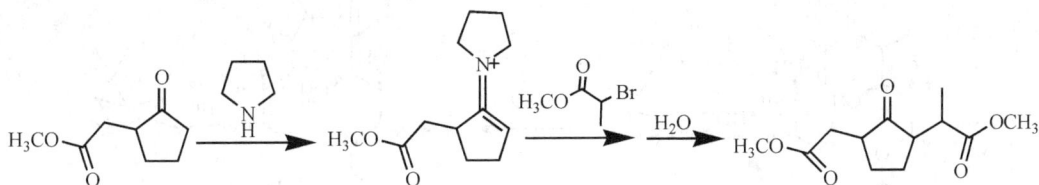

（三）重排反应

1. Wager–Meerwein 重排 指醇羟基的 β 位碳原子为仲碳原子或叔碳原子时，在质子酸或 Lewis 酸催化脱水反应中，中间体碳正离子发生 1,2- 重排反应，并伴随氢、烷基或芳基迁移的一类反应，如甾体化合物 16- 氨基 -D- 失碳甾体，经亚硝化、重排，同时扩环和，缩环产生新化合物。

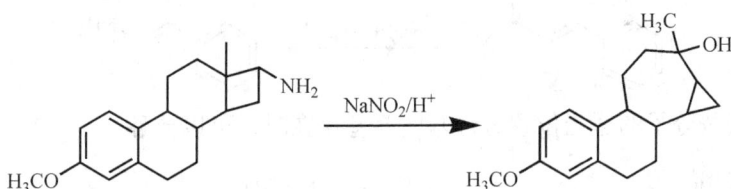

2. Pinacol 重排 在酸催化下，邻二叔醇失去一分子水，重排成醛或酮的反应称为 Pinacol 重排，如甾体衍生物在酸催化下发生氢迁移重排，得到雌酚酮类。

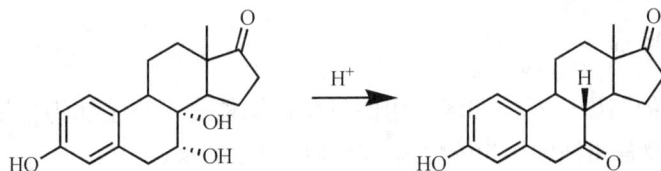

3. Claisen 重排 烯醇或酚的烯丙基醚加热，通过 3,3-σ 键迁移使烯丙基自氧原子迁移到碳原子上的反应为 Claisen 重排，如地普兰钦碱衍生物的制备。

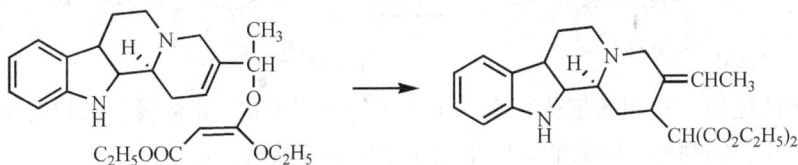

4. Beckmann 重排 醛肟或酮肟在酸性条件下发生重排反应生成取代的酰胺为 Beckmann 重排，如大环内酯类抗生素药物红霉素经结构修饰生成红霉素肟，再经 Beckmann 重排、还原及甲基化反应得到阿奇霉素。

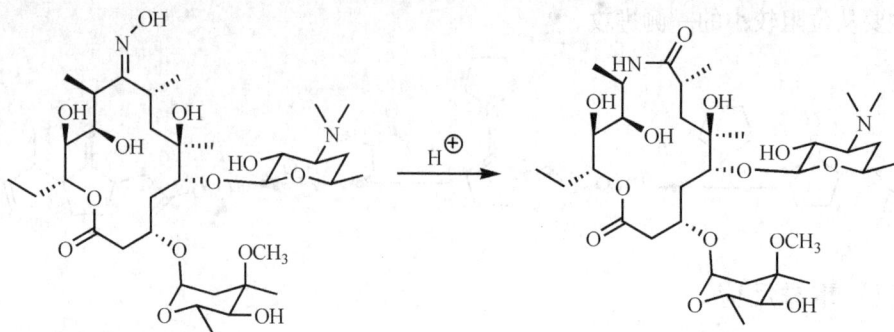

5. Hofmann 重排

（1）酰胺用溴（或氯）在碱性条件下处理，重排后继而水解生成少一个碳原子的伯胺。

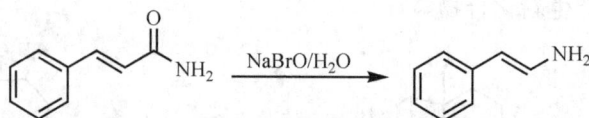

（2）当酰胺分子的适当位置有羟基、氨基存在时，可以成环。

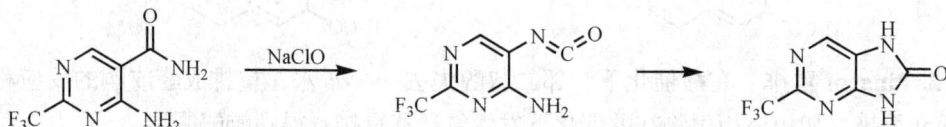

（四）还原反应

1. 不饱和烃的还原 不饱和烃常用的氢化还原催化剂有金属镍、钯、铂和锌汞齐等。如甾体化合物常用钯碳作为催化剂，将双键加氢还原。

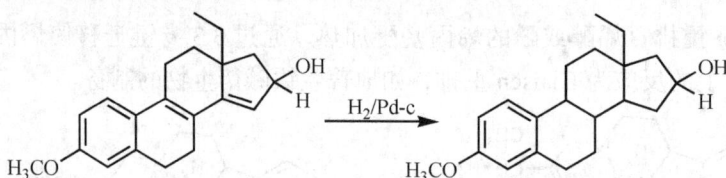

2. 芳烃的还原 常用的催化剂有钠（锂或钾）、钯和铂等金属。长效避孕药 18- 甲基炔诺酮中间体的制备，即在液氨中用锂还原生成非共轭二烯。

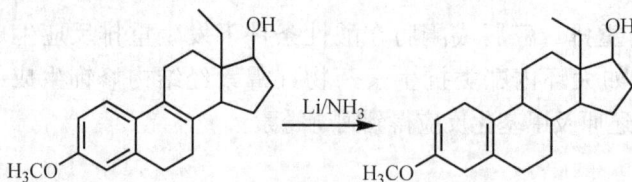

3. 醛、酮的还原 醛、酮可通过 Clenmmensen 或黄鸣龙等还原反应得到相应的烃。羰基化合物还可被金属氢化物还原成醇。

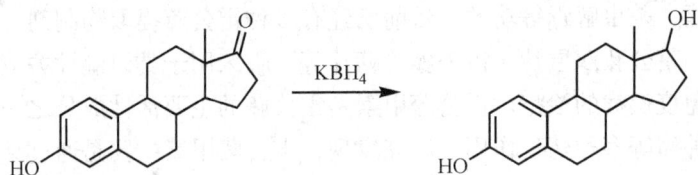

4. 羧酸及其衍生物的还原

（1）酰卤的还原　酰卤在适当条件下，可还原为醛。

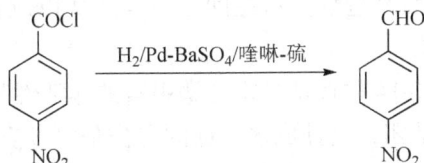

（2）酯的还原　金属复氢化合物可将酯还原成醇。

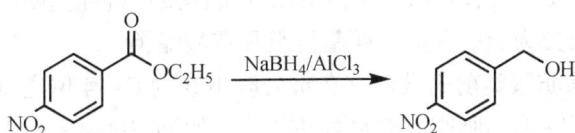

（3）酰胺的还原　酰胺的还原常用氢化铝锂做催化剂，可在较温和的条件下进行反应，如抗肿瘤药物三尖杉酯碱中间体的合成。

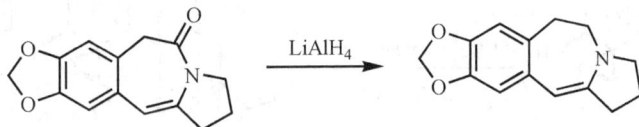

二、组合化学法

组合化学法也称为同步多重合成化学法或组合合成化学法，是一种将化学合成、组合理论、计算机辅助设计和机械手合为一体的技术。其是将不同结构的基础模块（building block），通过化学合成或生物合成以共价键系统地、反复地进行连接，从而产生大批相关化合物，总称为化合物库。首先对库中化合物进行活性筛选，再证明其具有活性的化合物结构，可免除化合物单独合成及结构性能测定，在发现先导化合物的同时大大简化了研究过程。

三、生物转化法

生物转化法是利用生物体系或其产生的酶对先导化合物进行结构修饰的方法。一般反应条件温和，区域选择性和立体选择性都较高，能够进行一些化学合成方法难以进行的反应，获得目标化合物。

第五节　应用实例

雷公藤 *Tripterygium wilfordii* Hook. f. 为卫矛科雷公藤属植物，具有祛风除湿、活血通络、消肿止痛、杀虫解毒等功效。目前已经有多种雷公藤提取物制剂，如雷公藤多苷片、雷公藤片、雷公藤双层片、雷公藤总萜片等，临床用于类风湿性关节炎、自身免疫性肝炎等多种免疫疾病的治疗。雷公藤甲素是雷公藤的主要活性成分之一，具有免疫抑制、抗炎、抗肿瘤等多种药理作用。研究发现，雷公藤甲素主要是通过结合着色性干皮病 B 基因（XPB），抑制 RNA 的转录，发挥其免疫抑制的药效作用。但雷公藤甲素毒性较大、水溶性差、治疗窗口窄，极大地限制了它在临床上的应用。因此，可通过对雷公藤甲素的结构修饰及制剂改造解决这些问题。本实例以改善雷公藤甲素的水溶性为例，介绍其结构修饰的方法。

构效关系研究发现，C-14 位羟基是雷公藤甲素的非活性基团，可以作为连接位点，引入一些水溶性或靶向性基团，设计成水溶性的雷公藤甲素前药，解决雷公藤甲素的成药性问题，提高其临床疗效。水溶性前药的设计策略主要是通过酯化或缩醛反应在雷公藤甲素的 C-14 位连接一些水溶性基团，根据其所连接水溶性基团的不同，雷公藤甲素水溶性前药研究主要分为脂肪酸类、氨基盐类和磷酸酯类。

1. 雷公藤甲素脂肪酸类前药设计 在雷公藤甲素的 C-14 位通过酯键连接引入脂肪酸结构，设计合成了一系列脂肪酸类水溶性前药，如 PG490-88（图 6-1）。

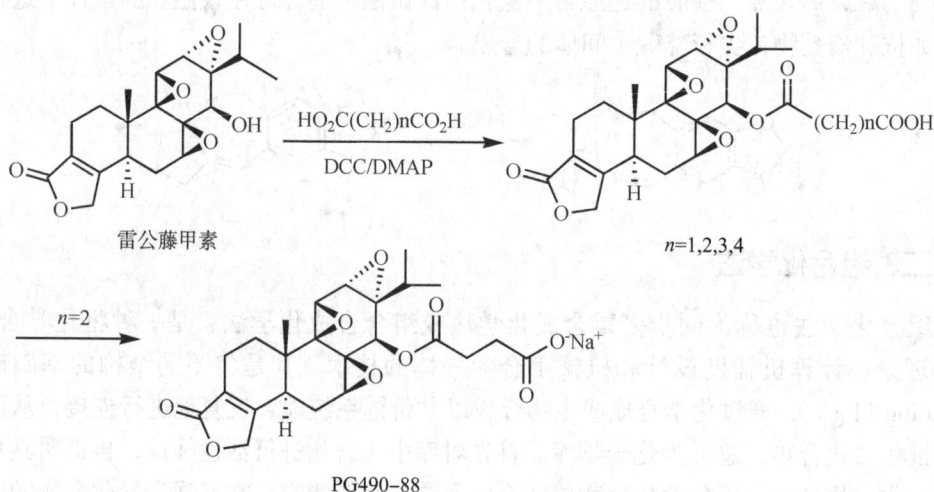

图 6-1 脂肪酸类前药 PG490-88 及其合成路线

2. 雷公藤甲素氨基盐类前药设计 在雷公藤甲素的 C-14 位通过酯键引入一些氨基结构，设计合成了一系列氨基盐类水溶性前药（图 6-2）。MC002 在改善水溶性的同时保持了较强的体内抗肿瘤活性。

3. 雷公藤甲素磷酸酯类前药设计 无论 PG490-88 还是 MC002，因 C-14 位空间位阻较大，影响了酯键的水解，影响体内转化，为了解决体内转化不完全的问题，对 C-14 位的连接方式进行优化，以避免空间位阻对断键速率的影响。以甲缩醛作为连接臂在雷公藤甲素的 C-14 位引入磷酸基团，设计合成水溶性前药 Minnelide（图 6-3）。

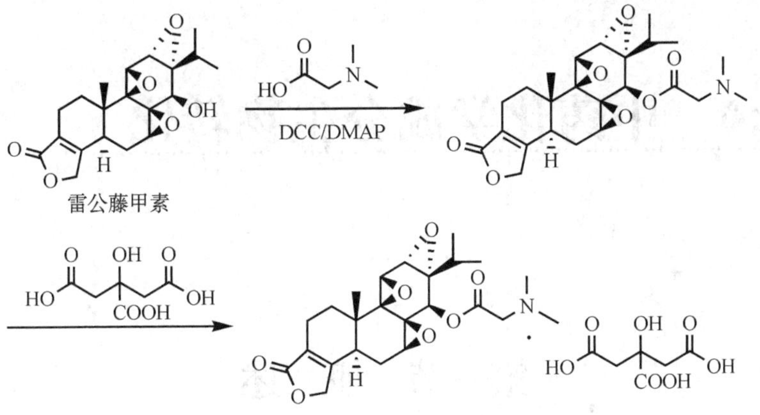

图 6-2 氨基盐类前药 MC002 及其合成路线

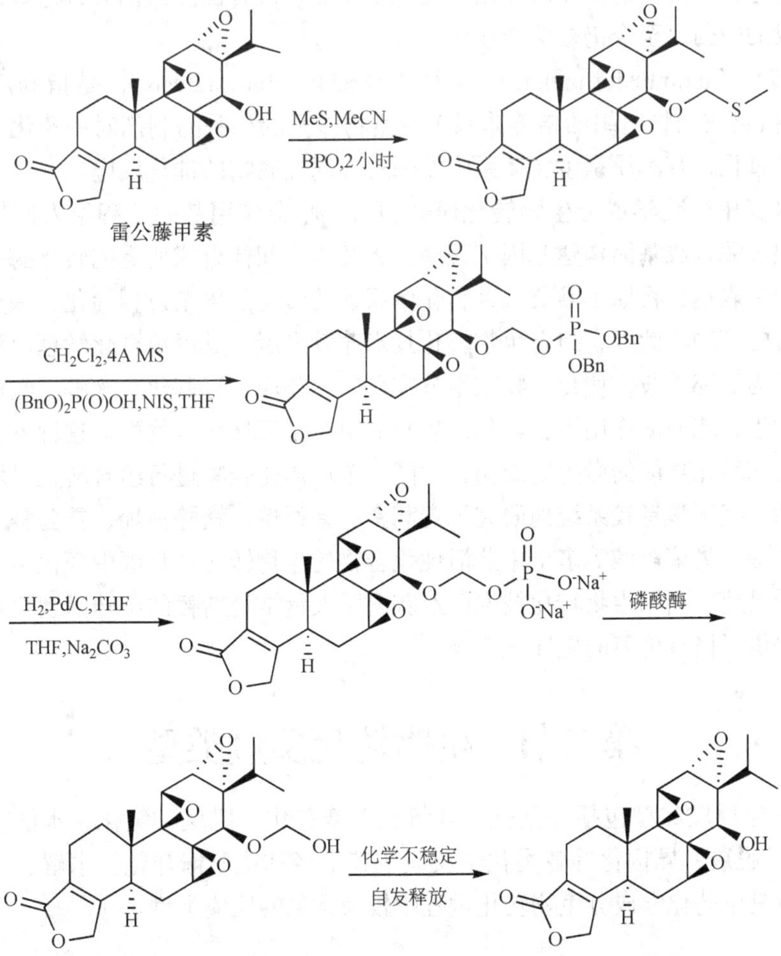

图 6-3 Minnelide 的合成路线及体内转化过程

第七章 中药化学成分生物转化 ▷▷▷▷

第一节 概 述

中药应用生物转化技术的历史由来已久，早在 2000 多年前，就采用微生物发酵的方法加工中药。如中药神曲是面粉与青蒿、苍耳和辣蓼等药物混合后经发酵而成的加工品，具有增进食欲、促进消化的作用，还有半夏曲、沉香曲和红曲等，这些都是经微生物转化而成的中药，至今仍被广泛使用。

生物转化（biotransformation），又称生物催化（biocatalysis），是指利用生物体系（微生物、植物或动物组织的培养体系）或生物体系的相关酶制剂对中药化学成分进行结构修饰的过程，其本质是生物体系中的酶对外源性底物的催化反应。

近年来，中药化学成分生物转化研究领域，联合应用基因工程给人们带来新的研究思路。通过酶合成基因构建基因工程菌，将几步中间体合成所需的转化酶基因导入同一个工程菌中表达，将原本需要几种转化体系连续转化的繁杂过程简化，一步转化反应即可获得目的产物。此外，组合生物转化技术蓬勃发展，其以组合化学理论为基础，生物转化技术为研究手段，使化合物或组分在具氧化还原、羟基化、水解、碳键合成等功能的多种微生物或酶的作用下，转化产生新的组合型天然化合物群。这种方法利用一种以上具有特殊转化功能的微生物或酶，对同一个母体化合物进行组合转化，增加了衍生物的多样性。我国学者较系统地研究了青蒿素、紫杉烷、蟾蜍甾烯、雷公藤内酯、莪二酮、甘草次酸、吴茱萸碱等多个中药活性化合物的生物转化。我国中药化学成分生物转化研究发展迅速，利用生物转化技术已经获取了大量结构新颖的中药活性化合物，为新药的研制提供了极有价值的先导化合物。

第二节 生物转化反应类型

生物转化反应类型包括羟基化、环氧化、糖苷化、脱氢、氢化、水解、水合、酯化、脱水 、脱羧、异构化等各类化学反应。其中羟基化、糖苷化、水解、环氧化和甲基化等反应是中药化学成分生物转化过程中较为常见的反应类型。

一、羟基化反应

羟基化反应是中药化学成分生物转化中最常见的反应类型，具有很高的区域选择性和立体选择性。通过选择性羟基化作用，可以将化学性质不活泼的 C–H 键激活，从而在该位点进行一系列化学反应。

例如，在甾体母核亚甲基中选择性引入 11α–、11β–、16α– 等羟基后呈现很强的生理活性，在甾体激素药物合成上非常重要，但通过化学合成方法难以获得，而利用生物转化的方法不仅大大减少反应步骤，且反应专一性强，收率高。

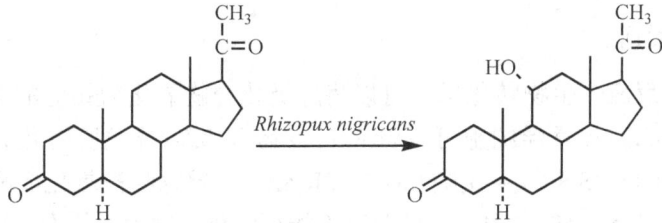

二、苷化反应

苷化反应是将中药化学成分与糖结合形成苷，使化学成分的理化性质与生物活性发生较大的变化，它可以促使水溶性不好的化合物转变为水溶性较好的化合物。在生物转化过程中，苷化是生物体对于外源性物质的一种脱毒反应，通过苷化，可以降低疏水性物质对于细胞膜的刺激，从而起到自身防御作用。

苷化反应主要有两种类型，一种是在苷元的羧基和糖之间发生反应形成酯化苷键；另一种是苷元的羟基和糖之间发生反应形成醚化苷键，前者形成酯苷，后者形成醇（酚）苷。如七叶亭在栀子 *Gardenia jasminoides* Ellis 细胞中苷化为 6–O–β–D– 葡萄糖七叶亭苷。

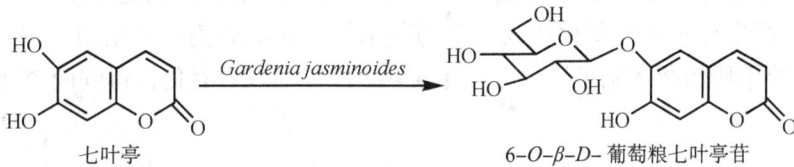

七叶亭   6–O–β–D– 葡萄粮七叶亭苷

三、水解反应

酶催化水解反应多用于苷类化合物的苷键裂解，可得到苷元或次生苷及糖。生物转化体系不仅能水解苷键，还能对酯键、乙酰氧基、肟基、醚键进行水解反应。如紫杉烷类化合物结构中往往有多个酰氧基；链格孢菌 *Alternaria alternata* 对 1β– 羟基巴卡亭 I 能选择性地水解掉其中的一个或几个酰基；罂粟 *Papaver somniferun* 悬浮细胞可以将蒂巴因转化为相应的醇类化合物。

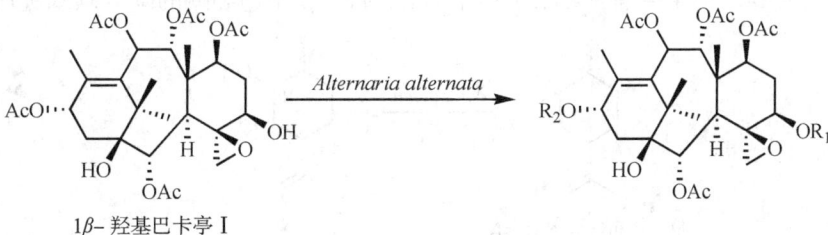

1β– 羟基巴卡亭 I

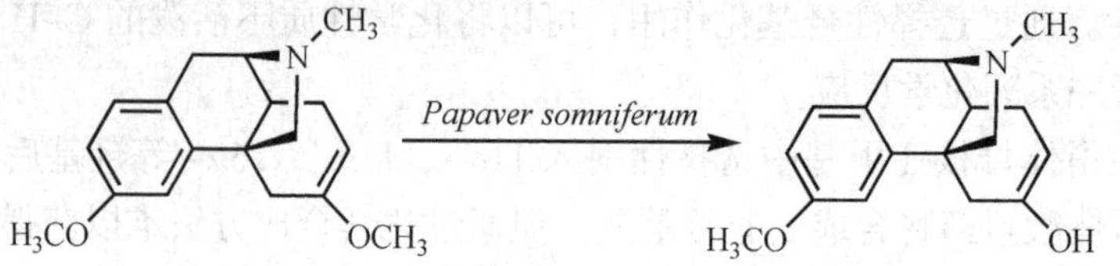

蒂巴因

四、氧化反应

1. 羟基氧化反应 生物转化反应可以将醇类化合物氧化为相应的酮类化合物。如烟草 *Nicotiana tabacum* 悬浮细胞可以将 *R,S*- 龙脑和 *R,S*- 异龙脑转化为（1*R*,4*R*）- 樟脑。实验表明，（1S,2S,4R）- 龙脑和（1S,2R,4R）- 异龙脑被氧化成相应的酮，但是（1S,2R,4S）- 龙脑和（1S,2S,4S）- 异龙脑不能被转化。这种立体专一性强的氧化反应非常重要，可用于一些混旋的羟基化合物制备相应的光学纯的手性化合物。

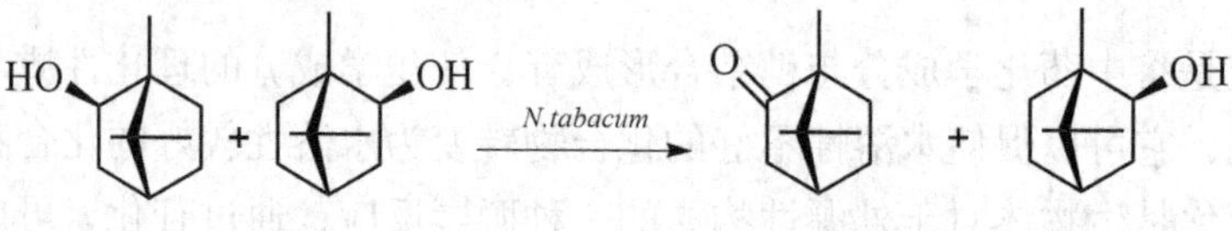

R,S- 龙脑   1*R*,4*R*- 樟脑

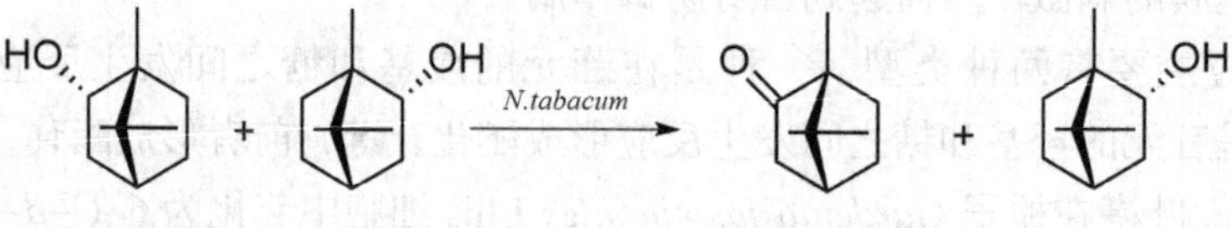

R,S- 异龙脑   1*R*,4*R*- 樟脑

2. 环氧化反应 植物细胞转化体系可将含双键的化合物氧化形成相应的环氧结构，但并不产生相应的羟基化产物。中药莪术的化学成分莪术二酮用金银花 *Lonicera japonica* 悬浮细胞转化体系可以将 C-1 和 C-10 位间的双键氧化，得到两个环氧化的转化产物。

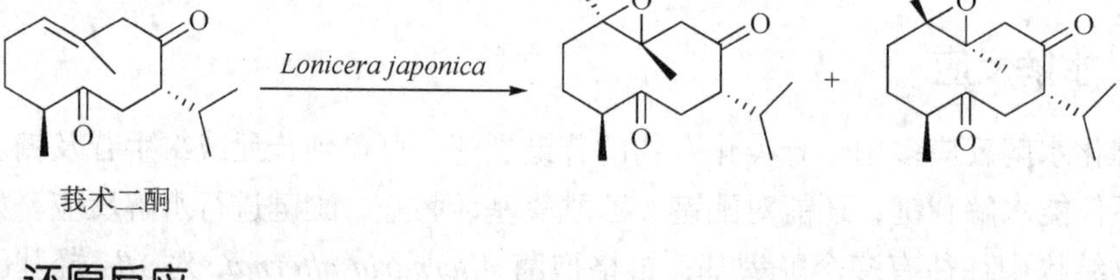

莪术二酮

五、还原反应

还原反应主要包括羰基和碳 - 碳双键的还原。如烟草细胞可以将 4*R*- 二氢香芹酮转化为相应的醇，将 4*R*- 香芹酮和 4*S*- 香芹酮的 α，β 不饱和酮的碳 - 碳双键还原。

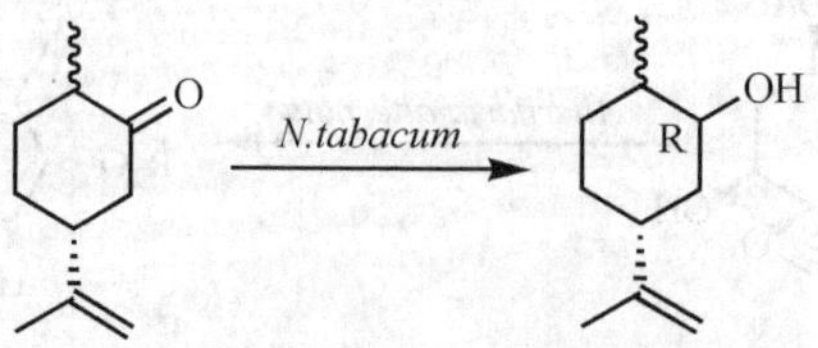

4*R*- 二氢香芹酮

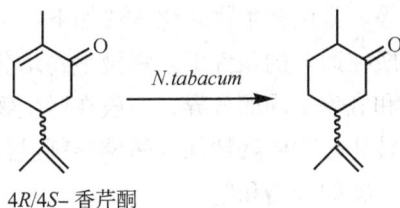

4R/4S– 香芹酮

六、甲基化反应

中药化学成分结构中含有的羟基可在微生物转化中发生甲基化反应。例如灰色链霉菌可使槲皮素结构中的单酚羟基转化生成邻二酚羟基，然后再进行甲基化。

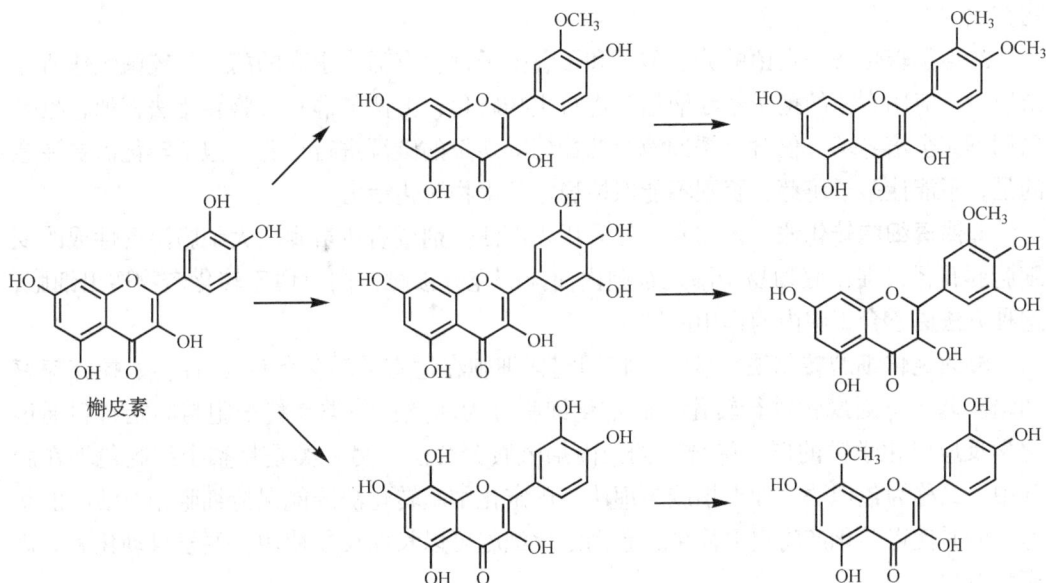

槲皮素

第三节　生物转化体系及方法

用于转化研究的生物体系主要有真菌、细菌、藻类、植物离体培养的细胞、组织或器官以及动物细胞等。因此，生物转化体系可根据来源及作用特点主要分为微生物转化体系（microbial transformation）、植物细胞转化体系（plant cell transformation）、酶转化体系（enzyme transformation）三大类。中药化学成分进行生物转化时应用最多的是前两种生物转化体系。

一、微生物转化体系

微生物转化体系是利用细菌、霉菌、酵母菌等微生物对外源性化合物进行生物转化的反应体系。其实质是利用微生物代谢过程中产生的酶对化合物进行结构转化的生物化学反应。微生物转化反应几乎包括了所有的有机化学反应类型，如氧化、还原、水解、缩合、氨化、酰基化、脱羧和脱水反应等。其中氧化反应最为常见，包括单一氧化反应、羟基化、环氧化、脱氢等。常用微生物转化方法如下：

1. 分批培养转化法 一般在通气的条件下，将微生物培养至适当时期加入底物进行转化反应。加入时间因菌种和底物不同而各异，一般在微生物对数生长期时加入，少数在延迟期和稳定期加入。在转化过程中酌情加入酶诱导剂或抑制剂等。当转化产物不再增加时停止转化反应，进行产物的分离和鉴定。

2. 静止细胞转化法 静止细胞是指存活而不再生长的菌丝体，它保持着原有各种酶的活力。静止细胞转化法是将培养至一定阶段的菌丝体分离，将其重新悬浮于不完全的培养基（缺少某种营养，如氮源等）中，使其不能继续生长，然后加入底物，在适宜的温度、pH 值和震荡条件下培养至转化终点。该方法是一种将生长影响降低至最小的生物转化方法。

3. 孢子转化法 真菌的分子孢子和子囊孢子常含有活力很高的酶，并较菌丝体所含杂质少。应用真菌的孢子悬浮液培养进行生物转化，方法与静止细胞转化法相似，也是采用不完全培养基，仅含有缓冲液及葡萄糖等能量的碳源进行培养。孢子转化需要注意的是，不能让孢子萌芽，否则不能保持稳定的生物转化活力。

4. 渗透细胞转化法 该技术一般采用表面活性剂或有机溶媒增大细胞渗透性或改变细胞膜孔径，促使底物易于渗入细胞内而与酶充分接触，同时便于转化产物透出细胞，这种方法更适合于胞内酶作用的转化。

5. 固定化细胞转化法 该方法将固定化细胞在适宜的转化条件（pH 值、搅拌速率和培养基）下对底物进行转化。固定化细胞分为两类：一类是将细胞与固定材料通过化学反应以化学键的形式缔合，如聚丙烯酰胺聚合法；另一类是将整个细胞包埋在胶基中，又称为包埋法，如卡拉胶包埋法。固定化细胞转化法既能保持细胞相对活跃的状态，同时使得转化产物提取简单，且固定化细胞可以长期反复使用，便于自动化和大规模工业化生产。

6. 干燥细胞法 将菌丝体通过一定方法制备成干燥细胞，然后用于生物转化。该法是另一种静止细胞转化法，更便于储备随时使用。干燥细胞的制备常用两种方法：①冷冻干燥法。将培养的菌丝液，先离心或过滤，再洗涤，获得干净的菌丝体并重新悬浮于稀缓冲液或纯水中，通过冷冻干燥除去水分，得到蓬松的粉末。这种干燥菌丝体在冷冻保存的条件下可以保持活力达数年之久，适合于大规模的工业化生产。②丙酮干粉制备法。将菌丝体悬浮于 –20℃的丙酮中处理 3 次，滤过后收集滤渣，用冷乙醚洗涤后备用。制备的丙酮干粉必须冰冻贮藏，以供使用。

微生物转化体系种类多，酶系丰富，能催化各种化学反应，立体选择性和区域选择性强，对于比较复杂和难以进行的有机化学反应，微生物转化方法往往可非常专一、迅速地完成。此外，微生物转化反应条件温和，一般都在常温、常压下进行，反应讯速，生产周期短，收率高，副反应少，一般不造成环境污染，后处理较简单，可以连续进行，容易进行工业化规模生产。

二、植物细胞生物转化体系

植物细胞具有巨大的产生特定次生代谢物的潜力。在植物细胞培养中，一些重要的次生代谢产物并不形成和累积，但保留了将外源底物转化为有用产物的能力。目前已知离体培养植物细胞具有酯化、氧化、苷化、异构化、甲基化、去甲基化、乙酰化等多种生物转化能力。

植物细胞生物转化体系对中药化学成分进行生物转化主要有悬浮细胞培养、悬浮器官培养（茎尖、根）、毛状根培养和基因工程等方法。

1. 悬浮细胞培养 悬浮细胞培养是最早被开发应用的植物生物转化系统，具有直接使用前体，工艺简单，细胞转移限制少，不存在影响细胞活力生理状态的介质等优点。因此它是目前使用最多的转化系统。目前常用的植物液体培养系统主要有长春花、桔梗、三七、人参、紫草、洋地黄、丹参、红豆杉、毛地黄、黄连等植物细胞悬浮系统。如夹竹桃科植物长春花悬浮细胞富含参与生物碱等化学成分生物合成的酶系。利用该体系能进行羟基化、氧化、还原、碳碳双键氢化、苷化和水解六种类型的转化反应。

2. 毛状根培养 毛状根是利用发根农杆菌侵染离体植物伤口以后，诱导植物形成快速的非向地性的高度分支的无规则根团。同植物细胞一样，毛状根培养物也可用于生物转化。毛状根属于生长激素自养型，通常在无激素的培养基上也能旺盛生长，与植物细胞悬浮培养相比，生长速度更快，不需要添加外源生长素，而且由于其属于器官培养，具有分化性，遗传稳定性增加，因此其代谢产量非常稳足。如瑞香素在何首乌毛状根悬浮体系中可转化为瑞香素–8–O–β–D–葡萄苷。

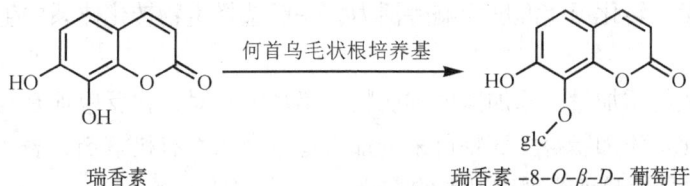

瑞香素   何首乌毛状根培养基   瑞香素 –8–O–β–D–葡萄苷

3. 基因工程方法 该方法是将编码催化生物合成反应的关键酶基因转入到真菌或细菌细胞中进行增殖，然后再将此克隆的基因转入到植物体内并在其中表达。植物转基因技术不但能够有效地产生和改造现有的生物转化过程，而且对于研究基因功能和生理性调节及其发展过程都是一个强有力的工具和手段。如天仙子胺 6–β 羟化酶在大肠杆菌中的表达，能重组大肠杆菌将天仙子胺转化为东莨菪碱。再将该基因转入植物颠茄中进行表达，转基因的毛状根中天仙子胺向东莨菪碱的生物转化效率大大增加。

与微生物及产生的酶进行的生物转化相比，植物细胞生物转化系统的独特之处在于植物细胞中具有许多微生物中不存在的独特的酶，它们可以催化一些特定的反应，生成许多复杂的化合物，甚至是新化合物。而用化学的方法来合成这些化合物步骤繁琐且费用昂贵。因此，利用植物细胞及从植物细胞中分离出的酶来进行化合物结构修饰或药物生产极具潜力。

三、酶生物转化体系

微生物及植物细胞组织进行的生物转化最终都要通过各自具有的酶系来实现。根据酶催化的反应类型，可将酶分为氧化还原酶、转移酶、水解酶、裂解酶、异构酶和连接酶六类，其中氧化还原酶和水解酶在中药化学成分的生物转化反应中应用最多。

利用植物酶进行的生物转化，由于酶本身的特性，生物转化可以定向、定量地进行，且后处理容易。因此，使用植物酶制剂是选择性的产生单一或某一类的转化产物的最佳选择。与上述植物来源的生物转化体系相比，以酶为转化体系的制备技术更适合于工业化大生产。但与细胞系统相比，酶在分离纯化的过程中其活性会有一定的损失。

第四节　中药化学成分生物转化的影响因素

中药化学成分生物转化的研究程序包括选择合适的生物转化体系和转化方法，将体系在培养液中预培养，待生物系统生长至所需状态（其中酶具有较高的反应活性），体系内加入外源性底物，继续培养转化及分离鉴定转化产物。

主要影响中药化学成分生物转化的因素包括反应时间、反应温度、底物、酶诱导剂的使用及酶抑制剂。

1. 反应时间　酶催化反应都有一个最佳的反应时间，转化时间因转化反应的种类、微生物生长速度和酶的活性不同而有差别，可以利用 HPLC 等分析手段，进行动态监测来确定最佳转化反应时间。

2. 反应温度　转化反应温度影响酶活力，一般选择生物转化体系中生物体的最适生长温度。

3. 底物　底物添加量、添加速度和底物的毒性大小对转化反应均有较大影响，水溶性底物较易转化。添加脂溶性底物可采用加入适量亲水性有机溶剂、表面活性剂（如吐温 –80）或底物采用微细粉固体投料的方法。

4. 酶诱导剂的使用　诱导酶只有在加入一定的诱导物后才会产生或明显地增加。诱导酶除了与生物量有关以外，还与酶诱导剂的使用直接相关，通常是在对数生长前期加入较为合适。外源性底物对转化酶多具有诱导作用，在培养基中预先加入微量的外源性底物进行酶诱导，可以提高转化效率。

5. 酶抑制剂　适当加入抑制剂可抑制转化过程中的副反应，以保证获得足够的目的产物。

此外，转化体系的 pH 值、光照、通气量和培养基的选择等培养条件均对转化效率有一定影响。

第五节　应用实例

去氢木香内酯为菊科植物木香 *Aucklandia lappa* Decne. 的干燥根中的主要有效成分，

具有抗肿瘤、抗病毒、增强胃肠蠕动和调节植物生长等作用。

通过对 38 种微生物菌株的筛选，发现其中有 15 种菌株对去氢木香内酯具有生物转化能力。其中，采用多型孢毛霉 *Mucor polymorphosporus* AS 3.3443 和蛹虫草菌 *Cordyceps militaris* 对去氢木香内酯进行转化，分离得到 9 个化合物（表 7-1）。

表 7-1 多型孢毛霉和蛹虫草菌对去氢木香内酯的转化产物

	产物名称	结构式
1	去氢木香内酯	
2	11α,13- 二氢去氢木香内酯	
3	10α,14β- 环氧基 -11β,13- 二氢去氢木香内酯	
4	10α,14β- 环氧基 -11α,13- 二氢去氢木香内酯	
5	2β- 羟基 -11β,13- 二氢去氢木香内酯	

续表

	产物名称	结构式
6	3β-羟基-4β,15,11α,13-四氢去氢木香内酯	
7	3α-羟基-11α,13-二氢去氢木香内酯	
8	10α,14-二羟基-11β,13-二氢去氢木香内酯	
9	10α,14-二羟基-11α,13-二氢去氢木香内酯	

　　经对多型孢毛霉对去氢木香内酯的转化动态研究发现，多型孢毛霉首先将底物的 C-11、C-13 位双键还原为单键，并且特异性生成 C-11 位甲基为 β 取向的转化产物，在 24 小时达到最大转化率（80%）。随即将化合物的 C-10、C-14 位双键环氧化，立体专一性的生成 10α、14β 取向的三元氧环，48 小时达到最大产率（40%）。在环氧水解酶的作用下开环，该反应仍为立体专一性的反应得到新化合物 9，72 小时达到最大转化率（58.6%）。

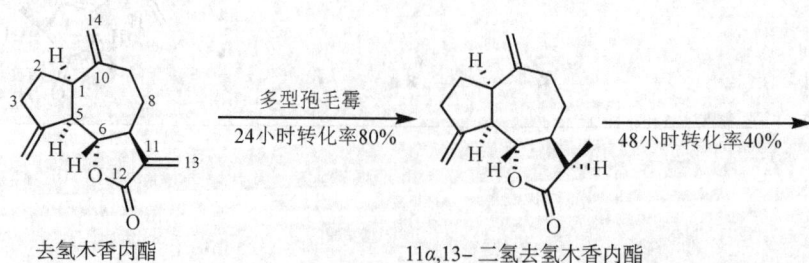

去氢木香内酯　　　　多型孢毛霉 24小时转化率80%　　　　11α,13-二氢去氢木香内酯　　　　48小时转化率40%

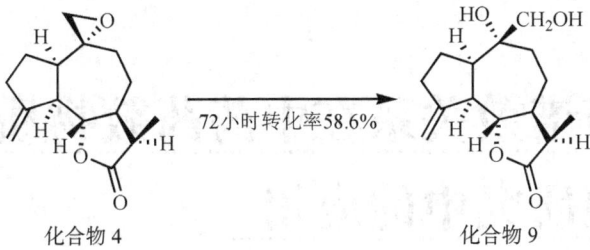

化合物 4 → 72小时转化率58.6% → 化合物 9

蛹虫草菌对去氢木香内酯的转化反应则表现为特异性生成 C-11 位甲基为 α 取向的转化产物，并表现出对于 C-10 和 C-14 位双键环氧化和 10α、14β 取向的三元氧环的开裂反应与多型孢毛霉对去氢木香内酯转化反应相类似。

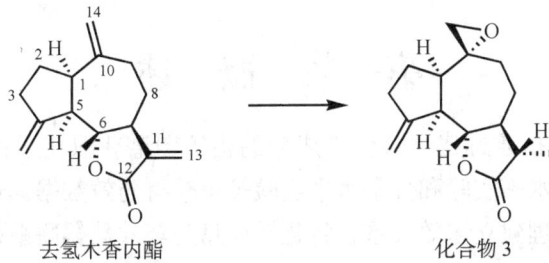

去氢木香内酯 → 化合物 3

一般，在有机合成中双键的还原和含氧环的开裂会出现相对构型差异的一对立体异构体，而且反应一般较为剧烈，副产物较多，产率不高。该转化反应为双键立体专一性和区域专一性的还原和环氧化，以及含氧环立体专一性的开裂提供了一个良好的方法。

生物转化技术已成为中药化学研究和制备有效成分的新领域和新方法。近年来，随着现代生物技术的不断发展和完善，应用生物转化技术对中药进行研究的广度和深度不断拓展，技术方法不断更新和完善，生物转化技术已经在中药的现代化研究中发挥重要的作用。中药化学成分的生物转化在发现新的活性化合物、增强中药化学成分活性、改变中药有效成分的活性、将中药无效成分转化为有效成分、降低中药化学成分的毒性和改善中药化学成分的理化性质提高生物利用度等方面发挥了重要的作用。

第八章 中药谱效关系在中药药效物质基础研究中的应用 ▷▷▷

第一节 概 述

谱效关系研究是指通过建立各化学成分的指纹图谱获取化学信息，同时以体内实验、体外实验（细胞水平实验和分子水平实验等）获得药效数据，选用合适统计分析方法进行信息挖掘与处理建立谱效关系，将化学信息与药效数据联系起来，从而确定与其药效相关的药效物质基础确定的方法。

中药谱效关系研究最早始于 2002 年，提出通过将中药化学成分群特征峰指纹图谱中化学成分的变化与药效联系起来，建立起中药的"谱－效"关系。通过"谱－效"研究的方式，一方面可以弥补传统中药研究模式中仅仅注重成分却忽视了中药药效的缺点，另一方面则可以实现中药指纹图谱与药效学研究的有机结合，为"谱"添加中药的药效信息，从而达到根据"谱"预测中药药效、增强"谱"与"效"一致性的目的。

中药谱效关系研究除了用于药效物质的研究，还应用于中药研究的多个领域，如炮制方法的优化、中药材有效部位的筛选、中药材的质量评价（筛选质量标志物）、复方中药有效成分研究、复方质量评价和组分配伍研究等。

由于谱效关系研究主要以统计学方法作为理论支撑，通过这种方法得到的实验结果可能存在一些缺陷。近年来针对中药的质量评价研究，产生了一种新的研究模式，即在用谱效学方法确定中药药效物质后，采用"敲入（knock in）""敲除（knock out）"的方式，对这些物质进行更有针对性地考察。其中，"敲除"实验指的是将活性物质去除后，观察中药的药效变化；而"敲入"实验指的是将活性物质加倍或重新加入到中药中，观察中药的剂量－药效关系或者剂量－毒性关系。通过这种方式，可以进一步明确中药的药效物质基础，对谱效学的应用进行了很好的补充。

本章简要介绍中药谱效关系的基本研究程序及在中药药效物质筛选中的应用，为中药药效物质基础的研究提供新思路。

第二节 中药谱效关系的研究程序

中药谱效关系的研究程序分为化学指纹图谱的建立、建立合适的药效评价模型进行药效评价和采用适当的数据处理方法进行关联分析三个部分。

一、化学指纹图谱的建立

中药指纹图谱是指中药材或中成药经适当处理后，采用现代信息采集技术及质量分析手段，得到能够表征该中药材或中成药化学特征的色谱或光谱图谱。

指纹图谱的建立要选择合适的样品。单味中药的研究常以不同产地、不同采收期、不同品种、不同加工工艺或经提取分离后的各化学部位为研究对象；而中药复方的研究多以不同厂家同一复方制剂、各药味或有效部位不同配比组合成一组新的组方为研究对象。

指纹图谱的建立需要选择合适的分析方法。目前常用于获得指纹图谱的分析方法有紫外光谱（UV）、红外光谱（IR）、质谱（MS）、核磁共振谱（NMR）、薄层色谱（TLC）、气相色谱（GC）、高效液相色谱（HPLC）、毛细管电泳（CE）及各种联用技术。其中，高效液相色谱法、红外光谱法及液质联用技术、气质联用技术在谱效关系研究中最为常用。

为得到更有意义的谱效关系，建立的指纹图谱应尽可能完全反映各化学成分，且各化学成分均达到较好分离，尤其是含量相对较高，或在不同所测样品中含量差异较大的成分。此外，目前研究多集中在确定指纹图谱中与药效相关性较强的色谱峰，未能进一步明确未知峰所代表的化合物结构。因此，液质联用技术、气质联用技术在谱效关系研究中有待更深入的开发与应用。

二、药效评价

中药具有多种药效作用，选择更具有针对性的药效学指标对建立有意义的谱效关系具有关键作用。目前药效学研究多分为体外实验和体内实验。体外实验多考察药物对离体细胞、组织、器官所产生的作用，或对某些化学试剂的物理化学性质产生的影响，较为直观地反应了中药的药效活性，具有重复性好、用药量小、节省实验动物、结果易分析等特点。体内试验常以正常或人工复制成病理模型的动物为研究对象，在保证机体完整性的同时使其与外界环境保持了正常联系，符合中药药效作用偏重于整体调节的特点及临床实际应用情况。

三、数据处理

谱效研究中常用的数据分析方法有相关分析、回归分析、灰关联度分析、主成分分析、聚类分析、因子分析、相似度分析和层次分析等。采用上述分析方法将得到的中药指纹图谱与药效进行联系，不同的统计学方法对最终结果的影响差异较大，所以常在针对同一中药或复方制剂的实验中，应用几种不同的统计学方法分别对所得数据加以处理，并将结果加以归纳整合才能得出最终较为可靠的结论。

（一）相关分析

相关分析是研究变量之间密切程度的统计方法，常见的相关分析有双变量相关和偏相关分析，Pearson 系数是表征连续变量之间相关关系的常数。

（二）回归分析

回归分析通常是建立在相关分析的基础之上，研究一个或多个自变量与一个因变量之间是否存在某种线性或非线性关系，可以用于解释两个变量或多个变量之间因果联系。

偏最小二乘回归分析（PLS）的数据模型中将包含原有的所有自变量，不仅可最大限度地利用数据信息，而且可同时实现回归建模（多元线性回归）、数据结构简化（主成分分析）及两组变量之间的相关性分析（典型相关分析）。

（三）灰色关联度分析

灰色关联度分析（GRA）是一种多因素统计分析方法，它以各因素的样本数据为依据，用灰色关联度来描述因素间关系的强弱、大小和次序，若样本数据反映出的两因素变化的态势（方向、大小和速度等）基本一致，则它们之间的关联度较大；反之，关联度较小。此方法的优点在于思路明晰，可以在很大程度上减少由于信息不对称带来的损失，并且对数据要求较低，工作量较少；其主要缺点在于需要对各项指标的最优值进行现行确定，主观性过强，同时部分指标最优值难以确定。

（四）主成分分析

主成分分析（PCA）也称主分量分析，旨在利用降维的思想，把多指标转化为少数几个综合指标。在统计学中，主成分分析是一种简化数据集的技术，是一个线性变换。这个变换把数据变换到一个新的坐标系统中，使得任何数据投影的第一大方差在第一个坐标（第一主成分）上，第二大方差在第二个坐标（第二主成分）上，依次类推。主成分分析通常有着减少数据集的维数，同时保持数据集的对方差贡献最大的特征。这是通过保留低阶主成分、忽略高阶主成分做到的。这样低阶成分往往能够保留住数据的最重要方面。

第三节　应用实例及解析

现以应用高效液相色谱 – 电喷雾串联质谱法结合多元统计分析筛选玛咖中促进睾丸间质细胞增殖的活性成分为例，为筛选中药活性成分提供了一种简单、快速的方法。

（一）研究背景

玛咖 *Lepidium meyeii* 属于十字花科植物玛咖独行菜 *Lepidium meyenii* Walp. 的根及

根茎，原产于南美洲秘鲁且被当地人作为一种药食同源的食物。现代药理学多项研究表明，玛咖具有丰富的营养成分和活性物质，如玛咖酰胺、玛咖烯、生物碱等，对于提高生育力和性功能、调节内分泌、增强免疫力和抗衰老具有良好的效果。近年来对玛咖中成分的定性、定量分析方法主要有酸性染料比色法、薄层色谱法（TLC）、气相色谱－质谱联用法（GC-MS）、高效液相色谱法（HPLC）等，但缺乏快速筛选玛咖关于促进睾酮分泌活性相关成分的研究。

睾酮合成途径中一些关键的激素和酶对其生成起限速作用。类固醇激素合成急性调控蛋白（StAR）负责加速睾酮合成原料胆固醇向线粒体的转运，为了维持 StAR 功能，CypD 起着重要的调节作用。CypD 抑制剂能有效结合 CypD，抑制 CypD 的顺反异构酶活性，使 StAR 表达稳定，最终促进睾酮分泌。

为快速筛选和鉴定玛咖促睾酮分泌活性成分，建立了高效液相色谱－电喷雾串联质谱结合多变量统计分析的方法，进而应用分子对接技术分析活性成分促进睾酮合成的机制。

（二）实验方法

1. 样品制备　取玛咖干燥的根和根茎适量粉碎，过 20 目筛。粉末用 10 倍体积的 95% 乙醇在 60℃ 提取两小时，减压浓缩得到棕色提取物。称取提取物（0.5g）加水分散后用石油醚萃取，得到石油醚和水溶性提取物。将石油醚萃取物经硅胶柱色谱分离，用石油醚－乙酸乙酯（10:0 ～ 9:1，v:v）进行梯度洗脱，得到十个组分（LM-P-1 ～ LM-P-10）。将每个组分用 1mL 乙腈溶解，过 0.22μm 膜，滤液用于 HPLC 分析。

2. 高效液相色谱－电喷雾串联质谱条件

（1）色谱条件　色谱柱为 Agilent Plus-C_{18}（4.6μm×250mm）；流动相为乙腈（A）－水溶液（B）进行线性梯度洗脱，见表 8-1 所示；流速为 0.3mL/min；检测波长是 210nm；柱温 30℃；供试品进样量为 3μL；记录时间 75 分钟。

表 8-1　线性梯度程序表

T（min）	A（%）	B（%）
0	80	20
25	90	10
70	90	10
75	100	0

（2）质谱条件　电离源为电喷雾离子源（ESI）；采用正负离子检测；扫描范围为 50 ～ 1200m/z；干燥气温度 350℃；干燥气流量 9L/min；雾化气压强 0.24MPa（35.0psi）；毛细管电压 4kV。

3. 睾丸间质细胞增殖活性和睾酮含量测定　将睾丸间质细胞（TM3）接种于 96 孔板中，孵育 48 小时，弃去培养液，DMEM/F12 为空白对照，HCG 为阳性对照（1U/mL，

100μL），样品各组均采用 DMEM/F12（含 10% 胎牛血清）稀释至相应浓度，在 37℃，5% CO_2 条件下继续孵育 24 小时，采用 MTT 法测定细胞增殖情况，ELISA 试剂盒测定睾丸激素水平。

4. 偏最小二乘分析和统计分析　所获得数据的偏最小二乘法使用 SIMCA 14 软件，显著性应用 SPSS 19 软件进行分析。

5. 分子对接研究　从 PDB 数据库中获得了 CypD 及其抑制剂 CsA 的复合物 X 光晶体结构。使用 ChemBioDraw Ultra 和 ChemBio 3D Ultra 处理待筛选小分子。通过 AutoDock 4.2.6 从晶体结构中去除配体和水分子，并添加极性氢。网格中心坐标 $x=-20.347°$，$y=13.119$，$z=11.232$。对每个配体重复三次对接计算，每种测试化合物产生 50 种配体受体复合物构象，其中结合能量最小的用于进一步分析。最后应用 PyMOL 和 LigPlot 展示对接结果。

（三）实验结果

1. 高效液相色谱 – 质谱指纹图谱建立及分析　210nm 下检测玛咖石油醚部位的十个低极性组分 LM-P-1 ～ LM-P-10 的色谱峰，构建了其指纹图谱，并对其中 10 个共有峰对应的化合物进行结构鉴定。根据紫外光谱和电喷雾 MS^2 碎裂模式的分析，结合标准和文献中给出的相应光谱数据，阐明了它们的结构，详见图 8-1 和表 8-2。

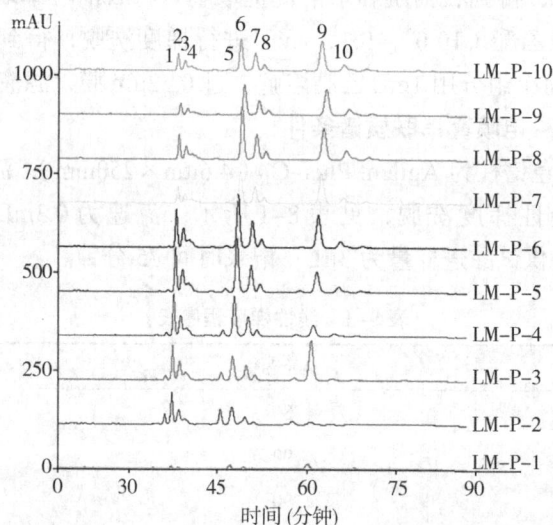

图 8-1　玛咖石油醚部位 10 组分的高效液相色谱指纹图谱

表 8-2　10 个共有峰的高效液相色谱 – 质谱分析

峰号	保留时间（min）	一级特征离子	二级特征离子	化合物结构推测	化合物名称
1	35.3	398	138,261		(9Z,12Z,15Z)–N–(3–甲氧基–苄基)–十八碳三烯酰胺
2	36.4	368	108,232,261,272,312		(9Z,12Z,15Z)–N–苄基–十八碳三烯酰胺
3	37.7	368	108,261,285		(9E,12E,15E)–N–苄基–十八碳三烯酰胺
4	38.7	368	108,261	Unknown	Unknown
5	44.8	400	138,263,302		(9Z,12Z)–N–(3–甲氧基–苄基)–十八碳二烯酰胺
6	46.6	370	108,232,263,272		(9Z,12Z)–N–苄基–十八碳二烯酰胺
7	48.9	370	108,263	Unknown	Unknown
8	50.3	370	108,263,285		(9E,12E)–N–苄基–十八碳二烯酰胺
9	59.6	346	108,239,268,268		N–苄基十六碳酰胺
10	63.0	372	108,165		9Z–N–苄基–十八碳烯酰胺

2. 睾丸间质细胞增殖活性评价　应用 MTT 法对石油醚部位的 10 个低极性组分（LM-P-1～LM-P-10）进行 TM3 细胞增殖活性测定，结果显示这 10 个组分均有较好的促 TM3 细胞增殖活性（图 8-2）。

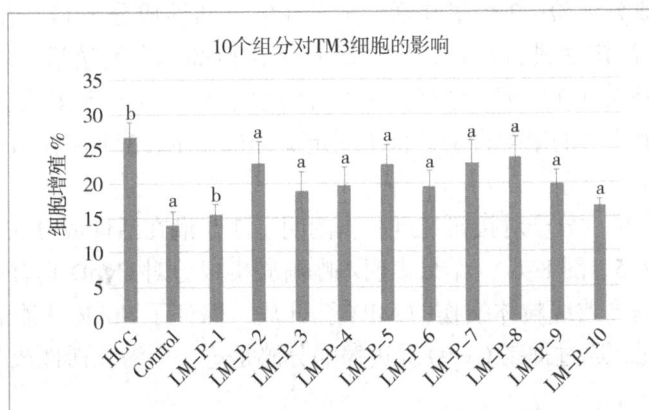

图 8-2　10 个组分对 TM3 的影响（a，$p < 0.01$；b，$p < 0.05$）

3. 偏最小二乘分析　通过偏最小二乘法对选择的共有峰峰面积和各组分促 TM3 细胞增殖初始数据进行进一步处理，以建立预测玛咖促睾酮分泌潜在活性成分的模型。参数设置如下：置信水平为 95%，$R^2 = (0.0, 0.794)$，$Q^2 = (0.0, -0.285)$，表明所建立的偏最小二乘模型有效。利用偏最小二乘法对 10 个组分（x 轴）的 10 个高效液相色谱图输出的共有峰面积对 TM3（y 轴）增殖活性的影响进行权重分析，筛选影响生物活性的主要化合物。结果显示，大于 1 的权重为重要变量，说明有三种化学成分 N- 苄基 -十六酰胺（9）、N- 苄基 -（9z,12z）- 十八碳二酰胺（6）和 N- 苄基 -（9z,12z,15z）-十八碳三酰胺（2）对 TM3 的增殖活性具有高贡献度（图 8-3），可认为是进一步研究的潜在活性成分。

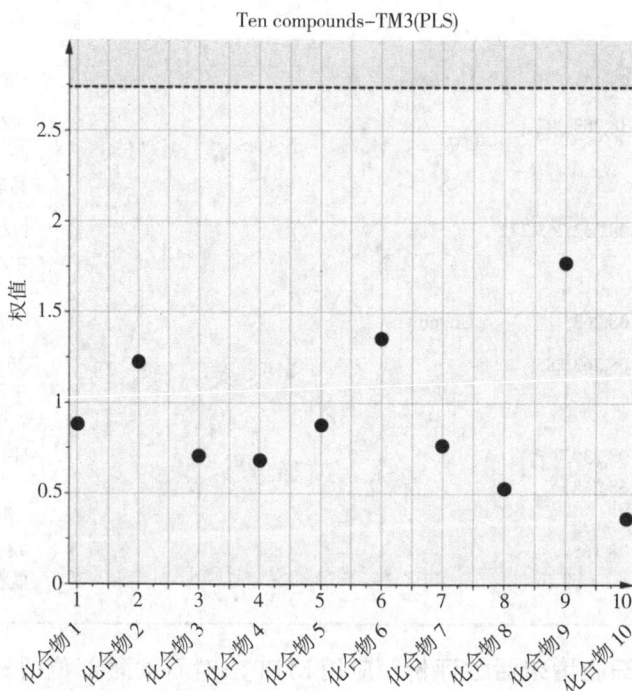

图 8-3　10 种化学成分对 TM3 细胞增殖的模型效应权重

4. 潜在活性成分评价　3 个潜在活性成分（9）、活性成分（6）、活性成分（2）的增殖活性用 MTT 测定法进行评估，发现所有化合物都具有增殖活性。为了更好地评估 3 个潜在活性成分（9）、活性成分（6）、活性成分（2）的促睾酮分泌活性，应用 ELISA 法对细胞上清中的睾酮含量进行了测定。结果显示，3 个潜在活性成分均能促进睾酮分泌（图 8-4）。

5. 分子对接分析　分子对接研究进一步阐明了 3 个潜在活性成分在 CypD 活性位点的结合模式（图 8-5、图 8-6）。结果表明玛咖酰胺类成分对 CypD 具有特异性配体结合能力，可用于抑制导致线粒体损伤的 MPT 孔开放，保证了 StAR 功能的维持，最终促进睾酮分泌。因此，通过抑制 CypD 促睾酮分泌是这 3 个潜在活性成分促进睾酮分泌的可能机制之一。

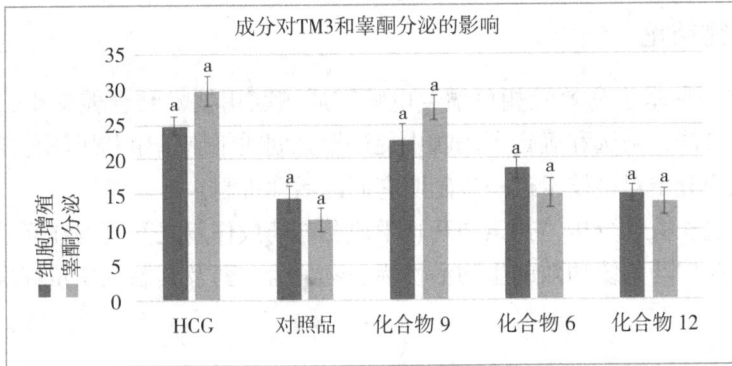

图 8-4　3 个潜在活性成分对 TM3 细胞增殖和睾酮分泌的影响（a：$p < 0.01$）

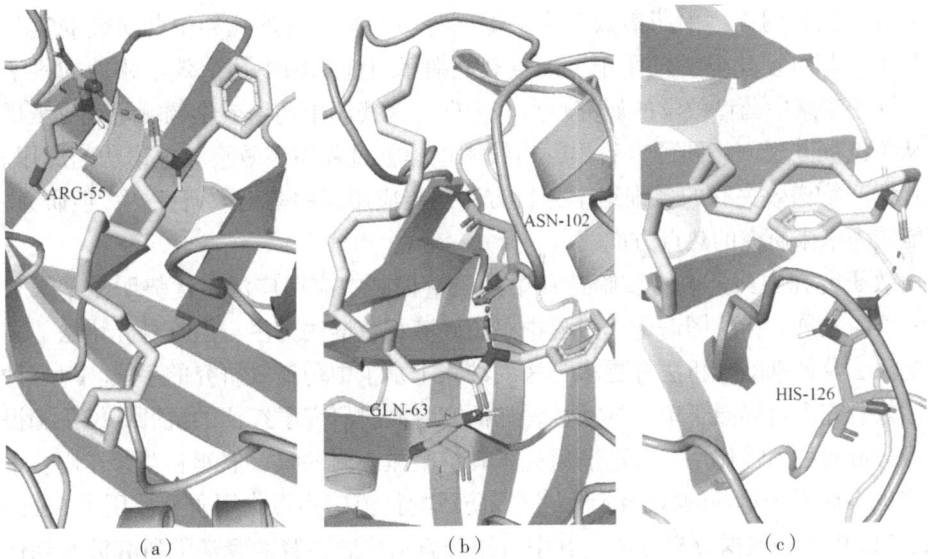

图 8-5　三种生物活性配体分别与 CypD 的分子对接三维图，配体以棒状显示，灰色虚线为氢键

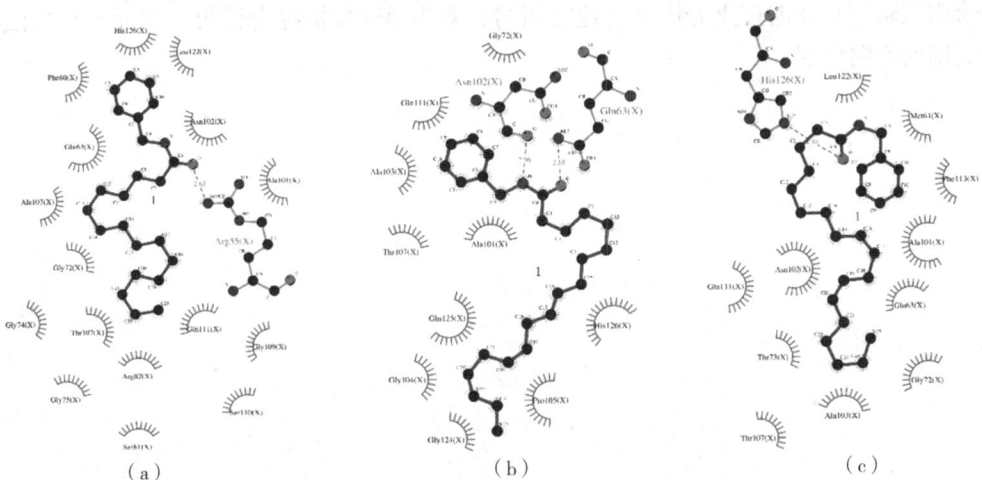

注：虚线代表氢键，加标残基形成疏水相互作用。

图 8-6　氢键和疏水相互作用的二维图

（五）研究结论

通过建立一种基于高效液相色谱－电喷雾质谱联用技术结合偏最小二乘法快速筛选活性成分的方法，筛选和确定了玛咖中促进睾丸间质细胞增殖和睾酮分泌 3 个潜在活性成分，并应用分子对接技术进一步阐明它们的活性机制。

本研究通过相关性分析，探索中药化学成分与药效作用之间的内在联系，快速筛选和确定能够反映中药传统功效的生物活性标志物，为中药及其制剂质量标准的提升奠定了基础。

第四节 展 望

通过中国知网以"中药谱效"为关键词跨库检索，对近几年中药研究的实验性文章进行了文献可视化分析，便于更加直观地揭示目前我国中药谱效学领域的科学研究进展，预测未来中药谱效学的研究热点与方向，为我国中药谱效学领域研究决策提供参考。从关键词共现网络图可以看出，指纹图谱建立过程中高效液相色谱法的应用居多，涉及代谢产物谱效关联的多维组学分析方法逐步应用到中药谱效研究中，但研究较少，有可能成为未来研究的热点方向。

谱效研究在中药药效物质筛选和中药质量控制中应用广泛，优势明显，未来还将继续完善与发展。指纹图谱建立过程中以高效液相色谱法为主，但红外光谱法、高效毛细管电泳法及氨基酸分析法等更多方法的纳入丰富了中药谱效研究的手段。对一种中药材的谱效研究不再局限于单一的活性，如研究者同时研究了红芪的抗肝纤维化和提高大鼠峰值骨量两种活性作用，石菖蒲研究了其抗凝血、耐缺氧、催醒和益智作用。中药谱效研究也不局限于单一的数据统计方法，防风的抗流感病毒作用研究使用了 Spearman、GRA、PLSR 多种数据分析方法。其中血尿胶囊治疗急性肾盂肾炎的研究涉及到代谢产物谱效关联，表明多维组学分析方法也逐步应用到中药谱效研究中。综合可视化分析，中药谱效研究正在向多重分析平台建立图谱、多维活性指标综合评价、多元统计方法联合应用的方向发展。

第九章　代谢组学在中药化学研究中的应用 ▷▷▷▷

第一节　概　述

一、代谢组学的定义

代谢组学（metabolomics）是对生物体内所有代谢物进行定性、定量分析，并寻找代谢物与生理病理变化相对关系的一种研究方法。代谢组学以组群指标分析为基础，以高通量检测和数据处理为手段，以信息建模与系统整合为目标，研究生物体系新陈代谢动态进程中代谢产物的变化规律，及其受刺激或扰动后内源性代谢物随时间的变化。

代谢组学是系统生物学的一个分支，是继基因组学、转录组学、蛋白质组学后发展起来的新兴的组学技术。由于代谢处于生命活动调控的末端，且代谢物包含丰富的代谢控制和内稳态改变等相关信息，故代谢组学比基因组学、蛋白质组学更接近表型，代谢组学与其他组学的关系见图 9-1。

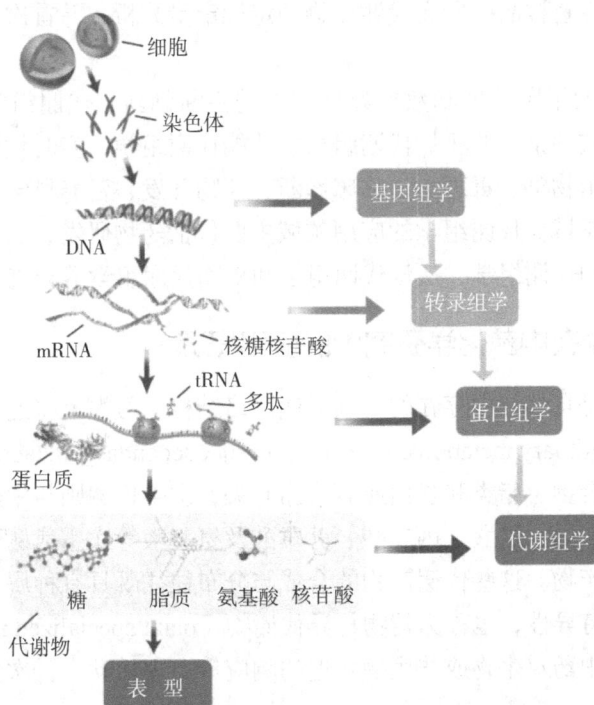

图 9-1　代谢组学与其他组学的关系图

代谢组学的研究对象为生物样本、植物样本、微生物样本及模式动物等。其中生物样本包括生物体液（如血液、尿等）、细胞提取物或培养液、组织等。研究内容涵盖代谢物变化、系统生化谱和功能调节、代谢物组信息、生物信息与统计学分析等。主要技术手段有核磁共振（NMR）、气相色谱－质谱联用（GC-MS）及液相色谱－质谱联用（LC-MS）。核心任务是检测、量化和编录生物内源性代谢物质的整体变化规律，并联系该变化规律与所发生的生物学事件或过程的本质。代谢组学特点为：①关注生物体系中的小分子内源性物质。②对小分子内源性物质进行定性（半）定量研究。③与测定基因和蛋白质比较，检测更容易、分析更快速，可满足大样本和快速筛选的需求。④直接反应生物体状态，是基因和蛋白质表达在生理或病理表型上的最终反应。

二、代谢组学的发展概况

中国古代就有利用蚂蚁评估尿液中葡萄糖进而诊断糖尿病的历史。中世纪时期，人们又采用不同颜色、气味及味觉绘制尿液图谱，用以分辨不同个体的代谢情况。"代谢谱"的雏形是由 Roger Williams 等学者于 20 世纪 40 年代末提出的，并采用纸色谱法研究尿液中代谢物与精神分裂症之间的关系。20 世纪 70 年代初期，Greg Horning 等采用气相色谱技术定量测定了尿液中的代谢物，首次提出了"代谢谱"的概念。20 世纪 80 年代，英国 Jeremy K. Nicholson 教授研究小组利用核磁共振技术分析了大鼠尿液，并于 1999 年提出了"代谢组学"的概念，即定义为生物体对病理生理或基因修饰等刺激产生的代谢物质动态应答的定量测定。Nicholson 教授也由于其开拓性的贡献，被誉为"国际代谢组学之父"。2000 年，Fiehn 提出了"metabolomics"的概念，定义代谢组学为对限定条件下的特定生物样品中所有代谢产物的定性定量分析，并首次将代谢产物和生物基因的功能联系起来。

随着分析技术的不断发展和数据处理方法的不断创新，代谢组学经历了传统靶标代谢组学、代谢指纹图谱、非靶标代谢组学、功能代谢组学、实时代谢组学等阶段；研究范围也逐渐涉及植物学、毒理学、临床诊断、药物开发、营养科学、微生物学、环境学、生理学等诸多领域。代谢组学的应用领域主要包括药物研发、疾病研究、植物研究等，相应形成了药物代谢组学、疾病代谢组学和植物代谢组学等分支。

三、代谢组学在中药化学研究中的应用概况

中药代谢网络是自然界中存在的复杂天然网络结构。习惯上将这一网络中的代谢途径分为初生代谢（primary metabolism）和次生代谢（secondary metabolism）。一般认为，初生代谢与碳水化合物、脂类和蛋白质等代谢有关，次生代谢则与中药中的天然产物合成密切相关。异戊二烯、乙酸－丙二酸、莽草酸及氨基酸等次生代谢途径形成了十万余种结构各异的代谢产物。这些代谢产物的合成与分布往往既具有种属特异性，又在同一种中药内具有时空特异性，也称为植物特异代谢物（plant specialized metabolites）。在中药间的信号传递、中药对生物或非生物胁迫的响应等生理活动中，次生代谢产物发挥了重要作用。

种类繁多的中药在长期进化过程中，为适应不同的外界环境，合成了苯丙素类、醌类、黄酮类、萜类、甾体类、皂苷类及生物碱类等次生代谢产物，每一类都有数千种甚至数万种以上的已知化合物。这些中药次生代谢产物种类和分布较为复杂，其合成和积累易受外界环境的影响，化学多样性大。不同生长发育时期、不同部位所合成积累的代谢物不同，且代谢物的含量极易受到生长环境的影响，有些成分含量极微且动态范围宽。中药的药理作用往往就是中药中次生代谢产物协同作用的结果，但以往的研究工作通常局限于对单一或某些化合物进行分析。迄今为止，仍存在中药化学成分及含量的变化与中药表型之间的关联难以确定等问题，即难以从中药的表型变化回溯到某一具体代谢突变，也难以根据代谢变化预测相应的表型特征。中药的质量控制及药效物质基础研究仍存在许多关键性的科学问题亟待解决，寻求新的研究思路和手段是关键。代谢组学主要应用于生物复杂系统的研究，可最大限度地从中药中获取有关化学成分的信息，全面考察各种因素对中药本身次生代谢产物含量、组成的影响。代谢组学与中药化学是在互相选择的情况下相结合。代谢组学无疑将成为适合现代中药化学研究的重要技术手段之一。

代谢组学主要是对特定条件下代谢表型（metabolic phenotypes）及这些表型与基因型之间的联系进行研究。通过代谢组学研究不仅能够深入理解中药与环境的相互作用、中药自身基因的功能、植物代谢网络与代谢调控，还能揭示中药表型与生长、发育及生物多样性之间的关系。近年来，代谢组学已被应用于揭示中药因基原、生长环境、生长年限、不同部位、储藏、炮制、制剂等因素所产生的化学物质基础的差异，可快速全面地对中药材质量进行监控，表征中药整体化学物质组成的特点，与中药的"多组分、多靶点、整体调节、协同作用"的特点相吻合。代谢组学通过整合中药及中药方剂中诸多相互作用的次生代谢物或组分来研究其整体性特点。由于代谢组学分析一般仅需数十到数百毫克的中药样品，采用微分离制备技术进行样品前处理，采用高灵敏度的质谱或核磁共振仪器进行代谢谱测定，因此代谢组学在中药化学研究中的应用日益广泛。基于系统论观点从整体上研究中药及中药复方已经成为共识，代谢组学等系统生物学现代技术也逐步发展成为中药研究的支撑技术。基于组学手段和代谢网络分析对于代谢谱的研究不仅有利于具有明显表型差异的个体进行比较，还可以在表型差异并不明显时鉴定出其代谢物的变化，从而开展进一步的分析。代谢组学与中药化学的融合有助于全面、系统、深刻地对中药整体效应进行定量表征，应继续充分发挥代谢组学在现代中医药研究领域中的优势，加强资源优势整合，推动中医药现代化进程。

从总体来看，代谢组学在中药化学中的应用仍处于发展阶段，在方法学和应用两方面仍面临着较多的挑战，例如，对分析技术的灵敏度、分辨率、动态范围和通量等提出了更高的要求；化学标志物结构的快速和准确鉴定；功能完善的代谢产物数据库的构建；代谢组学研究的标准化等。与其他组学类似，瓶颈问题是如何从大量的代谢产物中找到特异性的化学标志物，特别是低丰度的标志物。不同代谢组学方法（如NMR与LC-MS）的整合、不同样本（如不同产地、年限、炮制）代谢组学数据的整合、代谢组学数据与其他组学数据的整合、代谢网络的构建、代谢流动态变化的模型等研究领域有着广泛的发展前景。此外，从某种意义讲，中药是通过调节人体肠道菌群的代谢情况从而发挥疗效的，故将肠道菌群微生态学和代谢组学相结合，也是推进中药现代化的一个关键环节。

第二节　代谢组学的研究程序

代谢组学研究要求严格的实验设计和适当的分析精度，分析过程要有严格的质量控制。其研究程序（图 9-2）包括样品采集与预处理、数据获取、信息处理等方面。

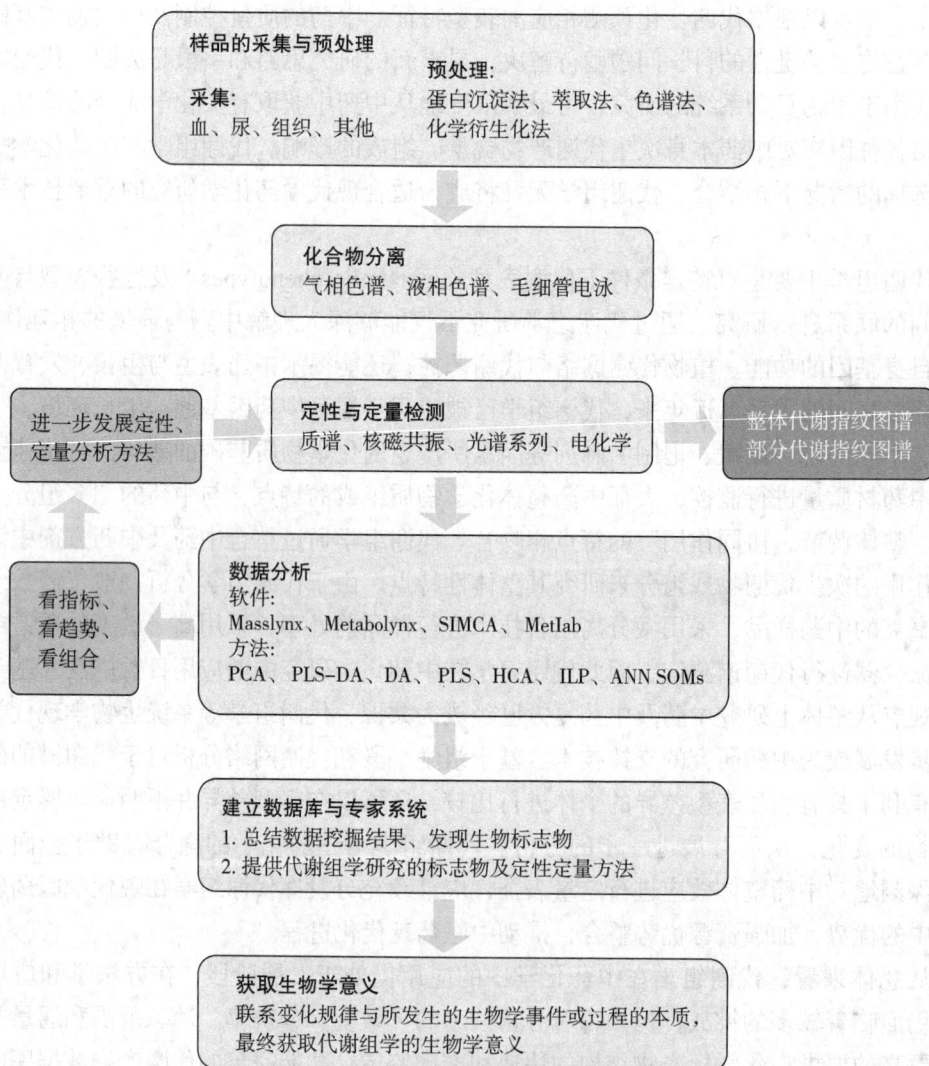

图 9-2　代谢组学的研究程序

一、样品收集与预处理

样本收集需充分考虑时间、部位、种类、群体、饮食、性别、年份和地域等诸多因素。足够数量的样本可有效减少源于生物样品个体差异对分析结果的影响，从而得到有统计学意义的分析数据。

根据研究对象、目的和分析技术的不同，样品的提取和预处理方法各不相同。如采用核磁共振（NMR）技术，只需对样品做较少的预处理即可分析。如采用质谱（MS）技术进行"全"成分分析，处理方法也相对简单，通常情况下，分别用水或有机溶剂（如甲醇、己烷等）提取代谢产物，获得水提取物或有机溶剂提取物，从而把非极性相和极性相分开；对于代谢轮廓谱或靶标分析，还需较为复杂的前处理，如固相微萃取、固相萃取、亲和色谱等。如采用气相色谱（GC）技术，则需要通过衍生化增加样品的挥发性。由于特定的提取条件往往仅适合某些类别的化合物，目前尚无一种能够适合所有代谢产物的标准化提取方法。

在样品处理和分析过程中，要注意保留和体现样品中代谢物的信息，确保生物样品的收集、灭活、储存、处理等环节的标准化；各种生物样本处理方法中，通常需对所收集样品进行液氮冷冻、酸处理等快速猝灭，以避免由于残留酶活性或氧化还原过程降解代谢产物、产生新的代谢产物。

二、数据获取

样本的采集和预处理完成后，需采用合适的方法对样品中的代谢产物进行测定。由于代谢产物的分子量、官能团、挥发性、带电性、电迁移率、极性及其他理化参数等存在较大差异，其复杂性决定了代谢组学分析方法需具有高灵敏度、高通量和无偏向性的特点。色谱、MS、NMR、毛细管电泳、红外光谱、电化学检测等技术及其组合均可用于代谢产物的测定，各分析技术也具有其各自的优势和适用范围。应用技术的选择性和灵敏度是影响代谢组学分析的重要因素，其中，NMR 技术和色谱－质谱联用技术是当前代谢组学研究中最常见、最主要的分析技术。

（一）NMR 技术

NMR，特别是 ^{1}H-NMR，以其对含氢代谢产物的普适性而成为主要的分析工具，能够最大程度地检测到复杂样品（如尿液、血液等）中的代谢物。该技术的优势在于样品不需要复杂的前处理；能够对样品实现无创性、无偏向检测；具有良好的客观性和重现性；具有高通量和低成本的特点。但是，与质谱法相比，具有检测灵敏度（纳克级水平）相对较低、动态范围有限、对生物体系中共存的浓度相差较大的代谢产物难以同时测定等缺点。为了克服以上缺点，研究者们开发了增加场强、使用低温探头和微探头等方法以提高 NMR 检测灵敏度；同时也开发了多维 NMR、液相色谱－核磁共振联用（LC-NMR）等技术以提高 NMR 的检测分辨率。

（二）色谱－质谱联用技术

随着色谱－质谱联用技术的发展，越来越多的研究者将其应用于代谢组学的研究。该技术兼具色谱的高分离度、高通量及质谱的普适性、高灵敏度和特异性等特点，可以实现对多个代谢产物同时进行快速分析与鉴定，主要包括 GC–MS 和 LC–MS。GC–MS 的主要优点是可供参考和比较的标准谱图库，可用于植物和微生物代谢产物的定性分析；缺点是不能直接获取体系中难挥发代谢组分的信息，对于挥发性较低的代谢产物需要衍生化处理，预处理过程较繁琐。LC–MS，特别是超高效液相色谱－高分辨飞行时间质谱（UPLC–Q/TOF–MS）、毛细管液相色谱－质谱联用及傅里叶变换离子回旋共振等技术，大大提高了代谢产物的检测灵敏度和通量。缺点是体液样品（特别是尿样）中大量的亲水性代谢产物在反相色谱上不保留或保留很弱。研究者们采用亲水作用色谱（hydrophilic interaction chromatography，HILIC）基本上解决了亲水性物质的弱保留问题。

三、信息处理

1. 数据预处理　通过分析技术获得原始数据后，首先需要将数据进行预处理，目的是保留与组分有关的信息，消除干扰因素的影响。预处理主要包括对 NMR 数据进行分段积分，对 LC–MS 数据进行归一化、标准化、滤噪和色谱峰对齐等过程。

2. 模式识别　预处理后的数据仍具有多元性和复杂性，需借助专门的数据分析方法与软件工具进行分析。通过模式识别进行聚类分析是代谢组学数据处理过程中应用最多的方法。模式识别包括非监督方法（unsupervised method）和监督方法（supervised method）。监督方法是在一组数据集内寻找规律；监督方法必须要有训练集与测试集样本，在训练集中找规律，进而对测试集应用该规律。模式识别分析主要包括：主成分分析（principal components analysis，PCA）、层次聚类分析（hierarchical cluster analysis，HCA）、自组织图（self–organizing nmaps，SOMs）；传统的显著性分析（discriminant analysis，DA）、偏最小二乘法（partial least squares，PLS）、偏最小二乘法－显著分析（PLS–DA）、人工智能类的规则归纳式学习（rule induction）、归纳逻辑程序设计（inductive logic programming，ILP）和人工神经网络（artificial neural network，ANN）等。

3. 数据库　各种代谢途径和生物化学数据库是代谢组学分析的保证。一些生化数据库可供未知代谢物的结构鉴定或用于已知代谢物的生物功能解释，如连接图数据库（connections map DB）、京都基因与基因组百科全书（KEGG）、METLIN、HumanCyc、EeoCye、MetaCye、BRENDA、LIGAND、MetaCyc、UMBBD、WIT2、EMP 项目、IRIS、AraCyc PathDB、生物化学途径（ExPASy）、互联网主要代谢途径（mainmetabolic pathways on internet，MMP）、Duke 博士植物化学和民族植物学数据库、Arizona 大学天然产物数据库等，其中 IRIS、AraCyc 分别为水稻和拟南芥的有关数据库。

除了各种生物样本中代谢物的结构鉴定，理想的代谢组学数据库还应包括各种生物体的代谢物组信息以及包含代谢物的定量数据，每种代谢产物都有其相应的化学临床、分子生物学和生化数据。如人类代谢组数据库（human metabolome database，HMOB）

包含了人类体液中 1400 种以上的代谢产物。

4. 数据处理软件　近年来，已开发出数十种代谢组学数据处理软件：如 Waters 公司开发的 MarkerLynx 软件，用于 Waters 仪器所采集的数据，利用预设的内标物完成峰识别和对齐；LECO 公司开发的 ChromaTOF 软件，用于处理 LECO Pegasus Ⅲ TOF-MS 数据，实现重叠峰分辨等功能；Seripp 研究所开发的 XCMC 软件可处理 Waters、Finnigan、Agilent 等不同品牌仪器产生的 LC-MS 数据，包括色谱峰对齐、峰识别、匹配等功能。类似软件还包括 Simca、metAlign、MZmine 等。

第三节　应用及研究实例

一、代谢组学在中药化学研究中的应用

目前，代谢组学在中药化学研究中的应用，可归纳为中药化学物质组学和中药代谢组学两种类型。

（一）中药化学物质组学

1. 中药化学物质组学　中药化学物质组学（herbal chemicalomics 或 herbalomics）是指应用代谢组学技术，研究中药本身所含有的化学物质基础。随着分析技术的不断突破，对样品进行高速灵敏的分析，揭示中药因基原、产地、生长环境、生长年限、不同部位、储藏、炮制、制剂等因素所产生的化学物质基础的差异。

（1）揭示不同基原药材的次生代谢产物　基原鉴定即用各种方法鉴定中药的来源物种，确定其真实性。基原鉴定是中药研究的基础。近年来，代谢组学技术已广泛应用于中药材的基原鉴定。利用该技术，研究者对 9 种野生牡丹皮的初生代谢产物和次生代谢产物进行了分析，考察了不同基原对药材代谢产物的影响，评价和区分了不同品种的野生牡丹皮。结果共鉴定出 384 个化合物，包括单萜苷类、黄酮类、酚类、萜类和甾体类、鞣质类、二苯乙烯类等结构类型。9 种样本被分为 2 个亚组：革质花盘亚组和肉质花盘亚组，对代谢物的分布和丰度进行了分析和讨论，找到不同野生牡丹皮中潜在的生物标志物。另有研究者通过代谢组学的方法，对同一产地、同期采收的 5 个当归品种进行了非靶向代谢组学综合分析，鉴定出 38 个显著差异代谢产物，7 种潜在的靶向代谢通路，为当归质量控制、引种、栽培、育种和生态种植提供了参考依据。

（2）揭示不同生长环境药材的次生代谢产物　由于植物次级代谢产物的种类和含量受其生长环境影响较大，所以来自不同生长环境的中药材质量也有所差别，对不同生长环境，特别是不同产地的药材进行快速鉴别，对中药材质量监控具有重要意义。通过代谢组学的方法，研究者系统地研究了黑龙江、辽宁、吉林和山西四个不同地方的五味子代谢产物的差异。共鉴定出 65 种初级代谢物、35 种次级代谢物和 64 种无机元素，共有 14 种差异表达的初级代谢产物、5 种差异表达的次级代谢产物和 15 种不同的无机元素。该方法可有效地用于探索不同产地植物之间的细微差异，为药用植物的细化分类提

供了一种可靠、便捷的方法。另有研究者利用代谢组学技术对贵州不同生境（灌木林生境、河谷沟渠生境、稀灌木杂草丛生境、疏林缘旷地生境）粗毛淫羊藿中的淫羊藿苷、总黄酮的含量变化进行分析。结果发现，在疏林缘旷地生境下生长的植株中淫羊藿苷的含量要高于另外3种生境（稀灌木杂草丛、河谷沟渠、灌木林）下生长的植株的含量。

（3）揭示不同生长年限药材的次生代谢产物　中药材因生长年限不同，其药性、药效有很大差别。这些药材有时从外形上难以区分，因此可借助代谢组学手段对其质量进行控制。有学者通过代谢组学技术，研究1年、2年和3年生的盆栽铁皮石斛和霍山石斛幼苗中糖类、醇类、有机酸、氨基酸等代谢物的组成和含量的变化。结果共鉴定出139种初生和次生代谢产物，其中有9种代谢产物具有显著差异。另有学者通过代谢组学的方法研究不同年限巴戟天中的次生代谢物质组的变化，结果表明，在3～4年的生长期间，其活性成分如蒽醌、环烯醚萜苷、单糖、蔗糖等的含量达到最大值，且其木质部含有的潜在毒性成分含量较皮层高，但生物活性成分比皮层少。这一研究结果为使用3～4年生巴戟天根并去除木质部提供了科学依据。

（4）揭示不同部位药材的次生代谢产物　中药材同一植株的不同部位所含的有效成分含量及种类可能存在差异，利用代谢组学技术研究植株不同部位的化学成分异同，可为中药材的开发与合理应用提供支持。基于核磁共振代谢组学技术，研究者对款冬茎和叶的化学成分进行比较，款冬茎和叶核磁共振图谱共指认出40个化合物，其中，款冬叶中缬氨酸、亮氨酸、异亮氨酸、脯氨酸、绿原酸、3,5-二咖啡奎尼酸、3,4-二咖啡奎尼酸、款冬酮等的含量高于茎，而 α-葡萄糖、β-葡萄糖的含量低于款冬茎，结果可为款冬茎、叶部位的资源利用奠定基础。

（5）揭示炮制前后药材的次生代谢产物　中药材在入药之前需要采用不同的方法对药材进行炮制，炮制后中药材的活性成分通常会发生明显的变化，代谢组学可以从整体角度说明炮制前后中药成分组成的变化。应用植物代谢组学的方法，研究者对京大戟的炮制机理进行研究，从整体的角度探究京大戟炮制前后化学成分的改变。共筛选出对京大戟生品和炮制品分组有重要贡献的7个化合物，作为区分京大戟生品和炮制品的化学标志物。推测此为京大戟炮制减毒作用的物质基础。

中药（包括饮片、中成药、药物制剂）固有化学成分组成复杂，且中药在生长的过程中对环境有着严格的选择性，内环境的代谢也是一个动态过程。正确认识中药化学成分组成是中药现代研究的重要环节，有助于解决中药质量控制、作用机制、配伍规律等诸多关键科学问题。种类繁多的代谢物是中药发挥药效的物质基础，代谢物成分的改变增加了中药材质量控制和中药药效物质基础的研究难度。借助代谢组学的研究方法，可以快速、全面地对中药质量进行监控。代谢组学能够较为全面地研究中药复杂代谢过程及其产物，以组群指标分析为基础，运用高通量检测和数据处理手段，从宏观整体的角度研究中药的代谢物变化，从而为中药药效物质基础的研究提供良好的技术平台。

2. 中药化学物质组学的研究过程　中药化学物质组学的研究过程（图9-3）如下：获取液质联用和核磁共振等高维数据；验证数据的可靠性；用多元统计分析手段对数据进行降维和变量分析，分析代谢组数据的动态变化过程及发现生物标志物，并对其代谢途径进行定位；中药特征成分的鉴定—诊断离子延伸策略：研究对照品的质谱，发现系列组分的诊断离子（即与母核相关的特征性碎片离子），用诊断离子快速筛选出中药复杂组分中所含的相应的系列组分，进一步运用"结构延伸"的方法来对筛选出的系列组分进行结构鉴定；鉴定中药中的未知成分。

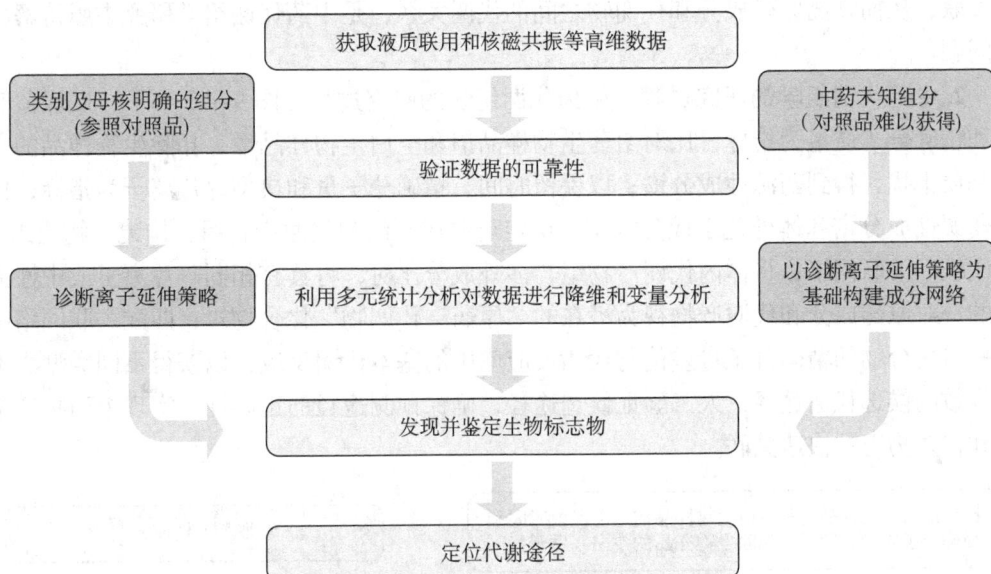

图 9-3　中药化学物质组学研究的研究过程

（二）中药代谢组学

1. 中药代谢组学　中药代谢组学（herbal metabolomics）是指应用代谢组学技术揭示中药在生物体内形成的复杂代谢产物组，快速揭示中药体内代谢组的变化。中药在体内的作用机制和作用靶点不尽相同。一些中药成分能够被 CYP_{450} 酶和 / 或 UGT 酶快速代谢；另一些成分由于是 P- 糖蛋白等转运体的底物而透过生物屏障，进入血液循环，从而分布到各个组织器官，进而发生更加广泛的代谢；还有一些中药成分则需要经过代谢转化后才能发挥治疗疾病的作用。因此，解析中药代谢物对阐明中药的作用机制非常重要。

中药及其各种制剂在进入生物体（动物、人）后，其所含的化学成分易在生物体液环境、菌群及各种代谢酶的作用下发生广泛代谢，形成中药成分在生物体内的代谢产物组（herbal metabolome）。有学者发现六味地黄丸是一个 β- 葡萄糖醛酸酶抑制剂，利用代谢组学技术探究六味地黄丸中发挥作用的活性成分，通过对大鼠尿液的非靶向代谢组学研究，并结合正交偏最小二乘判别分析（OPLS-DA）方法，筛选出六味地黄丸的生物活性成分包括马尿酸盐、染料木素、黄豆苷元、葡萄糖醛酸等化合物。该结果对六味地黄丸的机理研究与新的生物活性成分的发现具有重要意义。另有研究者采用 UPLC-Q/TOF-MS 技术与多元统计分析相结合的方法研究血栓心脉宁片灌胃给予病理大鼠后的入脑移行成分。结果从血瘀大鼠脑组织中鉴定出包括菲醌和蟾酥甾二烯等其他结构类型的 11 种原型入脑成分及 3 个代谢产物，为该中药大品种的药效物质基础研究提供了科学依据。

全面快速地解析中药物质组在生物体内的代谢变化并将代谢物与相应的原药成分进行关联，从而预测原药成分和代谢物之间的代谢关系，是中药代谢组学研究中亟待解决的问题。

2. 中药代谢组学的研究过程 中药代谢组学的研究过程（图 9-4）如下：以保留时间和精确分子质量为指标，比对给药生物样品谱和空白生物样品谱，扣除生物样品的空白基质干扰，得到药源性成分谱；以保留时间、精确分子量和典型碎片离子为指标，比较药源性成分谱和体外化学成分数据，确定药源成分组和代谢产物组；构建"物质组 – 代谢组"关联网络：将体内代谢产物组与体外成分比对，将具有相同碎片离子或中性丢失的一对原药成分和代谢产物视为潜在的"原药 – 代谢物"化合物对；匹配关联网络中每一对化合物的精确分子量差值与代谢反应库中的基本代谢反应，以获得不同类型、不同步数的候选代谢途径；人工验证候选途径，确保预测途径的正确性，实现中药物质组分和代谢物组的快速关联。

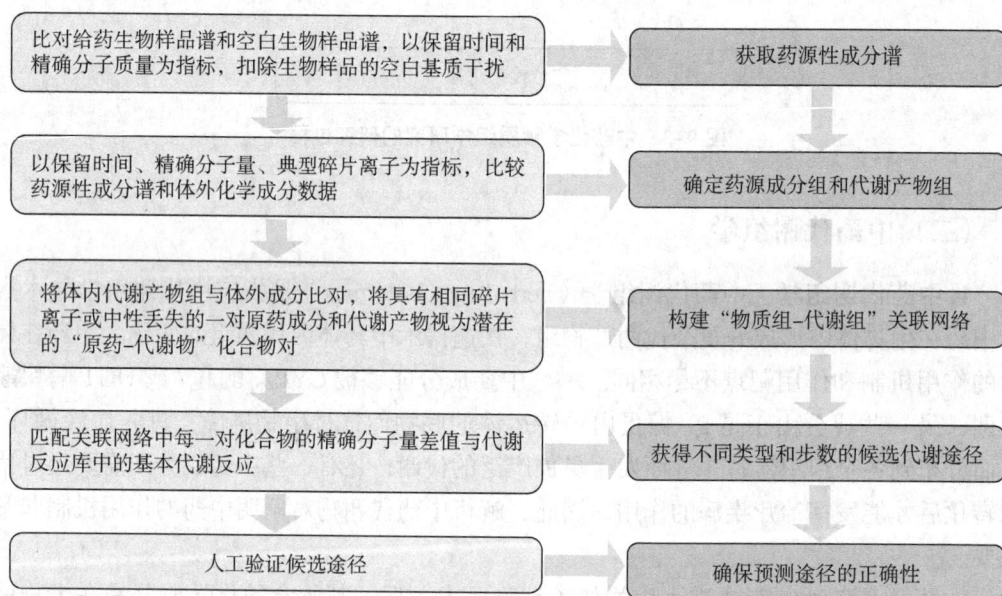

比对给药生物样品谱和空白生物样品谱，以保留时间和精确分子质量为指标，扣除生物样品的空白基质干扰	获取药源性成分谱
以保留时间、精确分子量、典型碎片离子为指标，比较药源性成分谱和体外化学成分数据	确定药源成分组和代谢产物组
将体内代谢产物组与体外成分比对，将具有相同碎片离子或中性丢失的一对原药成分和代谢产物视为潜在的"原药-代谢物"化合物对	构建"物质组-代谢组"关联网络
匹配关联网络中每一对化合物的精确分子量差值与代谢反应库中的基本代谢反应	获得不同类型和步数的候选代谢途径
人工验证候选途径	确保预测途径的正确性

图 9-4 中药代谢组学研究的过程

二、应用实例及解析

代谢组学可用于揭示不同生长年限药材的次生代谢产物情况。现以林下山西洋参和园地栽培西洋参为例，开展非靶标代谢组学研究，目的是探寻两者在化学组成上的差异，并挖掘两者的差异性代谢成分，为林下山西洋参的质量控制提供科学数据。

（一）研究背景

西洋参为五加科人参属植物西洋参 *Panax quinquefolium* Linn. 的根，原产于北美，具补气养阴，清热生津之功效。众所周知，野生西洋参较园地西洋参（field-grown American ginseng，FgAG）具有更高的药效和市场价值。但随着掠夺性采挖的进行，野生西洋参的资源骤然下降。林下山西洋参（wild-simulated American ginseng，WsAG）是模拟野生西洋参的生长环境，播种在山林野生状态下自然生长 10 年以上的西洋参，具有与野生西洋参相似的品质，可代替野生西洋参进行应用，其市场价值可达园地西洋参的 4 ～ 10 倍。但目前对 WsAG 研究甚少。

林下山西洋参和园地西洋参所含化学成分较多，各成分的理化性质差异较大，在分析对象中浓度范围分布较广，依靠传统的分析手段难以对其代谢产物进行快速全面的检测。该研究基于 LC-MS 技术，应用代谢组学的方法和思路，对 15 年以上生林下山西洋参和 3、4 年生的园地西洋参开展了非靶标代谢组学研究。

（二）实验材料

1. 受试品　新鲜林下山西洋参 8 批（WsAG1 ～ WsAG8）；3 年生和 4 年生园地西洋参各 10 批（FgAG1 ～ FgAG10，FgAG11 ～ FgAG20）。样本采集时间均为 2017 年 9 月至 2017 年 11 月。各批次西洋参，阴干，粉碎，分别过筛，得均匀粉末。

2. 供试品溶液的制备　取各样品粉末 0.2g，精密称定，分别加甲醇 10mL 浸泡过夜后超声提取 1 小时，过滤（0.22μm），得各提取液样本。再从每个提取液中分别吸取 50μL，混合，得质量控制样本溶液（QC）。上述提取液均 4℃保存，进样量为 5μL。

3. 仪器与设备　Waters ACQUITY UPLC 二元泵和样品管理器、Waters Xevo G2-S Q/Tof 四级杆飞行时间质谱仪、Masslynx™ V4.1 工作站及 UNIFI® V1.7 天然产物解析平台（Waters 公司）、N-A35 型氮气发生器（上海金浪科技有限公司）、TGL-16aR 型飞鸽超离速离心机（上海安亭科学仪器厂）、FA1104N 型电子天平（上海民桥精密科学仪器有限公司）。

（三）实验方法

1. UPLC 条件　Waters ACQUITY UPLC BEH C18 色谱柱（100mm×2.1mm，1.7μm），柱温：30℃；样品管理器温度：15℃；以含 0.1% 甲酸水为流动相 A，以含 0.1% 甲酸乙腈为流动相 B（*v/v*），流速 0.4mL/min，梯度洗脱程序：0 ～ 2 分钟，10% B；2 ～ 26 分钟，10% → 100% B；26 ～ 29 分钟，100% B；29 ～ 29.1 分钟，100% → 10% B；29.1 ～ 32 分钟，10% B。强洗液和弱洗液分别是 10/90 和 90/10 的水 / 乙腈混合物。

2. QTOF-MS^E 条件　源温度 150℃；去溶剂化温度 400℃；毛细管电压 2.6kV（ESI$^+$）或 2.2kV（ESI$^-$）；锥孔电压 40 V；脱溶剂气流量 800.0L/h；锥孔气流量 50L/h。在 MS^E 模式下，低能通道和高能通道能量分别设置为 6V 和 20 ～ 40V；质谱仪用 100 ～ 1500Da 的甲酸钠校准；所使用的实时校正液：亮氨酸 - 脑啡肽 *m/z* 556.2771

（ESI）和 554.2615（ESI）。

3. 人参属成分的化学信息数据库　除了 UNIFI 软件中内置的"Waters Traditional Medicine Library"外，还根据文献对人参属植物中的化学成分进行了系统的查阅。通过搜索中国全文数据库（CNKI）、PubMed、Medline、Web of Science 和 ChemSpider 等在线数据库，自建了从人参属植物中分离出的化合物（如皂苷、黄酮、挥发油、氨基酸等）数据库。化合物的名称、分子式和化学结构都可在数据库中获得。

4. 基于 UNIFI 天然产物解析平台的分析鉴定　①使用 Waters Compression 和 Archival Tool v1.10 压缩从 Masslynx 工作站获得的原始数据，并将其导入 UNIFI 软件。②通过 UNIFI 软件简化的工作流程对压缩数据进行处理，以便快速识别内置数据库和自建数据库中的化合物。处理方法的主要参数：2D 峰检测设置为 200 作为最小峰面积；在 3D 峰检测中，高能量和低能量的峰强度分别设为 200 和 1000 以上。选择 +H 和 +Na 作为正加合物，选择 –COOH 和 –H 作为负加合物。为了获得精确的质量数，亮氨酸 – 脑啡肽校正，m/z:[M+H]$^+$ 556.2766，[M–H]$^-$ 554.2620。③设置一个过滤条件以筛选结果，质量误差 ±5ppm，响应值 > 5000。④通过与文献报道的特征性 MS 碎片或与对照品进行比较，对每种化合物进行鉴定。

5. 数据采集和数据处理　Masslynx 工作站获取的原始数据经 MakerLynx XS V4.1 软件（Waters，Manchester，UK）程序化处理。Markerlynx XS 模块集多元线性回归、主成分分析、相关分析于一体，可用于代谢组学研究。基本步骤为：①为解决原始谱图存在信号量大、噪音复杂及峰缺失等问题，LC-MS 原始数据经峰检测、色谱峰经滤噪、重叠峰解析、峰对齐、峰匹配、数据缩减、标准化和归一化等处理，处理方法的主要参数如下：保留时间（0 ~ 26 分钟），保留时间窗（0.20），质量（100 ~ 1500Da），质量偏差（0.10），质量窗（0.10），最小值强度（5%），标记强度阈值（2000 个计数）和消除噪音（等级 6）。基于每个数据文件，所有检测到的峰质量数和保留时间会显示在 Extended statistics（XS）viewer 中。② MakerLynx 软件会对所得数据进行多元统计分析，包括主成分分析（PCA）和正交偏最小二乘 – 判别分析（OPLS-DA）。PCA 是一种无监督的模式识别方法，可以获得各组间的区分概况和模式识别，用于显示模式识别和最大变化、概述和分类。旨在将影响结果的变量按照重要程度进行排序的一种多元统计学方法，把原始未知变量进行一个相互正交的排序后，将新的变量称为主成分，其结果的输出方式主要分为得分图（score plot）和载荷图（loading plot），得分图是获得样品的分类，而载荷图是对分类进行贡献变量和贡献大小进行列表。OPLS-DA 是一种监督性分析方法，对变量数据进一步回归建模，以获得两个不同组之间的最大距离。该研究以 7 倍交叉验证得到评价 OPLS-DA 模型的参数 R^2Y（表示模型的解释程度）和 Q^2（表示模型的预测能力）。当 R^2Y 和 Q^2 值都达到最大时，即可确定为对组别分类贡献最大的差异成分。同时，通过置换检验来验证 OPLS-DA 模型的有效性和预测准确性，并使分类结果有较好的可信度，继而获得 S-plot 图及 VIP 值。S-plot 图，可提供可视化的 OPLS-DA 模型预测结果，用于发现对两组差异做出显着贡献的标志物。以探寻促成差异的可能化学标志物，变量距离载荷矩阵图中心的距离的远近反映了对各组数据分型贡献的大小，距离越远，贡献越大。另外，*VIP* 变量可初步筛选和鉴别出能够区分各组别的潜在标志物，是 OPLS-DA 中评价变量的贡献所最常用的方法。该研究选择 *VIP* 值 > 3.0 且 *p* 值 < 0.01 的代谢物认为是潜在的化学差异性物质。③为了更清晰、更美观地将分析结果呈现出来，该研究选择 SIMCA-P（v14.1）软件将多元统计分析结果表示出来，包括 PCA、OPLS-DA、S-plot、置换检验等结果。另外，为了系统地评估化学标志物，并直观地可视化不同化学标志物之间的差异水平，还采用热图形式，将各差异性成分在林下山西洋参和园地西洋参中含量的分布可视化。

（四）研究结论

采用 UPLC-Q/TOF-MS 技术结合多元统计分析，开展了林下山西洋参和园地西洋参的非靶标代谢组学研究。发现二者在化学组成上存在明显差异。通过与对照品比对及进行精确分子量和典型碎片分析，鉴定了 22 种潜在的化学标志物，林下山西洋参中含量高于园地西洋参的标志物有 12 种，园地西洋参中含量高于林下山西洋参的潜在标志物有 10 种。这项研究阐明了林下山西洋参和园地西洋参之间的差异，研究为解释不同生长环境对次生代谢产物的影响提供了基础，并为建立区别于园地西洋参的林下山西洋参质量标准提供科学依据。

第十章　分子对接在中药化学研究中的应用 ▷▷▷▷

第一节　概　述

一、分子对接的定义

虚拟筛选（virtual screening），也称计算机筛选，是在进行体内外生物活性筛选之前，在计算机上对化合物分子进行的预筛选，包括基于靶点结构和基于配体相似性的虚拟筛选。分子对接（molecular docking）是靶点结构虚拟筛选的代表性方法。

分子对接是利用计算机模拟技术，将配体分子放置于受体大分子的活性位点中，通过能量匹配和空间匹配而相互识别形成分子复合物，预测复合物结合构象及作用能的一种理论模拟方法。该方法主要研究药物分子与靶标蛋白质之间的相互作用，并预测其结合模式和亲合力。分子对接遵循的是互补匹配原则，即配体和受体间存在空间结构、氢键作用、静电作用、疏水作用等方面的互补与匹配。空间匹配是分子间发生作用的基础，而能量匹配是分子间保持稳定结合的基础，故能量识别和空间识别是分子对接的两大研究领域。配体与受体蛋白结合自由能表示结合能力的强弱，自由能越小表示配体和受体相互匹配作用越佳。

二、分子对接的历史沿革

分子对接的最初思想可追溯到 1894 年由 Fisher. E 提出的酶与底物相互作用的"锁–钥模型（lock-key model）"，该模型认为酶（"锁"，通常指蛋白质）和底物（"钥匙"，通常指小分子化合物）之间通过几何形状和作用力匹配而相互识别。该理论中将受体蛋白和配体小分子均视为刚性结构（即在对接前后，分子的空间构象不发生改变）。由于"锁–钥模型"的局限性，1958 年 Koshland 提出了"诱导契合学说（induced-fit theory）"，该学说认为在配体与受体相互作用时，配体可诱导柔性受体活性中心发生构象变化，同时，柔性的药物分子即特异性配体（ligand），包括内源性活性物质或外源性小分子药物，也会发生构象的改变，两者产生互补性契合并形成复合物，引发一系列生物效应。该学说也可形象地比作"手与手套模型"（图 10-1）。20 世纪 80 年代，Kuntz 等建立了分子对接方法，并开发了第一个分子对接程序 DOCK。

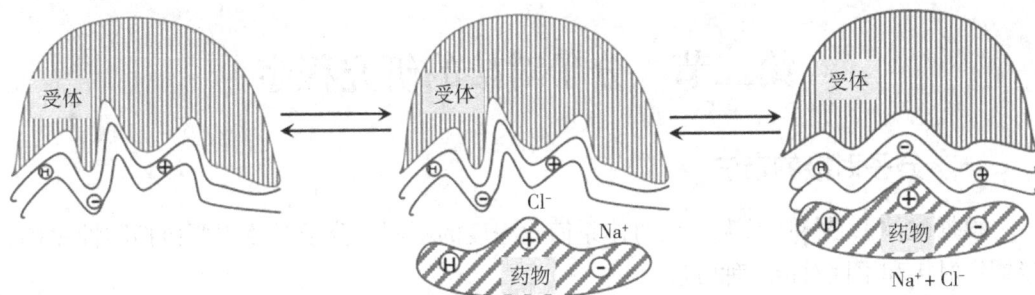

图 10-1　配体 - 受体的诱导契合示意图

三、分子对接在中药化学研究中的应用概况

中药在许多疾病的治疗中发挥了优良的疗效。中药的药效物质基础及其作用机制是中药研究的重要方向，也是实现中药现代化亟待解决的难题。将传统理论与现代科学新技术相结合，科学地阐述中药药效物质基础和作用机制，是突破中药研究现状的行之有效的方法之一。近年来，血清药物化学、血清药理学、代谢组学、分子生物色谱、分子烙印技术、计算机辅助药物设计等技术和手段的不断发展，为高效发掘中药发挥治疗作用的有效成分及治疗疾病的潜在相关靶点提供了有利的技术手段和新颖、可靠的思路和方法。

分子对接技术是在计算机技术、分子生物学、分子药理学等多学科发展的基础上逐渐形成的辅助药物设计的技术。在中药化学中应用的主要思路是针对某一个或多个与目标疾病相关的靶标蛋白，对中药化学成分进行虚拟筛选，根据对接后的得分情况，寻找与靶标蛋白具有特异性作用的化学成分，从而筛选中药中的活性物质。通过分子对接技术可以实现快速初步筛选中药中的核心化学成分、探索潜在的作用靶点，进而研究其药理活性和作用机制。国内外研究报道表明，运用分子对接等计算机模拟方法，可以预测中药活性成分、作用靶点及作用机制，提高了化学物质活性评价的效率和先导化合物发现的导向性，节约药物开发成本，可为中药物质基础和作用机制研究提供新策略和新思维模式，可行性强，在短短十几年间，取得了迅速的发展，也向着更深入、更宽广的目标进发。

目前分子对接技术在中药化学研究领域尚处于发展阶段，由于计算机预测方法及数据库等自身局限性的影响，分子对接也存在着一定的局限性。例如，虚拟对接预测可能会存在预测结果与体内实验数据有差异的情况，还需与其他实验方法相结合进行验证。另外，由于中药成分复杂多样，中药化学成分数据库的更新仍需加快。相信在不久的将来，整体技术的提升和联用，将使分子对接在中药化学中的应用更加科学、合理、有效。

第二节 分子对接的研究程序

一、分子对接的方法

根据配体、受体体系大小和对体系简化程度的不同，分子对接主要包括刚性对接、半柔性对接和柔性对接三种方法。

1. 刚性对接 是指在对接计算过程中，仅改变对接分子的空间位置与姿态，而不改变分子构象。该方法简化程度最高，计算量较小，适用于计算大分子与大分子之间的对接。刚性对接模拟的是原始的"锁–钥模型"，常用的对接程序包括 DOCK 及 MSCC 等。

2. 半柔性对接 是指计算过程中通常固定大分子靶标的构象，而一定程度上改变小分子配体的构象，或者在某种程度上限制小分子构象的调整，如固定一些非关键部位的键角、键长等。这种对接方法兼顾了计算量与模型的预测能力，是应用比较广泛的对接方法之一。绝大多数分子对接软件使用的便是半柔性对接的方法，如 Autodock3.05、Discovery Studio 中的 CDOCKER、FlexX、Gold4.0、Glide 等。

3. 柔性对接 是指在计算过程中允许研究体系的构象发生自由变化，随着体系中变化的原子数，计算的变量将呈几何级数增长。该法的精确度高，同时计算量非常大，计算时间长，适合精确考察分子间的识别情况。常用的对接程序包括 Gold5.0 及以上版本、Autodock4.0 及以上版本、Glide 等。

在上述三种分子对接方法中，半柔性和柔性对接模拟的主要依据是分子识别的"诱导契合模型"，更接近实际的生化过程。

二、分子对接的主要步骤

分子对接的研究策略主要有模拟对接过程和形状匹配两种。①模拟对接过程策略是模拟配体与受体结合的过程，采用具有随机统计性质的算法搜索构象空间。由于构象空间大，多采用 Monte Carlo 思想的随机算法来提高采用效率。速度比基于形状匹配的算法慢，但精确度更高，广泛应用于小分子同蛋白质大分子的对接研究。AutoDock 软件即采用该方法。②形状匹配策略是通过描述符等手段编码分子表面，对分子表面的亲疏水性、电势分布等加以标记，继而通过匹配算法搜寻受体和配体的结合构象。该策略可采用傅里叶变换技术，计算速度快，对接过程可快速完成。缺点是不能描述分子结构的柔性。适用于蛋白质–蛋白质对接研究。DOT2 软件便是采用该方法。

分子对接主要包括小分子数据库的预处理、靶点结构的预处理、分子对接和打分函数四个步骤（图 10–2）。

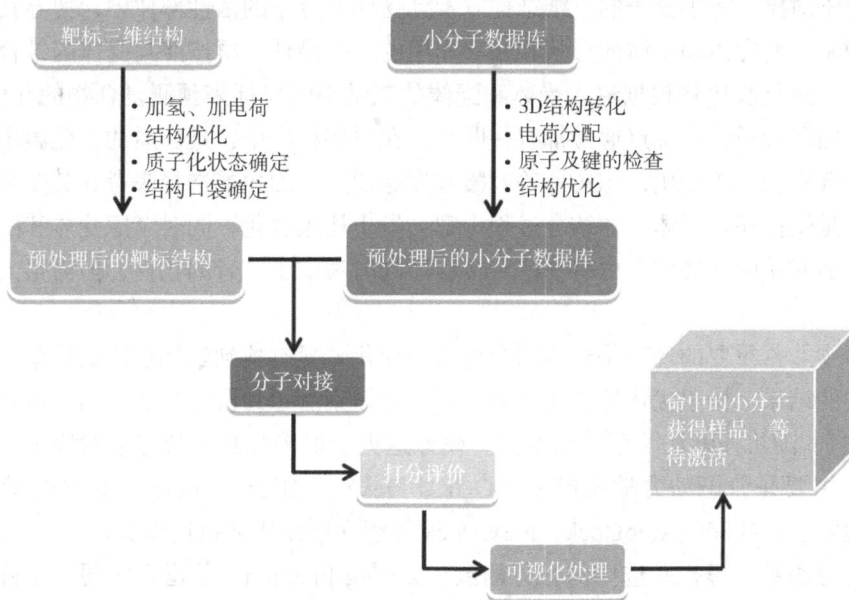

图 10-2 分子对接主要步骤

1. 小分子数据库的预处理 小分子数据库的来源包括商用数据库、自有数据库及设计的虚拟数据库。对接前，需进行由二维结构向三维结构的转化、电荷分配、原子及键的检查、结构优化、类药性和多样性分析等。通常可先设定一些条件，如 Lipinski 的 "5 倍律经验规则"等一系列类药性条件，先对数据库进行过滤，从而快速缩小三维数据库的规模。此外，如果针对某个靶点，已经获得相关抑制剂的结构，则可采用分子形状匹配的方法（如 FlexS），对数据库进行初筛，保留其中与已知抑制剂形状相似的分子。经过初步筛选，再采用基于分子对接的虚拟筛选，从数据库中找出可能与靶点相互匹配的有机小分子。

2. 靶点结构的预处理 一般包括靶点的检验、靶点的处理和靶点的配体结合口袋的确定等三个方面。

（1）靶点的检验 用于药物设计的具有晶体结构的靶点三维结构，一般分辨率小于 2.5Å，R 因子低于 25%，重点关注部位的温度因子不应大于整个分子的平均温度因子。对于用 NMR 法测定的靶点的溶液结构，要选择一个合适的构象。

（2）靶点的处理 ①补齐晶体结构中缺失的原子和残基。②为大分子加上氢，并按照对接程序要求分配相应的电荷。③考虑带电残基的质子化状态，如 His、Glu 等。④去除不重要的离子或水分子，但需保留结合口袋里影响配体结合的金属离子或水分子。

（3）靶点的配体结合口袋的确定 如果靶点分子是复合物，以配体为中心的 5 ～ 7Å 区域内的氨基酸残基是结合口袋；如果靶点分子不是复合物，结合口袋的位置可以根据同源蛋白或定点突变的实验数据确定；如果实验数据也未知，则可以利用 Insight Ⅱ 模拟软件的 bind site analysis 模块和 Sybyl 软件的 SiteID 模块等搜寻靶点分子的结合口袋。

3.分子对接 将小分子的三维结构放置到受体大分子的活性部位中，搜寻其合适的取向和构象，使配体和受体的形状和相互作用的匹配最佳，再按照与受体的结合能为小分子打分。对接程序将根据输入受体和配体的三维空间坐标来预测复合物的几何坐标。较大的蛋白质分子结合位点通常都有一凹面，在对接程序中，蛋白质的变化微小，而配体小分子会有较大的变化，DOCK 等对接程序是通过二面角的选择来考察其变化。实际上，无论是受体还是配体，在结合过程中都会发生构象变化，同时考虑受体和配体的柔性必将增加对接的准确性，也有一些对接程序同时考虑了二者的柔性，但需很大的计算资源。

对接中非常重要的环节是配体结合构象的优化。只有找到配体合适的构象，才能获得较准确的结果。构象优化的算法大体分为系统搜索法（片段生长法、构象搜索法和构象库方法）、随机搜索法（蒙特卡罗法、模拟退火、遗传算法和禁忌搜索法）和确定性搜索法（主要是分子动力学模拟）。DOCK、FlexX、eHiTS、Glide、EUDOC 等程序使用系统搜索法；Gold、AutoDock、FlexiDock 等程序则使用随机搜索法。

4.打分函数 虚拟筛选中的打分函数（scoring function）是指评价同一个分子的不同构象的结合好坏，以及评价不同分子的最优结合构象，最终得到结合能力从高到低的化合物分子清单。精确的打分函数可以判断配体分子和受体结合能力的强弱。打分函数越精确，就要越消耗更多的计算资源。由于数据库中的分子数量众多及计算能力的限制，人们往往希望提高筛选的速度，故较为简单的打分函数常用来评价小分子和受体结合能力的高低。目前常用的打分函数有以下四种。

（1）基于力场的打分函数 是将蛋白质 – 配体结合自由能近似为范德华力与静电相互作用的加和，大部分基于力场的打分函数忽略溶剂效应和熵效应，最后的结果是能量或焓变，而不是自由能。不同的打分函数采用不同的立场，如 G-Score 是基于 Tripos 立场；DOCK 和 AutoDock 的早期版本基于 Amber 立场。

（2）半经验的自由能打分函数 假设配体和受体结合的自由能来自于不同能量项的贡献，通过计算氢键作用能、疏水作用能、静电作用能、熵、金属离子等各个分能量项，再加和求得总的结合自由能。

（3）基于知识的打分函数 是用简单的原子对作用函数来计算配体和受体之间的得分。即通过已知的蛋白质 – 配体结构，利用反 –Boltzmann 规则将原子间距离的概率分布转化为与距离有关的蛋白质 – 配体原子对间的作用能。PMF（potential of mean force）、BLEEP、SMoG、DrugScore 等对接程序用的就是这种打分函数。

（4）"一致性"打分 "一致性"打分（consensus score）组合了多种打分函数来评估小分子和受体的结合，是一种策略而非打分函数，可显著降低假阳性。如 Tripos 公司开发的 Cscore 函数组合了 G_Score、PMF_Score、D_Score、ChemScore 和 F_Score 等5 个打分函数。

打分函数的不精确是影响对接结果的主要因素。如果不知道何种打分函数能更好地评估化合物及靶点之间的作用力，用"一致性"打分可能会降低假阳性率，但也会不可避免的丢失活性化合物；如果事先知道某一特定的打分函数能够很好地评估化合物及靶点之间的作用力，则应尽量用单个打分函数进行打分。

三、分子对接常用软件

目前的各种分子对接软件，如 Dock，AutoDock，FlexX，Affinity 等，都可以实现对接过程，用户只需做好对接前的靶点和配体准备以及对接后的分析工作即可。分子对接也因此被广泛地应用在配体虚拟筛选、先导物分子结构优化等药物发现环节中，在合理药物设计（rational drug design）中发挥着重要的作用。现有分子对接程序大多为对接小分子配体 – 蛋白质受体的软件，少数为对接蛋白质 – 蛋白质、蛋白质 –DNA、蛋白质 –RNA 的软件。分子对接程序常用软件包括商业软件和免费软件。常用的商业软件有 Affinity、Glide、ICM–Pro、Gold、Surflex 等，免费软件有 Dock、AutoDock、AutoDock Vina 等。

1. DOCK　1982 年，Kuntz 小组开发了最早的分子对接软件 DOCK。受体的活性位点及配体的形状是利用球形集合来显示的。DOCK 程序首先产生填充受体分子表面口袋或凹槽的球集，再整理成系列假定结合位点，继而根据受体表面的结合点与配体分子的距离匹配原则，确定四点后将配体分子投射到受体分子表面，最后进一步优化。AMBER 力场经验势能函数打分。DOCK 程序可用于柔性小分子配体和蛋白之间的对接，现已成功应用于药物分子设计的领域。

2. AUTODOCK　由 Scripps 的 Olson 科研小组开发。3.05 版本采用模拟退火和遗传算法寻找受体和配体最佳的结合位置，用半经验的自由能计算方法评价受体和配体的匹配情况。4.0 版已考虑了小分子及蛋白部分残基侧链的柔性，主要应用于小分子 – 蛋白质的对接。

3. Affinity　由 Accelrys（MSI）和杜邦联合开发，是最早实现商业化的分子对接软件。提供了多种对接策略，可根据需要提供多种方法的组合。对接包括两个步骤：首先通过蒙特卡罗或模拟退火计算来确定配体分子在受体活性口袋中可能的结合位置，继而采用分子力学或分子动力学方法进行细致的分子对接。在 Affinity 中，不仅配体是柔性的，受体的重要部位也可以定义为柔性区域。由于对配体和受体都采用了柔性的策略，Affinity 适合对配体和受体之间的相互作用模式的精细考察，不太适合对大量的配体分子进行基于分子对接的虚拟筛选。

4. FlexX　考虑了配体分子的多种构象，是一种建立在逐步构造策略基础上的快速、精确的柔性对接算法，主要步骤是：①在配体分子中选择核心基团。②将核心基团放置于活性部位。③在核心基团上逐步增加其他基团，构造完整的配体分子。采用改进的 Boehm 结合自由能函数进行打分，优于以相互作用能为评价函数的分子对接法。

其他常用的分子对接软件及其特点见表 10–1。

表 10-1　其他常用的分子对接软件及其特点

软件	特点
AutoDock Vina	参数设置比 Autodock 简单，实现了柔性配体与柔性蛋白侧链的对接，可在多核机器上并行运算
Discovery Studio	集成了 Flexible Docking LibDock 和 CDOCKER 等分子对接模块，进行半柔性对接，通过采用高温动力学的方法随机搜索配体分子构象，采用模拟退火方法进行对接；可获得高精度的对接结果
Surflex	从完整的分子中交叉组合大量构象，实现柔性对接，采用 Hammerhead 打分函数打分
ICM-Pro	支持小分子配体－蛋白质、多肽－蛋白质及蛋白质－蛋白质的对接，具有快速、精确、功能较强大等特点
GOLD	基于遗传算法，配体全柔性，受体结合位置部分柔性，具有准确、可靠的优点，自动对接程序可用于虚拟数据库筛选
Glide	用于配体和蛋白的柔性对接，分级筛选搜索可能的结合位点，具精确、快速等优点

第三节　应用及研究实例

一、分子对接在中药化学研究中的应用

（一）分子对接在中药药效物质研究中的应用

中药药效物质是指中药中能够表达药物临床疗效的化学成分组，是中药进入人体内作用于多个靶点并产生整体功效的化学组分群，包括中药的固有成分、制备过程形成的中间产物，以及与人体相互作用形成的新的代谢产物。中药通过多组分、多靶点发挥临床疗效。近年来，分子对接技术已广泛应用于中药药效物质的筛选和防治疾病用药物的发现，研究思路是对疾病的单个或多个相关靶点进行筛选，以寻找治疗特异性疾病的药物。即在中药临床功效和药理实验结果指导下，针对特定的疾病靶蛋白，对具有相关疗效的中药进行活性成分的筛选。基本过程为：①基于文献挖掘和搜索天然产物数据库等方法进行筛选，获得活性化学成分。②根据文献检索、药理学实验与疾病靶标数据库筛选，获取疾病相关靶点。③利用分子对接软件进行活性成分－靶点对接。④通过打分函数确定与靶标蛋白质具有特异作用的潜在中药化学成分，作为中药发挥药效的物质基础。

近年来，一些学者将分子对接方法应用于中药药效物质基础研究中，并取得了一些有意义的研究结果。如通过文献挖掘与处方筛选得到 11 种常用抗病毒中药，以公认的 COVID-19 有效靶点 SARS-CoV-2 3CL 水解酶（Mpro）蛋白质为受体，与整合得到469 种活性成分进行分子对接，筛选潜在抗 SARS-CoV-2 活性成分 41 个。研究表明，候选药物中柴胡、甘草、金银花等药材中含有较多的潜在抗 SARS-CoV-2 活性成分。该方法为快速准确寻找抗 SARS-CoV-2 有效化学成分及已有中药的临床应用提供参考。

此外，基于分子对接的方法研究了拮抗肿瘤坏死因子受体1（TNFR1）的红芪小分子化合物。从中药化学成分数据库获得红芪小分子化合物43个，从蛋白结构数据库获得炎症靶点 TNFR1 三维结构（PDB ID：1TNR），将红芪小分子化合物与靶点进行柔性分子对接，根据打分值和类药性分析综合筛选出5个红芪小分子化合物，为潜在的 TNFR1 拮抗剂。另外，利用 UPLC–Q/TOF–MS 技术鉴定出中药复方制剂金芪降糖片中51种活性化学成分，并结合在线疾病数据库和蛋白互做筛选确定了3个关键靶点，分子对接技术验证结果发现，木兰花碱、黄连碱、表小檗碱等15种成分为金芪降糖片治疗Ⅱ型糖尿病的潜在药效物质基础。

（二）分子对接在中药作用机制研究中的应用

中药活性成分的潜在生物靶标预测是一项艰难的任务。分子对接技术将已知的小分子活性物质与相关的靶蛋白进行对接，通过空间与能量匹配互相识别形成靶标 – 配体分子复合物，预测中药化学成分与受体的结合构象及作用能，可以从分子水平阐明中药效应成分与靶标的作用机制。目前，分子对接多与网络药理学相结合进行中药作用机制的研究，利用分子对接技术可以模拟中药活性成分与疾病靶标之间的相互作用，预测两者之间的亲和力大小，同时结合网络药理学方法，从系统层面上构建分子 – 靶标 – 疾病之间的关系，解释中药的多靶标作用机制。

在阐明中药活性成分与心血管疾病、癌症等疾病研究领域的相关靶蛋白作用机制方面，分子对接技术发挥了重要作用，取得了较好的进展。如从中药化合物数据库获取丹参和黄芪活性成分共61个，并基于比较毒物基因组学数据库筛选冠心病和心绞痛相关靶标，对疾病靶标基因进行相互作用分析，继而运用 Syby12.1 软件对所得丹参、黄芪的活性成分与心绞痛及冠心病靶点进行分子对接验证研究。结果筛选出7个冠心病和心绞痛疾病的关键靶标蛋白；分子对接发现黄芪单味药、丹参单味药、黄芪丹参配伍用药可能通过调节尿激酶、载脂蛋白 E、血管紧张素 I 转化酶发挥抗冠心病及心绞痛的作用。该研究为其配伍后实验研究和临床应用提供了合理解释。另有研究者通过网络药理学分析和分子对接探讨了连翘抗肿瘤可能的分子作用机制。通过文献挖掘和 TCMSP 数据库获取连翘主要成分，利用疾病靶标数据库收集癌症相关基因，通过 PyRx 软件对成分与靶点网络分析结果进行分子对接。结果发现，连翘共有26种主要成分可能作用于 AKT1、IL6 和 ESR1 等关键靶点，参与20条信号通路。该研究利用成分 – 蛋白靶点 – 通路相互网络，以及分子对接来揭示连翘的抗肿瘤作用，为系统阐明连翘主要成分抗肿瘤的分子机制提供了参考和指导。

分子对接与网络药理学联合应用在阐明中药及其复方的药效物质基础及作用机制方面，也取得了一定的研究结果。如热毒宁注射液抗 COVID–19 的作用机制的研究。基于网络药理学方法筛选出热毒宁注射液38种活性化合物和42个靶点，使用 AutoDock 软件通过分子对接验证核心化合物与 COVID–19 的靶点蛋白 3CL Mpro 的结合能力。结果显示，热毒宁注射液通过与 3CL Mpro 结合发挥抗病毒作用，38个活性成分通过调控42个新型冠状病毒相关靶点，尤其是24个核心靶点，参与体内炎症反应、免疫反应、细胞对脂多糖的反应等生物学过程，干预 IL-17、Th17 细胞分化等信号通路发挥抗新型冠状病毒的疗效。同样利用分子对接和网络药理学的方法，预测桂枝芍药知母汤治疗类风湿关节炎的主要活性成分和作用靶点。首先在中药化合物数据库收集桂枝芍药知母汤中 9 味中药（桂枝、芍药、知母、甘草、麻黄、生姜、白术、防风、附子）的主要化学成分。通过疾病靶点数据库查找类风湿关节炎相关的蛋白靶点，分析网络关系。采用 Discovery studio 4.5.0 软件进行化合物与靶点的分子对接。分子对接结果显示桂枝芍药知母汤中存在 316 个潜在的抗关节炎活性成分，作用于 26 个靶点，该研究为桂枝芍药知母汤更好的临床应用提供参考和依据。

二、应用实例及解析

2019 年爆发新型冠状病毒肺炎（coronavirus disease-19，COVID-19），被世界卫生组织（WHO）定性为"国际关注的突发公共卫生事件"，对人类健康造成了极大危害。中医学认为，COVID-19 属"瘟疫"，也被称为"肺瘟"。金莲花汤由金莲花、蒲公英、大青叶、葛根和苏叶 5 味中药组成，具有清热解毒、散风透邪的功效。其通过作用于 TLR3、TLR4、TLR7 信号通路，以及减少炎症因子 IL-1、IL-6、TNF-α、NO 的分泌，可缓解病毒引起的"炎症因子风暴"，具有较好的抗病毒作用，适用于"瘟疫"的预防或治疗。

以金莲花汤抗 COVID-19 的药效物质基础与作用机制的研究为例，以该制剂中主要活性成分之一芦丁为配体，选择 SARS-CoV-2 3CL 水解酶（Mpro）为受体，介绍 AutoDock 和 Autodock vina 软件的分子对接流程。

（一）受体结构的准备

从 RCSB 蛋白质结构数据库（www.rcsb.org）中下载受体 SARS-CoV-2 3CL 水解酶蛋白结构（PBD ID：6LU7），操作界面如图 10-3 所示。

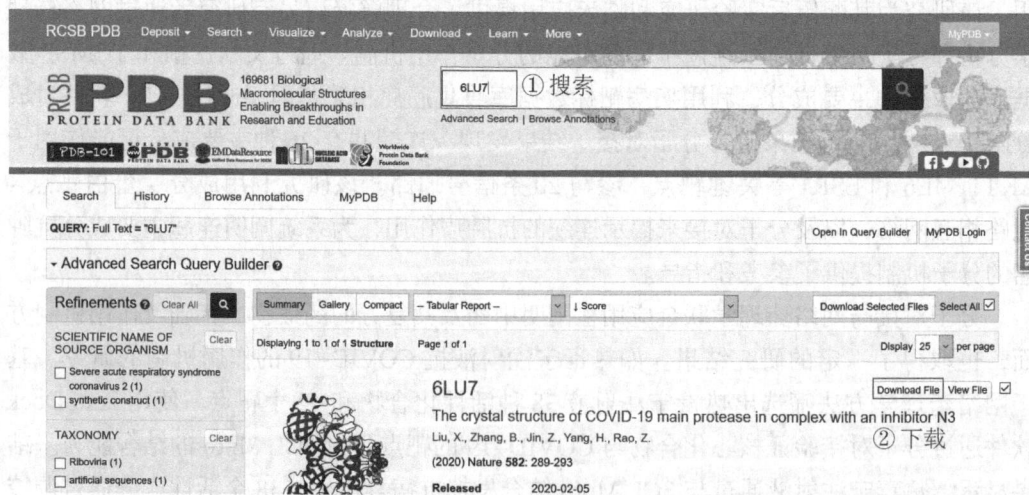

图 10-3　RCSB 蛋白数据库的操作界面

采用 Autodock Tools 1.5.6 软件，进行水分子删除、加氢以及元素的电荷分配等处理，处理结果保存为 pdbqt 格式文件，操作界面见下图（图 10-4）。以下代码展示了使用该软件完成如上任务并观察结合位点的过程。

File > Read Molecule > *.pdb

Eidt > Delete Water

Edit > Hydrogens > Add > 确定

Edit > Charges > Computer Gasteiger > 确定

Edit > Charges > Check Totals on Residues > 确定

Edit > Atoms > Assign AD4 Type > 确定

Grid > Macromoleclue > Choose > 6lu7 > Select Molecule > *.pdbqt

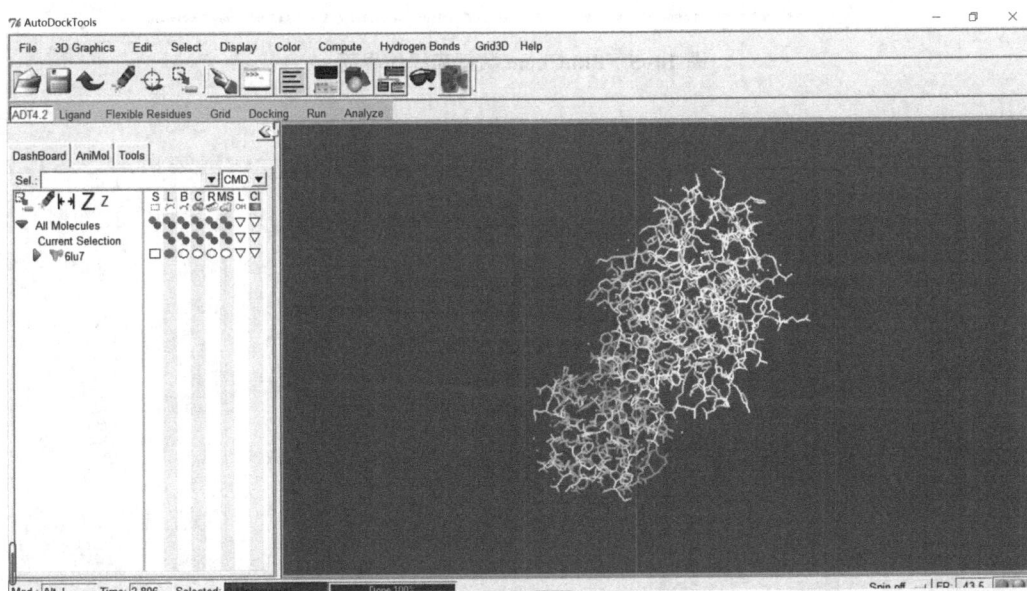

图 10-4　Autodock Tools 1.5.6 操作界面

（二）配体结构的准备

芦丁的结构信息（CID: 5280805）来源于 Pubchem（https://pubchem.ncbi.nlm.nih.gov/）数据库（图 10-5）。若数据库中无配体化合物的结构式信息，可用 ChemDraw Ultra 8.0 软件自行绘制（图 10-6）。

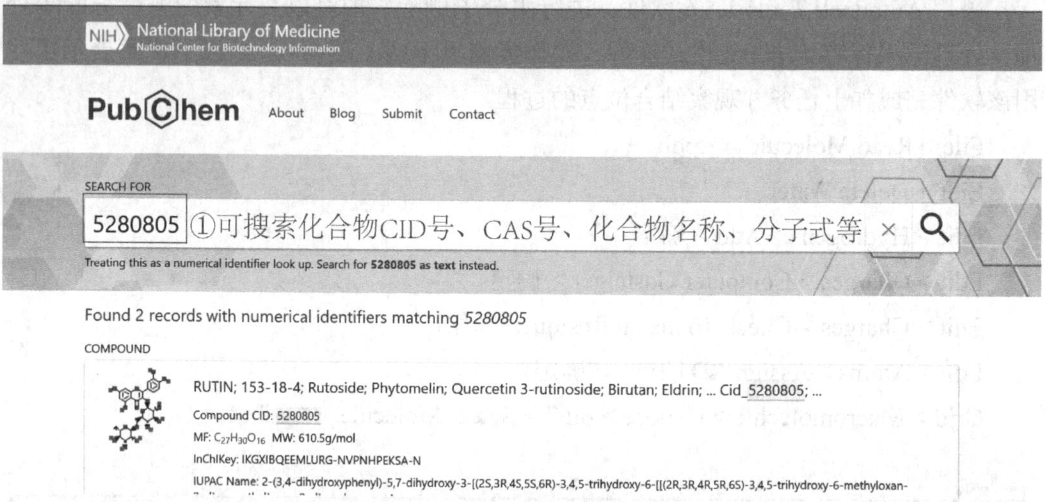

图 10-5　PubChem 数据库操作界面

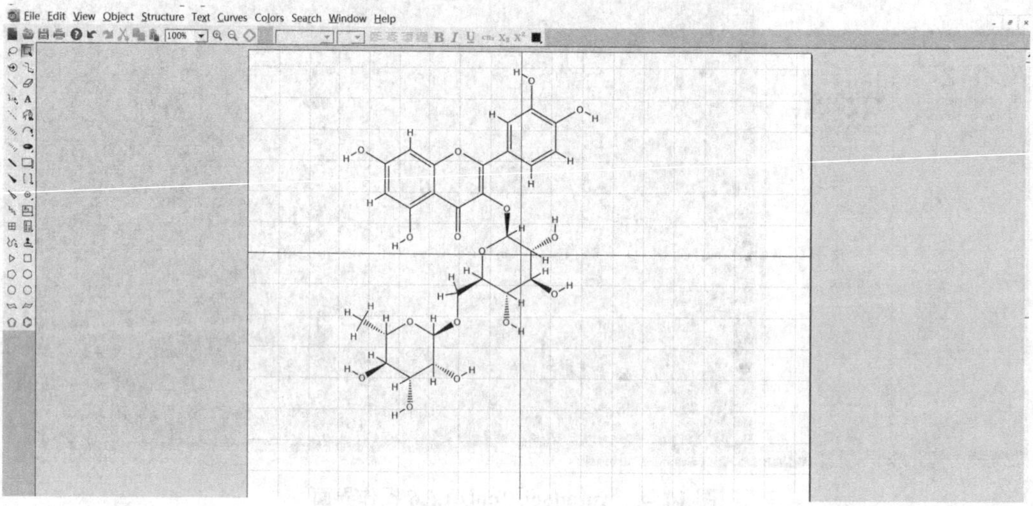

图 10-6　ChemBioDraw Ultra 软件操作界面

　　将芦丁的二维结构用 ChemBio3D Ultra 14.0 软件转化为三维结构，并用 MMFF94 力场进行优化（图 10-7）。如下代码展示了使用 ChemBio3D Ultra 软件完成如上任务的过程。

File > Open > *.sdf

Calculations > MMFF94 > Perform MMFF94 Minimization > Run

File > Save as > *.mol2

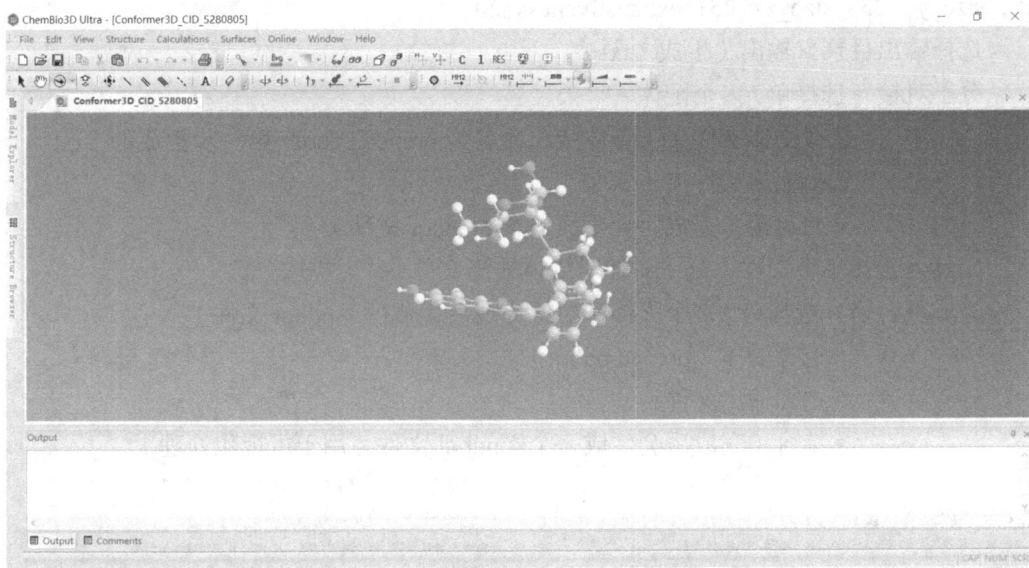

图 10-7　ChemBio3D Ultra 14.0 操作界面

然后使用 Autodock Tools 1.5.6 将其保存为 pdbqt 格式文件。如下代码展示了使用 Autodock Tools 1.5.6 软件完成如上任务的过程。

Ligand > Input > Open > *.mol2

Edit > Charges > Computer Gasteiger > 确定

Edit > Charges > Check Totals on Residues > Spread Charge Deficit over all atoms in residue（若没弹出窗口则不用点）> Dismiss

Root > Ligand > Torsion tree > Detect root（判断配体）

Ligand > Torsion tree > Choose torsions > done（判断可旋转的键）

Ligand > Output > Save as PDBQT

（三）分子对接

AutoDock Vina 采用复杂的梯度优化算法加快局域极小化的过程，并采用了多线程技术，相比 AutoDock4.0，在速度上提升了约两个数量级且精度更好。故采用 AutoDock Vina（图 10-8）软件进行半柔性分子对接。半柔性对接指的是对接中小分子配体的构象为柔性，可以发生改变，而受体蛋白则是刚性，不发生变化。

以靶点蛋白原配体作为中心设置格点。根据原配体 N3 的位置，确定 Mpro 活性位点的坐标为 center_x =-10.636，center_y = 12.346，center_z = 68.207；size_x = 25，size_y = 25，size_z = 25。为了增加计算的准确度，将参数 exhaustiveness 设置为 20。除了特别说明，其他参数均采用默认值。通过 Autodock vina 运算获得芦丁与 Mpro 蛋白质的对接结果。如下代码展示了使用 Autodock vina 软件完成如上任务的过程。

准备对接配置 > center_x =-10.636，center_y = 12.346，center_z = 68.207；size_x =

25，size_y = 25，size_z = 25；exhaustiveness=20

　　选择输出目录 > 输出（生成 *.txt）

　　分子对接 > 选择单 / 多个配体

　　　　　　 > 选择受体文件夹（受体蛋白命名为 preped.pdbqt+ 第一步生成的 *.txt）

　　　　　　 > 选择输出文件夹

　　　　　　 > 开始对接（完成后会生成一个 *.pdbqt 文件）

　　工具 > 选择单个文件（分子对接时受体输出文件夹）> 提取分数

　　生成复合物 > 选择单 / 多个配体（对接完成后生成的 *.pdbqt 文件）

　　　　　　　 > 选择受体（preped.pdbqt）

　　　　　　　 > 选择输出文件夹

　　　　　　　 > 结合（完成后会生成一个 *.pdbqt 文件，用于可视化处理）

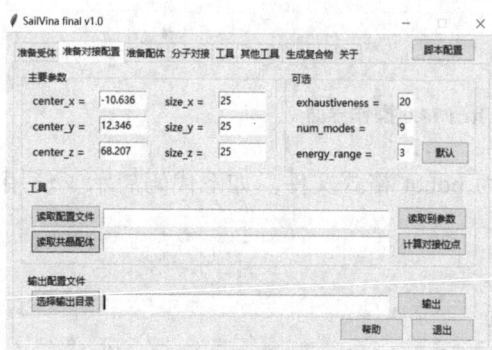

A. 准备对接配置

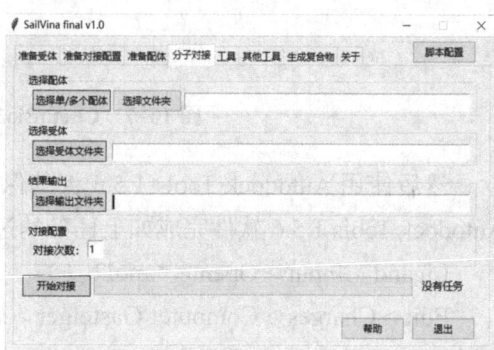

B. 分子对接

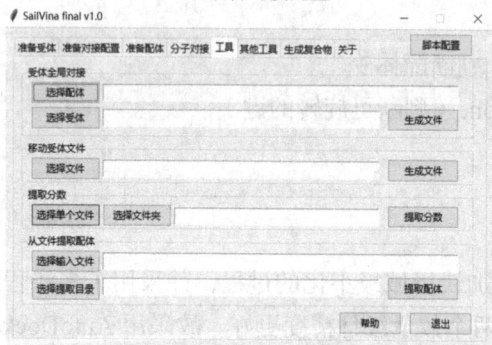

C. 工具

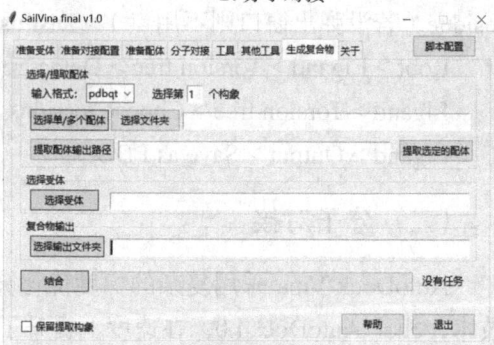

D. 生成复合物

图 10-8　Autodock vina 操作界面

（四）对接结果与可视化处理

　　利用 PyMOL 分析和观察化合物与蛋白的对接结果。如下代码展示使用 PyMOL 软件（图 10-9）来完成如上任务。

File > Open > *.pdbqt

基础操作：

改变小分子颜色：点击 C → by element 选择颜色。

显示氢键：点击 A → find → polar contacts → to other atoms in object 界面显示小分子配体与残基形成的氢键

选中残基：点击 A → extract object

设置蛋白透明度：Setting → transparency → cartoon → 80

测量两个原子之间的距离：wizard → measurement–distance

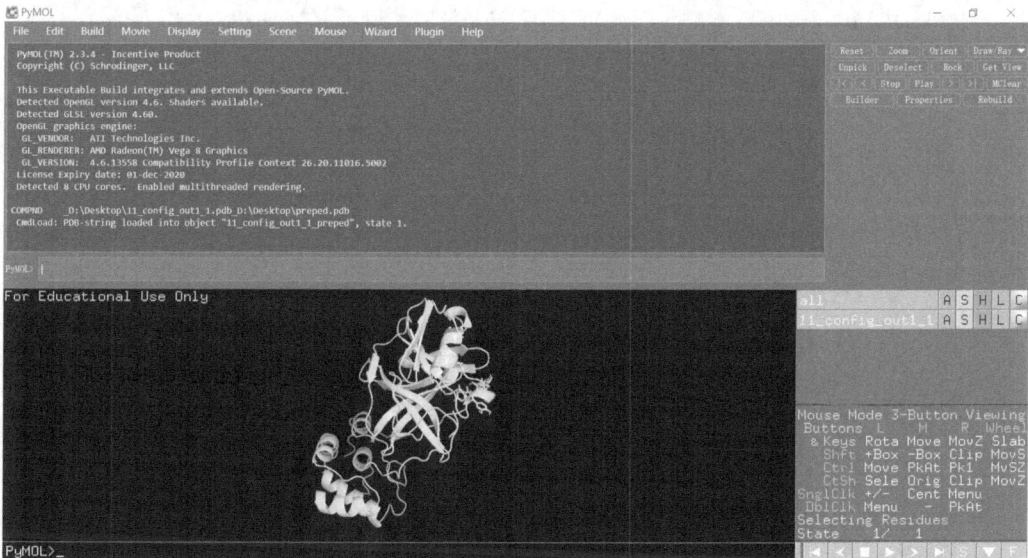

A：代表对这个对象的各种 action；S：显示这个对象的某种样式；
H：隐藏某种样式；L：显示某种 label；C：显示的颜色

图 10-9　PyMOL 操作界面

下　篇

第十一章　中药化学在中药质量控制中的应用 ▷▷▷▷

第一节　概　述

中药材作为一种天然药物，其化学成分的生源合成、积累及含量易受品种、产地、栽培、采收季节、贮存条件及加工方法等各种自然条件及人工的影响而产生变化，使以中药材为原料的中药复方制剂中的有效成分含量也受到影响，最终导致临床疗效的不稳定，这是制约中药发展的重要因素，因此需要建立和完善中药的质量评价标准，以保证中药临床疗效的安全性、一致性及稳定性。

中药质量的评价与分析，主要内容包括评价指标的选择、供试品制备及分析方法选择三个方面，这三方面研究均以中药化学的基本内容与技术为基础。

评价指标的选择是中药质量控制的首要问题。评价指标的选择是基于对中药药效物质基础的研究，这是中药化学重要的研究内容之一、也是中药现代化的前提和基础。目前，很多中药的药效物质基础还有待研究，因此在现阶段，中药及其复方制剂中评价指标通常是基于中药多成分、多靶点的特点，选择中药及其复方制剂中的一种或多种有效成分、标志性化学成分或主要化学成分作为评价指标，将多种模式及分析方法组合应用，注重中药质量控制的整体性和均一性，以达到全面控制中药及其制剂质量的目的。近几年，中药在化学成分、作用机理及药效物质基础研究方面取得了一定的进展，进一步明确了中药的有效成分、毒性成分及有效部位等，同时也发现了中药及复方制剂中各类化学成分在体内体外的相互影响规律，为中药质量控制指标的选择奠定了良好基础。

供试品的制备是影响中药质量分析结果的关键。一种中药中含有多种类型的化学成分，而复方制剂中的化学成分更为复杂、因此对中药单味药材及复方制剂的质量分析，无论是定性还是定量分析，首先应根据分析目的及评价指标性质，选择合适的提取分离方法制备供试品，达到富集被分析的成分，排除杂质干扰的目的。例如，同样是分析某一化学成分，单味中药材与复方制剂的供试品制备方法是不同的，而同一味药材，分析单一成分与特征图谱的供试品制备方法亦不相同。

针对中药化学成分类型较多、作用机制复杂的特点，依据中药中所含化学成分的溶解性、极性、分子大小等理化性质，采用多维、多层次的分析技术，实现高效快速的分离分析，构建适合中药特点的质量评价体系，达到评价及控制中药质量的目的。

在中药质量控制过程中，针对三个重要的研究方面，前提都要明确中药及其复方制剂中的有效成分或化学成分的种类及结构特征、理化性质及提取分离方法等，因此中药或复方制剂的质量控制方法研究需以中药化学的研究内容为基础。

第二节　中药质量评价指标的选择

一、评价指标的选择原则

中药质量评价的主要对象是中药，具体包括中药材、饮片、提取物及制剂，评价的指标是中药中有效成分、毒性成分或其他影响疗效和质量的化学成分，从鉴别、检查及含量等各方面作出全面评价。其中对于评价指标的选择原则，通常有以下五种情况：①若能确定其有效成分，则应以有效成分为指标。②若有效成分不明确，可以选择主要化学成分或标志性化学成分作为评价指标。③如果上述成分含量均过低，可以选择有效部位，如总皂苷、总生物碱、总黄酮等作为评价指标。④如果有效部位指标难以选择，可以选择对照药材制备成对照溶液作为评价指标。⑤对于中药复方制剂，要先进行处方分析，明确处方君、臣、佐、使后，首选方剂中的君药、主要臣药，以及贵重药、毒剧药中的化学成分作为质量评价指标。

二、评价指标的化学成分类型

中药中的化学成分类型主要有糖类、苯丙素类、黄酮类、皂苷类、生物碱类、萜和挥发油类等。对《中国药典》2020 年版一部收载的中药材进行统计可知，430 余种中药材质量标准的含量测定项中，所使用的化学对照品结构类型包括生物碱类、黄酮类、皂苷类、醌类、苯丙素类及萜类等化学成分。其中，皂苷类 100 余种、黄酮类 80 余种、苯丙素类 60 余种、生物碱类 50 余种、挥发油 40 余种、醌类 10 余种，以上物质均为小分子化合物。由于皂苷类、黄酮类、生物碱类及蒽醌类成分基础研究比较深入，因此常作为中药质量控制的指标性成分。

目前在中药质量控制中，含量测定指标仍以小分子化合物为主，随着对中药药效物质基础的深入研究及分析技术的不断发展，越来越多的大分子化合物将与小分子化合物共同作为中药质量的评价指标，全面控制中药质量。同时，研究中药进入体内后化学成分的变化规律及内源性成分受药物干预后变化，即研究生物体内外源性成分及其变化规律，并以此研究结果确定评价指标，也将是未来的研究方向。

围绕中药"安全、可控、有效"的基本属性，根据中药多成分、多靶点、整体协同作用的特性，开展复杂体系的质量控制研究。如在多效标成分定量、指纹图谱及生物检测方法等分析方法研究中，评价指标的选择也是深入研究的关键要素。

第三节　供试品的制备

中药及其复方制剂含有的化学成分组成复杂，且含量较低，在进行分析检测之前，需要将其制备成供试品。供试品的制备过程包括样品前处理、提取分离及纯化两个阶段。

一、样品前处理

(一) 样品的粉碎

样品粉碎有两方面作用，一是使样品中被检测成分得到充分提取，二是保证所取样品均匀而有代表性，从而保证测定结果的重复性和准确性。

中药主要来源于植物、动物及矿物药三类，植物药与动物药和矿物药的组织结构不同，因此样品提取前的粉碎方法也有所不同。例如，用溶剂法提取植物类中药，溶剂是通过浸润与渗透、解吸与溶解、扩散相互联系的三个阶段完成提取过程的。根据提取原理，对于中药材及饮片等固体样品，药材的粒度是影响提取效率的因素之一，因此提取前需要对药材进行粉碎，并通过规定筛目。同时，根据中药材根、茎、叶、花、果实不同药用部位的质地不同，粉碎的程度应视情况而定。一般，药材与饮片进行含量测定时，样品粉碎的程度，大多数要求通过三号筛（50目）与四号筛（65目），少数要求通过二号筛（24目）与五号筛（80目）。过筛时，注意未通过筛孔的部分不能丢弃，需要反复粉碎或研磨，使其全部通过，以保证样品取样的代表性。

(二) 样品的衍生化

衍生化是一种利用化学变化把化合物转化成类似化学结构的物质，由此产生可用于量化或分离的新的化学性质的方法。例如，化合物无紫外吸收，可通过键合生色团，生成可被紫外检测的物质；在气相色谱测定中，通过制备化合物的衍生物，以增加样品的挥发性或提高检测灵敏度；在高效液相色谱测定中，通过制备衍生物，生成的反应产物有利于色谱检测或分离。

(三) 样品的消解

当测定中药中的无机元素时，其中大量的有机物会严重干扰测定，因此需要采取合适的消解方法破坏有机物质。消解是将样品与酸、氧化剂及催化剂等共置于回流装置或密闭装置中，加热分解并破坏有机物的方法。常用的消解方法有湿法消解、干法消解、高压消解及微波消解等。

二、样品的提取分离与纯化方法

由于中药成分的复杂性及多样性，多数情况下需要对其进行提取分离及纯化，得到供试品，才能进行分析检测，因此提取分离及纯化过程是供试品制备的重要环节。供试品制备方法的选择，主要依据中药化学成分的理化性质，选择中药化学中常用的方法；供试品制备的原则，是最大限度保留被测定成分，除去杂质，排除干扰，以满足分析方法的要求；供试品制备的特点，对提取分离的操作过程要求更精密与准确，多数检测方法仅需微量成分即可分析。下面对几种中药化学成分常用的提取分离方法简介如下。

（一）皂苷类成分的提取分离方法

目前，皂苷类成分是作为指标性成分应用较多的一类物质。如人参中的人参皂苷 Rg_1、人参皂苷 Re 及人参皂苷 Rb_1、黄芪中的黄芪甲苷、甘草中的甘草酸、白头翁中的白头翁皂苷 B_4 等均为三萜皂苷类化合物；重楼中的重楼皂苷 I、重楼皂苷 II 和重楼皂苷 VII、穿山龙中的薯蓣皂苷、续断中的川续断皂苷 VI、知母中有的知母皂苷 B II 等均为甾体皂苷类化合物，这些成分也是药材及饮片质量控制的主要指标性成分。

根据皂苷类化合物结构特点，大多数皂苷类化合物极性较大，易溶于水、甲醇、乙醇（如 50% ~ 70%）及含水丁醇等，在热溶剂中溶解度较大，但难溶于丙酮及乙醚；次级苷在水中溶解度降低，可溶于甲醇、不同浓度乙醇及乙酸乙酯中；皂苷元则不溶于水而溶于乙醚、三氯甲烷、石油醚等亲脂性有机溶剂中。

1. 溶剂提取法　本法为提取分离皂苷的常用方法。将药材粉碎，用甲醇或乙醇提取，过滤，取滤液，回收溶剂，浓缩液加水分散，分别用石油醚、三氯甲烷或乙醚及水饱和正丁醇萃取，依次得到不同萃取液，不同萃取液中含有不同极性的成分，皂苷类成分主要存在于正丁醇中，回收正丁醇，即得。

2. 分段沉淀法　皂苷类化合物难溶于乙醚、丙酮等溶剂，故可利用此性质，将粗皂苷先溶于少量甲醇或乙醇中，然后逐滴加入乙醚、丙酮或乙醚与丙酮的混合溶剂，边加边摇匀，加入量以能使皂苷从醇溶液中析出为限，静置，皂苷即可析出。

3. 色谱分离法　通常采用多种色谱法相结合的方法分离皂苷，常用的色谱方法有以下几种：

（1）大孔吸附树脂色谱法　此法常用于分离极性较大的化合物，尤其适用于皂苷的精制和初步分离。将含有皂苷的水溶液通过大孔树脂柱后，先用水洗，除去糖和其他水溶性杂质，再用不同浓度的甲醇或乙醇依其浓度由低到高的顺序进行梯度洗脱。

（2）吸附色谱法　此法常用的吸附剂是硅胶，选择柱色谱或薄层色谱，洗脱剂或展开剂可选择不同比例的混合溶剂，如三氯甲烷－丙酮、三氯甲烷－甲醇、三氯甲烷－甲醇－水或三氯甲烷－甲醇－乙酸乙酯－水等。

（二）黄酮类成分的提取分离方法

黄酮类化合物的生物活性广泛而温和，含有黄酮类中药也得到广泛应用。黄酮类成分结构类型多样，很多有效成分已被明确。如黄芩中的黄芩苷为黄酮化合物，银杏叶中槲皮素、山柰酚及异鼠李素，均属于黄酮醇类化合物，葛根中的葛根素、黄芪中的毛蕊异黄酮葡萄糖苷均为异黄酮类化合物，骨碎补中的柚皮苷为二氢黄酮类化合物等，这些成分也是药材及饮片质量控制的主要指标性成分。

在植物体内，黄酮类化合物多数和糖结合成苷，少数以游离状态存在。游离的黄酮类化合物一般易溶于甲醇、乙醇、乙酸乙酯、三氯甲烷、乙醚等有机溶剂及稀碱水溶液中，难溶或不溶于水。黄酮苷则溶于水、甲醇、乙醇，有些单糖苷亦溶于乙酸乙酯，不溶于三氯甲烷、乙醚、石油醚等亲脂性溶剂。

1. 醇类溶剂提取法 根据黄酮类化合物的溶解性，黄酮苷类可选择甲醇或乙醇提取，高浓度的醇（90% ～ 95%）适宜于提取苷元，低浓度的醇（50% ～ 60%）适宜于提取苷类化合物，提取的方式可选择回流提取法或超声法。

2. 系统溶剂提取法 将药材粉碎或适当处理，用极性由小到大的溶剂依次提取。例如，依次用石油醚、三氯甲烷、乙醚、乙酸乙酯、丙酮、乙醇、甲醇、水进行提取，石油醚可提取出极性较小成分，三氯甲烷、乙醚、乙酸乙酯可提取出大多数游离的黄酮类化合物，丙酮、乙醇、甲醇、水可以提取出多羟基黄酮、双黄酮、查耳酮类等极性大的成分。

3. 系统溶剂萃取法 将药材粉碎或适当处理，用水或不同浓度的醇提取得到的提取液，回收溶剂，加水分散，依次用不同极性溶剂萃取，可能使苷与苷元分离。例如，先用乙醚萃取，得到苷元，再依次用乙酸乙酯或水饱和正丁醇萃取，得到不同极性的苷类化合物。

（三）生物碱类成分的提取分离方法

生物碱是中药中分布较广的一类化学成分，且多具有显著而特殊的生物活性。如延胡索乙素的镇痛作用，小檗碱、苦参碱的抗炎作用，麻黄碱的止咳平喘作用等，而且这些成分分别为中药延胡索、黄连、苦参及麻黄的质量控制主要指标性成分。

生物碱在植物体内主要以盐的形式存在，少数以游离态存在。不同分子状态，其溶解性不同。游离状态的生物碱根据溶解性可分为亲脂性生物碱和亲水性生物碱。大多数的叔胺碱和仲胺碱则属于亲脂性生物碱，亲脂性生物碱易溶于乙醚等极性较低的有机溶剂中，尤其易溶于三氯甲烷，在丙酮、乙醇、甲醇等亲水性有机溶剂中亦有较好的溶解度，而在水中溶解度较小或几乎不溶，易溶于酸水。亲水性生物碱主要是季铵型生物碱，易溶于水，在甲醇、乙醇、正丁醇等亲水性溶剂中亦有较好的溶解度，几乎不溶于低极性有机溶剂。

具有碱性的生物碱能和酸结合生成盐。生物碱盐一般易溶于水，可溶于甲醇和乙醇，难溶或不溶于亲脂性有机溶剂。

含酚羟基的两性生物碱其溶解性同亲脂性生物碱，但由于酚羟基具有酸性，所以尚可溶于苛性碱溶液。具有羧基的两性生物碱，常形成分子内盐，其溶解性同亲水性生物碱。具有内酯和内酰胺结构的生物碱，难溶于冷的苛性碱溶液，而溶于热苛性碱溶液。

从中药中提取分离生物碱，提取分离方法选择，主要是根据生物碱的性质及在植物中存在的状态以及提取分离目的而定。生物碱按照溶解性分类，可分为亲脂性生物碱及亲水性生物碱，按照碱性大小不同，可分为极弱碱、弱碱、中强碱及强碱，生物碱结构不同，极性亦不相同，因此提取分离难度较大，常用提取分离方法如下。

1. 酸水提取法　利用生物碱与酸可成盐的性质，常用不同浓度的乙酸、硫酸、盐酸等作为提取溶剂，采用浸渍法、渗漉法、回流法提取，得总生物碱，但提取物杂质较多，尚需进一步分离纯化。

2. 醇类溶剂提取法　利用亲脂性生物碱、亲水性生物碱及生物碱盐都能溶于甲醇和乙醇的性质，用甲醇、不同浓度乙醇或酸性醇作为提取溶剂，采用浸渍法、渗漉法、简单回流法及连续回流提取法提取，得总生物碱。在供试品制备过程中，以简单回流及连续回流提取法应用较多。

3. 亲脂性有机溶剂提取法　根据大多数游离生物碱易溶于三氯甲烷、二氯甲烷等性质，可选择亲脂性有机溶剂提取，采用冷浸法、简单回流提取法或连续回流提取法提取，得总生物碱。但需注意的是，生物碱大多以盐的形式存在于植物细胞中，故采用亲脂性有机溶剂提取时，可先将药材粉末用石灰乳、碳酸钠溶液或稀氨水等碱水湿润后，使生物碱盐转变成游离碱，再用亲脂性有机溶剂提取。

4. pH 梯度萃取法　该方法分离的原理是利用生物碱碱性的差异进行分离。总生物碱中，各单体生物碱之间碱性常存在一定的差异，因此可以在不同 pH 值的条件下进行分离。具体包括两种操作方法，一种是将总碱溶于酸水，逐步加碱使溶液 pH 值由低至高，每调节一次 pH 值，用三氯甲烷等有机溶剂萃取一次，使碱性较弱的生物碱先游离，并转溶于三氯甲烷而分离；另一种是将总碱溶于三氯甲烷等有机溶剂，用 pH 值由高到低的酸性缓冲液依次萃取，将生物碱按碱性由强至弱的顺序自总碱中萃取出来，然后将各部分缓冲液碱化，有机溶剂萃取后，回收溶剂，即得不同碱性的生物碱。

5. 酸碱溶剂分离法　如果采用醇类或亲脂性溶剂提取，可将提取液适当浓缩，用酸水提取，再将酸水液碱化，用亲脂性有机溶剂萃取，可得到纯度较高的亲脂性生物碱。

如果采用酸水提取，过滤，滤液碱化，再用不同极性的有机溶剂萃取，比如用三氯甲烷、正丁醇或三氯甲烷–甲醇混合溶剂等萃取，回收溶剂，可得到亲脂性生物碱和部分亲水性生物碱，一些水溶性较大的亲水性生物碱则仍留在水中，根据需要可进一步选择其他方法继续分离。

6. 沉淀分离法　沉淀分离法包括：①生物碱沉淀分离法：将碱水液加酸调 pH 值至弱酸性，加入生物碱沉淀试剂，水溶性生物碱与沉淀试剂生成不溶于水的生物碱复合物而析出，滤取沉淀，再以适当方法净化、分解，即得到水溶性生物碱，如雷氏铵盐沉淀法。②酸提碱沉分离法：用酸水提取，滤过，加碱碱化，搅拌，放置，析出沉淀，取沉淀，即得亲脂性的生物碱。

7. 色谱分离法　常用氧化铝或硅胶吸附色谱、分配色谱及离子交换色谱对生物碱进行分离。

（四）醌类成分的提取分离方法

醌类化合物的生物活性主要有泻下、抗菌、止血等作用。如大黄中的大黄酸、大黄素、芦荟大黄素、大黄酚及大黄素甲醚、决明子中的大黄酚及橙黄决明素、芦荟中的芦荟苷、虎杖中的大黄素及虎杖苷、番泻叶中的番泻苷 A 及番泻苷 B 等，这些化合物都是中药质量控制的主要指标性成分。

醌类化合物在植物体内主要以游离态与结合态的形式存在。游离醌类化合物易溶于乙醚及三氯甲烷，可溶于丙酮、甲醇及乙醇，不溶或难溶于水中。苷类化合物极性较大，易溶于甲醇、乙醇及水，在热水中更易溶解，在冷水中溶解度较小，几乎不溶于乙醚、三氯甲烷等溶剂。

醌类化合物在植物体内的存在形式复杂，各种类型化合物在极性和溶解度上有一定差异，提取分离方法有所不同。

1. 醇类溶剂提取法　利用醌类化合物大多溶于醇的性质，采用甲醇、乙醇为提取溶剂，以简单回流提取法、连续回流提取法或超声提取法，可以将不同类型醌类化合物提取出来，浓缩提取液后再依次进行分离。

2. 系统溶剂萃取法　将含有醌类成分的醇提取液浓缩后，用与水不相混溶的乙醚、三氯甲烷等有机溶剂反复萃取，游离醌类化合物则转溶于有机溶剂中，苷类化合物则留在水溶液中。

3. pH 梯度萃取法　是分离游离蒽醌的经典方法。根据游离蒽醌中酚羟基数目及位置不同或是否含有羧基，化合物酸性有一定差异，利用不同碱性的水溶液，自有机溶剂中分别提取蒽醌类化合物，可使不同酸性的游离蒽醌分离。

4. 色谱分离法　常用吸附色谱法，常用分离材料有硅胶及聚酰胺，也可以采用大孔吸附树脂法进行初步分离。

三、应用实例

（一）黄芪药材及其制剂含量测定用供试品的制备

黄芪为豆科植物蒙古黄芪 *Astragalus membranaceus*（Fisch.）Bge. var. *mongholicus*（Bge.）Hisao 或膜荚黄芪 *Astragalus membranaceus*（Fisch.）Bge. 的干燥根。

黄芪主要含有皂苷类、黄酮类、多糖类及氨基酸等成分。其中黄酮类成分，主要为黄酮、异黄酮、异黄烷和紫檀烷等四大类型，代表性化合物有毛蕊异黄酮及其葡萄糖苷、芒柄花素、槲皮素及金丝桃苷等。皂苷类成分代表性化合物有黄芪皂苷Ⅰ～Ⅷ、异黄芪皂苷Ⅰ～Ⅱ、大豆皂苷等。黄芪皂苷Ⅰ、Ⅱ和Ⅳ结构相近，具有相同的苷元，均在苷元的 3 位连有一分子木糖衍生物，6 位连有一分子葡萄糖，区别在于黄芪皂苷Ⅰ的木糖 2，3 位各有一个乙酰基取代，黄芪皂苷Ⅱ的木糖 2 位有一个乙酰基取代，黄芪皂苷Ⅳ的木糖上无乙酰基取代。乙酰基在碱性条件下不稳定，容易水解脱酰基，因此黄芪皂苷Ⅰ、Ⅱ在碱性条件下易转变为黄芪皂苷Ⅳ。黄芪皂苷Ⅳ即黄芪甲苷为黄芪主要有效成分，也是黄芪质量控制的指标性成分。《中国药典》2020 年版一部规定，黄芪药材中含黄芪甲苷以干燥品计，不得少于 0.08%。黄芪颗粒是由黄芪单味药材经提取制成的颗粒。黄芪颗粒含量测定指标为黄芪甲苷，每袋含黄芪以黄芪甲苷计，不得少于 3.0mg。

1. 黄芪药材供试品的制备 取本品粉末（过四号筛）约 1g，精密称定，置具塞锥形瓶中，精密加入含 4% 浓氨试液的 80% 甲醇溶液（取浓氨试液 4mL，加 80% 甲醇 100mL，摇匀）50mL，密塞，称定重量，加热回流 1 小时，放冷，再称定重量，用含 4% 浓氨试液的 80% 甲醇溶液补足减失的重量，摇匀，滤过，精密量取续滤液 25mL，蒸干，残渣用 80% 甲醇溶解，转移至 5mL 量瓶中，加 80% 甲醇至刻度，摇匀，滤过，取续滤液，即得。

2. 黄芪颗粒供试品的制备

（1）黄芪颗粒制法 取黄芪加水煎煮两次，第一次 3 小时，第二次 2 小时，合并煎液，滤过，滤液浓缩至相对密度为 1.21 ～ 1.24（60℃），加乙醇使含乙醇量为 70%，搅匀，静置，取上清液回收乙醇，浓缩成相对密度为 1.31 ～ 1.33（60℃）的清膏。加蔗糖粉及糊精适量，制成颗粒，低温干燥，制成 1000g。

（2）供试品溶液制备 取上述黄芪颗粒装量差异项下内容物，研细，取 10g，精密称定，精密加水 50mL，称定重量，超声处理（功率 720W，频率 40kHz）30 分钟，再称定重量，用水补足减失的重量，摇匀，滤过，精密量取续滤液 25mL，用水饱和的正丁醇振摇提取 4 次，每次 25mL，合并正丁醇提取液，用氨试液洗涤 3 次，每次 30mL，弃去洗液，分取正丁醇液蒸干，残渣用甲醇溶解并转移至 5mL 量瓶中，加甲醇稀释至刻度，摇匀，即得。

【解析】黄芪药材与其制剂的含量测定方法均选择高效液相色谱法，且均以黄芪甲苷作为测定指标，但供试品制备过程中，选择的提取分离方法有所不同。黄芪药材的供试品溶液制备，选择 4% 浓氨试液的 80% 甲醇溶液作为提取溶剂，加热回流提取即得。该法是利用黄芪中的皂苷类成分极性大，可以溶于 80% 甲醇中，加浓氨试液的目的是使黄芪皂苷Ⅰ、黄芪皂苷Ⅱ分子结构中的乙酰基在碱性条件下发生水解而转化为黄芪甲苷，从而富集了黄芪甲苷。而黄芪颗粒是黄芪药材经水提醇沉法处理后加辅料制成的颗粒剂。在制剂前处理过程已经除去了黄芪中的蛋白质及多糖类成分，故提取物中主要含有皂苷类成分。在此基础上，含量测定的供试品溶液制备，则利用皂苷可溶于水及含水丁醇的性质，先以水作为溶剂，超声提取，再用水饱和正丁醇萃取，得到黄芪总皂苷，再用氨试液萃取，在碱性条件下，使黄芪皂苷Ⅰ和黄芪皂苷Ⅱ的乙酰基水解，达到富集黄芪甲苷的目的。上述两种供试品制备均利用碱水解方法，但选择的溶剂及方式则有所不同。

（二）黄芩药材及其提取物含量测定用供试品的制备

黄芩为唇形科植物黄芩 *Scutellaria baicalensis* Georgi 的干燥根。春、秋两季采挖，除去须根和泥沙，晒后撞去粗皮，晒干。取药材，除去杂质，置沸水中煮 10 分钟，取出，闷透，切薄片，干燥；或蒸半小时，取出，切薄片，干燥（注意避免暴晒），即得饮片。

黄芩主要含有黄酮类化合物，代表性化合物有黄芩苷、黄芩素、汉黄芩苷、汉黄芩素等，其中黄芩苷为主要成分，此外黄芩中尚含倍半萜、木脂素苷、甾醇及多糖等成分。《中国药典》2020年版一部规定，黄芩药材中含黄芩苷以干燥品计，不得少于9.0%，黄芩提取物中含黄芩苷以干燥品计，不得少于8.0%。

1. 黄芩药材供试品的制备　取本品中粉约0.3g，精密称定，加70%乙醇40mL，加热回流3小时，放冷，滤过，滤液置100mL量瓶中，用少量70%乙醇分次洗涤容器和残渣，洗液滤入同一量瓶中，加70%乙醇至刻度，摇匀。精密量取1mL，置10mL量瓶中，加甲醇至刻度，摇匀，即得。

2. 黄芩提取物供试品的制备　黄芩提取物为黄芩的干燥根经加工制成的提取物。

（1）黄芩提取物的制法　取黄芩，加水煎煮，合并煎液，浓缩至适量，用盐酸调节pH值至1.0～2.0，80℃保温，静置，滤过，沉淀物加适量水搅匀，用40%氢氧化钠溶液调节pH值至7.0，加等量乙醇，搅拌使溶解，滤过，滤液用盐酸调节pH值至1.0～2.0，60℃保温，静置，滤过，沉淀依次用适量水及不同浓度乙醇洗至pH值至中性，挥尽乙醇，减压干燥，即得。

（2）供试品溶液制备　取本品约10mg，精密称定，置25mL量瓶中，加甲醇适量使溶解，再加甲醇至刻度，摇匀。精密量取5mL，置25mL量瓶中，加甲醇至刻度，摇匀，滤过，取续滤液，即得。

【解析】黄芩药材与黄芩提取物含量测定方法均选择高效液相色谱法，测定指标均为黄芩苷。在黄芩药材供试品制备中，选择70%乙醇作为提取溶剂，加热提取1次，提取时间3小时，溶剂量为药材量130倍。由于黄芩苷结构中含有葡萄糖醛酸，在水、醇中溶解度较低，故提取时间较长，才能达到提取完全的目的。黄芩提取物的制备，是利用黄酮具有酸性，在碱性条件下溶解的性质，在酸性条件下沉淀，反复用酸碱法除去杂质，再利用黄芩苷的盐溶于50%～70%乙醇性质，加乙醇除去多糖及蛋白质等杂质，得黄芩提取物。由于黄芩提取物的制备已经进行多步分离纯化，故含量测定用的供试品溶液制备，不需再分离，直接用甲醇溶解，制备供试品溶液即可。

（三）防己药材及其复方制剂含量测定用供试品的制备

防己为防己科植物粉防己 *Stephania tetrandra* S. Moore 的干燥根。秋季采挖，洗净，除去粗皮，晒至半干，切段，个大者再纵切，干燥。

防己中含有生物碱类成分，代表性化合物有粉防己碱（又称汉防己甲素）、防己诺林碱（又称汉防己乙素）及轮环藤酚碱，此外，防己中尚含有防己双黄酮、防己醌碱等其他类型的成分。《中国药典》2020年版一部规定，防己药材中含粉防己碱和防己诺林碱总量，以干燥品计，不得少于1.6%。风痛安胶囊含防己每粒以粉防己碱和防己诺林碱总量计，不得少于1.2mg。

1. 防己药材供试品的制备　取本品粉末（过三号筛）约0.5g，精密称定，精密加入2%盐酸甲醇溶液25mL，称定重量，加热回流30分钟，放冷，再称定重量，用2%

盐酸甲醇溶液补足减失的重量，摇匀，滤过，精密量取续滤液 5mL，置 10mL 量瓶中，加流动相至刻度［乙腈－甲醇－水－冰醋酸（40:30:30:1）每 100mL 含十二烷基磺酸钠 0.41g］，摇匀，即得。

2. 风痛安胶囊供试品的制备

（1）风痛安胶囊的制法　防己、通草、桂枝、姜黄、石膏等十二味中药加水煎煮三次，煎液合并，浓缩至适量，干燥，粉碎，过筛，混匀，装入胶囊，制成 1000 粒，即得。

（2）供试品溶液的制备　取装量差异项下的内容物，研细，取约 1.5g，精密称定，置索氏提取器中，加浓氨试液 3mL 使湿润，加三氯甲烷适量，回流提取至无色，三氯甲烷液蒸干，残渣加无水乙醇使溶解，并转移至 25mL 量瓶中，加无水乙醇至刻度，摇匀，即得。

【解析】防己药材与风痛安胶囊含量测定方法均采用高效液相色谱法，测定指标均为粉防己碱和防己诺林碱。防己药材供试品制备方法，是采用 2% 盐酸甲醇作为提取溶剂，加热回流提取，加酸的目的是使游离生物碱转化为生物碱盐，再用流动相作为溶解溶剂，由于流动相中含有离子溶剂十二烷基磺酸钠，防己诺林碱与粉防己碱与离子溶剂结合，改善了与吸附剂的吸附性，提高了分离效果。而风痛安胶囊是由十二味药材加水煎煮提取后加辅料制备而成。由于复方中成分复杂，如果选择 2% 盐酸甲醇提取，由于甲醇的提取范围广，则杂质较多，因此选择了亲脂性溶剂提取法提取防己中生物碱类成分，提取范围较窄，排除水溶性杂质的干扰。提取前加浓氨试液湿润，可使粉防己碱和防己诺林碱生物碱游离，再用三氯甲烷连续回流提取。

通过上述案例解析，设计供试品制备方法时，尤其是制剂或复方的供试品制备，要结合制剂前处理的过程及复方中含有化学成分的特点，综合分析被测成分及共存成分的性质，合理设计供试品制备方法。

第四节　理化鉴别

在中药分析中，可利用中药所含化学成分的理化性质，通过化学反应或光谱法、色谱法等现代分析方法和技术，检测中药中某些成分，判断其真伪。常用的方法有化学鉴别法、物理鉴别、光谱鉴别法及色谱鉴别法等，其中化学鉴别法是基于中药中各类化学成分的化学性质，以各类化学成分的显色反应为基础。

一、化学鉴别

化学鉴别是利用中药化学成分与某些试剂可发生显色反应、沉淀反应等性质，通过对结果的判断与分析，检识或鉴定中药化学成分的一种方法。在中药化学基本研究内容中，显色反应是各类化学成分的基本化学性质，用于鉴别的化学反应一般在试管中或滤纸上进行，即试管反应及纸斑反应。常用的各类化学成分显色反应见相关内容。

二、物理鉴别

根据各类化学成分的物理性质，如熔点、沸点、溶解性、性状、荧光性、发泡性、挥发性及升华性，利用这些性质，通过性状观察法、荧光法、油斑试验、升华法等对中药进行鉴别。

1. 性状观察法　中药中不少成分都具有特定的色、嗅、味，因此可以通过外观、嗅觉、味觉进行最初的判断。如日光下，药材饮片或粉末呈现橙红色的可能含有蒽醌类，有"香气"的中药可能含有挥发油。性状观察虽然不能作为可靠的鉴别依据，但可以提供线索，对进一步鉴定会有帮助，该方法简单，因此不应忽视该方法的应用。

2. 荧光法　该方法是利用某些物质的荧光特性来检识的。一是可利用化合物本身在紫外光照射下激发的荧光，如 7–OH 香豆素类显蓝紫色荧光；二是通过加入某些试剂产生的荧光，如黄酮与三氯化铝发生络合反应后产生荧光，因此可选择三氯化铝作为显色剂。

3. 升华法　利用化合物具有升华性，采用微量升华法鉴别。先加热使升华物与复杂的混合物分离，再在显微镜下观察或与反应试剂发生显色等化学反应加以鉴别，如大黄中蒽醌类化合物鉴别。

三、应用实例

（一）大黄流浸膏的理化鉴别

1. 组成　本品为大黄经加工制成的流浸膏。

2. 鉴别（1）　取本品 1mL，加 1% 氢氧化钠溶液 10mL，煮沸，放冷，滤过。取滤液 2mL，加稀盐酸数滴使呈酸性，加乙醚 10mL，振摇，乙醚层显黄色，分取乙醚液，加氨试液 5mL，振摇，乙醚层仍显黄色，氨液层显持久的樱红色。

3. 鉴别（2）　取本品 1mL，置瓷坩埚中，在水浴上蒸干后，坩埚上覆以载玻片，置石棉网上直火徐徐加热至载玻片上呈现升华物后，取下载玻片，放冷，置显微镜下观察有菱形针状、羽状和不规则晶体，滴加氢氧化钠试液，结晶溶解，溶液显紫红色。

【解析】鉴别（1）属于化学鉴别。本法首先选择酸碱溶剂法与萃取法提取分离大黄中的蒽醌类化合物，再利用大黄中羟基蒽醌与氨试液反应显红色的性质进行鉴别。鉴别（2）属于升华法鉴别。本法是利用大黄中游离蒽醌具有升华性的性质，采用升华法提取后，再利用蒽醌与氢氧化钠试液反应的性质进行鉴别。

（二）马钱子散的理化鉴别

1. 组成　将制马钱子、地龙（焙黄）分别粉碎成细粉，过筛，即得。

2. 鉴别　取本品 1g，加浓氨试液数滴及三氯甲烷 10mL，浸泡数小时，滤过，取滤液 1mL，蒸干，残渣加稀盐酸 1mL 使溶解，加碘化铋钾试液 1～2 滴，即生成黄棕色沉淀。

【解析】本法属于化学鉴别。首先选择亲脂性有机溶剂，以浸渍法提取马钱子中的生物碱类成分，再利用生物碱在酸性条件下与碘化铋钾反应生成沉淀的性质进行鉴别。

（三）大山楂丸的理化鉴别

1. 组成 大山楂丸是由山楂、六神曲（麸炒）和炒麦芽组成，经粉碎后制成的大蜜丸。

2. 鉴别 取本品 9g，剪碎，加乙醇 40mL，加热回流 10 分钟，滤过，滤液蒸干，残渣加水 10mL，加热使溶解，用正丁醇 15mL 振摇提取，分取正丁醇液，蒸干，残渣加甲醇 5mL 使溶解，滤过。取滤液 1mL，加少量镁粉与盐酸 2～3 滴，加热 4～5 分钟后，即显橙红色。

【解析】本法属于化学鉴别。首先选择乙醇提取法及水－正丁醇萃取分离法进行提取分离，制备供试品溶液，再利用黄酮类化合物的盐酸－镁粉反应，对山楂中含有的黄酮类成分进行鉴别。

第十二章　中药化学在中药制剂前处理中的应用 ▷▷▷

第一节　概　述

中药制剂的制备工艺是将以中药饮片为原料的方剂，采用各种工艺制剂技术制成某一具体剂型的过程，主要包括前处理和制剂成型。由于中药化学成分的复杂性，前处理工艺将直接影响制剂中药效物质的组成、含量及理化性质，是决定制剂安全性与有效性的关键因素之一。

一、前处理对中药化学成分的影响

中药化学成分复杂，无论是单味中药还是复方制剂都含有多种类型的化学成分。根据中药化学成分在治疗中发挥的作用，分为有效成分、有效部位、辅助成分和无效成分等，从组成形式可分为单体、有效部位及提取物。例如，有效成分是指具有一定的生理活性或疗效，能起到预防和治疗疾病作用的物质。有效部位及提取物都是多种化学成分的混合物，但纯度不同，它们在药理和临床上能够代表或部分代表原中药饮片的疗效，发挥综合作用，更符合中医临床用药特点。

中药化学成分与疗效有着密切的关系，无论是炮制前后化学成分的变化，或是其原有的化学成分，都会影响着中药的疗效。比如大黄与芒硝，其主要功效为泻热通便，主要用于实热积滞，大便秘结之症，并且两者常相须为用。但由于其所含化学成分不同，其作用机理亦有所不同。大黄致泻的主要成分为番泻苷类成分。研究证明，大黄的致泻作用部位主要在大肠，大黄能使中段、远段结肠的张力增加，蠕动加快，而对小肠吸收营养物质的功能无影响。大黄水煎液经口服后，大部分番泻苷类成分未经水解，直达大肠，在肠道菌群及酶的作用下，水解并还原成蒽酮或蒽酚，刺激肠黏膜，并抑制钠离子从肠腔转运至细胞，使大肠内水分增加，蠕动亢进而产生致泻作用。小部分蒽醌苷成分由小肠吸收后，在体内也可还原成蒽酮或蒽酚，再经大肠或胆囊分泌入肠腔而发挥作用。芒硝致泻成分为硫酸钠，硫酸钠虽可溶解在水中，但不易被肠壁所吸收，芒硝溶液口服后，在肠内形成高渗状态，大量水分滞留在肠腔，使肠容积增大，肠管扩张，机械性的刺激肠壁，引起肠蠕动增加而致泻，对小肠的吸收功能有影响。

上述两味中药，虽同为泻下药，但所含化学成分不同，发挥泻下作用的机理不同。

因此，在服用方法和前处理上也有所不同。生大黄用于泻下，煎煮时应后下或用沸水冲泡，不宜久煎，因为蒽醌苷类成分在水中久煎容易生成苷元，泻下作用减弱，同时鞣质含量升高，致泻后反而会产生继发性便秘。芒硝用于泻下，只宜冲服，不入煎剂，其原因是硫酸钠属离子型无机化合物，如与其他药物同煎，一则可能发生某些化学反应，二则使溶液饱和，其他药物的有效成分不易煎出，故只宜直接冲服。上述实例是在临床应用中，含有不同化学成分的中药，需要采用不同的处理方法，才能保证和充分发挥药物的疗效。

二、中药制剂前处理工艺

中药制剂前处理工艺是将方中各中药制成可供制剂使用的半成品的过程。前处理工艺主要包括炮制、粉碎、提取、纯化、浓缩及干燥等环节。通过前处理工艺可以富集方中有效成分，降低药物服用量，除去或降低毒性成分，改变物料性质，最终为制剂工艺提供高效、安全、稳定的半成品。

炮制是对处方中饮片的前处理，通过炮制达到增强疗效、改变药性，降低毒副作用等目的；粉碎可增加药物的表面积，加速其中有效成分的溶出；提取是将有效成分从饮片中抽提出来的过程，可以实现富集有效成分或有效部位，降低药物服用量的目的；纯化是在提取基础上进一步精制，可除去无效或有害物质，减少服用量；浓缩与干燥过程，是除去中药提取液中含有的溶剂，经浓缩可得到浓稠液体或半固体状浸膏，对浓缩物料的干燥则可得到固体浸膏，与后续的制剂成型密切相关。以上前处理过程中浸提、分离和精制方法与中药化学基本研究内容密切相关。

1. 浸提　系指采用适当的溶剂和方法浸出中药所含有效成分、有效部位或提取物的过程。该方法相当于中药化学提取方法中的溶剂提取法。

（1）浸提溶媒及浸提辅助剂　在浸提过程中，选择合适的浸提溶媒（提取溶剂）起着非常重要的作用。常用的浸提溶媒有水及乙醇等。为了增加浸提效率，增加有效成分或有效部位的溶解度和稳定性，除去或减少浸提液中的杂质，有时在浸提溶媒中可加入酸、碱及表面活性剂等作为浸提辅助剂。

（2）浸出过程　中药的浸提过程一般可分为浸润与渗透、解吸与溶解和扩散等三个相互联系的阶段。

（3）影响浸提的主要因素　浸提溶媒是影响浸提效率的主要因素，但根据中药化学成分的浸出过程，浸提效率还与以下因素相关：①药材粒度。②浸提温度。③浸提时间。④浸提次数。⑤溶液酸碱性。⑥浸提压力等。

2. 固液分离　系将固体与液体非均相体系，用适当方法分开的过程称为固－液分离。中药提取液的精制、重结晶等均要进行分离操作。分离方法一般有沉降分离法、离心分离法和滤过分离法三种方法。

3. 精制　系采用适当的方法除去中药提取液中杂质的过程，即中药化学成分的分离过程。常用的精制方法有水提醇沉法、醇提水沉法、大孔吸附树脂法、超滤法、盐析法、酸碱法、澄清剂法、透析法、萃取法等，其中以水提醇沉法应用最普遍，一些新的分离技术如超滤法、澄清剂法、大孔吸附树脂法也已广泛应用。

中药制剂前处理的浸提、分离及纯化工艺设计，应根据中药化学的提取分离原理，并依据处方中各中药含有化学成分的理化性质而设计。如水提醇沉法，根据药材中含有的化学成分，在水和乙醇中溶解性的不同，通过水和乙醇的交替处理，可将生物碱盐类、苷类、氨基酸、有机酸等成分与蛋白质、淀粉、黏液质、油脂、树脂、树胶及部分糖类等成分分离。具体的提取分离原理及方法在上篇已详细阐述。

第二节　中药制剂的制剂前处理实例

中药制剂按照剂型不同，可分为浸出制剂、液体制剂、固体制剂及新型给药系统等。浸出制剂包括汤剂、合剂、糖浆剂、煎膏剂、酒剂与酊剂等；液体制剂包括真溶液型、胶体溶液型、乳浊液型、混悬型等制剂；固体制剂包括口服的丸剂、颗粒剂、胶囊剂、片剂、外用的膏剂、栓剂及胶剂等；新型给药系统包括缓释制剂、控释制剂及靶向制剂。不同的剂型对中间体原料的要求不同，传统剂型丸、散等制剂前处理简单，大多是粉碎成细粉后进行制剂成型。液体制剂、颗粒剂、片剂及胶囊剂等制剂，由于剂型特点，制剂的前处理过程中要尽量除去杂质。新型给药系统对中间体的纯度及理化性质稳定性要求更高，以保证其制剂的成药性及生物利用度。本节以常见提取物的制备及常用剂型的前处理为例，介绍中药化学提取分离方法在中药制剂前处理中的应用。

一、提取物制备实例

（一）含皂苷类成分提取物

1. 提取物的制备

（1）人参总皂苷　取人参，切成厚片，加水煎煮两次，第一次 2 小时，第二次 1.5 小时，煎液滤过，合并滤液，通过 D101 型大孔吸附树脂柱，水洗脱至无色，再用 60% 乙醇洗脱，收集 60% 乙醇洗脱液，滤液浓缩至相对密度为 1.06 ～ 1.08（80℃）的清膏，干燥，粉碎，即得。

（2）三七总皂苷　取三七，粉碎成粗粉，用 70% 乙醇提取，滤过，滤液减压浓缩，滤过，过苯乙烯型非极性或弱极性共聚体大孔吸附树脂柱，用水洗，水洗液弃去，以 80% 的乙醇洗脱，洗脱液减压浓缩，脱色，精制，减压浓缩至浸膏，干燥，即得。

2. 工艺解析　人参与三七均含有皂苷及多糖类等成分。在总皂苷提取时，由于选择不同提取溶剂，其药材前处理方法及纯化方法也有所不同。①不同溶剂提取时，药材的粉碎度不同。当提取人参总皂苷时，选择水作为提取溶剂，药材的前处理方式是将人参药材切成厚片进行提取，如果将药材粉碎，虽然可以增加皂苷类成分的溶出，但人参中的多糖、蛋白质及黏液质等杂质也会随之增加溶出，影响皂苷的纯度，同时会影响后续的过滤环节，增加生产成本；当提取三七总皂苷时，选择乙醇作为提取溶剂，蛋白质及黏液质等水溶性杂质溶出度低，故可将三七粉粹成粗粉。②不同溶剂提取，分离纯化方法不同。人参及三七皂苷的分离纯化方法均采用大孔吸附树脂法，但由于多糖等水溶性杂质含量不同，故选择不同型号的大孔吸附树脂进行纯化。

（二）含黄酮类成分提取物

1. 山楂叶提取物的制备　取山楂叶，粉碎成粗粉，加50%乙醇提取两次（55～60℃），每次两小时，第一次加10倍量，第二次加8倍量，滤过，合并滤液，回收乙醇至滤液无醇味，用等量水稀释，通过D101大孔吸附树脂柱，依次用水及不同浓度的乙醇洗脱，收集相应的洗脱液，回收乙醇，浓缩至相对密度约1.10(60℃)的清膏，喷雾干燥，即得。

2. 工艺解析　山楂叶主要含有黄酮、三萜、有机酸、挥发油及叶绿素等成分。以50%乙醇提取，醇提取液中除黄酮类成分，还含有其他水溶性及脂溶性杂质，故选择D101型大孔吸附树脂继续纯化，用水及不同浓度乙醇洗脱，分别除去水溶性及脂溶性杂质，收集相应乙醇洗脱液，回收乙醇，即得到以黄酮类成分为主的山楂叶提取物。

（三）含生物碱类成分提取物

1. 北豆根提取物的制备　取北豆根，粉碎成粗粉，加8倍量硫酸水溶液（pH1～2），温浸（55～60℃）两次，每次24小时，滤过，合并滤液，静置，待沉淀完全，取上清液，用10%碳酸钠水溶液调节pH值至8.0～9.0，静置，待沉淀完全，弃去上清液，取沉淀抽滤，用少量水洗至中性，50～60℃干燥，粉碎成细粉，即得。

2. 工艺解析　北豆根主要含有山豆根碱等生物碱类成分。采用的是酸提碱沉法，得到以生物碱类成分为主的北豆根提取物。

二、流浸膏制剂前处理实例

（一）含皂苷类成分的流浸膏

远志流浸膏的制备：取远志中粉，照流浸膏剂与浸膏剂项下的渗漉法（《中国药典》2020年版四部　通则0189）用60%乙醇作溶剂，浸渍24小时后，以每分钟1～3mL的速度缓缓渗漉，收集初漉液850mL，另器保存，继续渗漉，俟有效成分完全漉出，收集续漉液，在60℃以下浓缩至稠膏状，加入初滤液，混匀，滴加浓氨试液适量使微显碱性，并有氨臭，用60%乙醇调整浓度至每1mL相当于原药材1g，静置，俟澄清，滤过，即得。

（二）含生物碱类成分的流浸膏

益母草流浸膏的制备：取益母草1000g，切碎，加水煎煮三次，合并煎液，滤过，滤液浓缩至约500mL，放冷，加入等量的乙醇，搅匀，静置，沉淀，滤过。滤渣用45%乙醇洗涤，洗液与滤液合并，减压回收乙醇，放冷，滤过，调整乙醇量至规定浓度，并使总量为1000mL，静置，俟澄清，滤过，即得。

（三）含醌类成分的流浸膏

大黄流浸膏的制备：取大黄（最粗粉）1000g，用60%乙醇作溶剂，浸渍24小时后，以每分钟1～3mL的速度缓缓渗漉，收集初漉液850mL，另器保存，继续渗漉，至渗漉液色淡为止，收集续漉液，浓缩至稠膏状，加入初漉液，混匀，用60%乙醇稀释至1000mL，静置，俟澄清，滤过，即得。

三、颗粒剂制剂前处理实例

双黄连颗粒的制备：处方由金银花、连翘、黄芩三味药材组成。以上三味黄芩加水煎煮三次，第一次2小时，第二三次各1小时，合并煎液，滤过，滤液浓缩至相对密度为1.05～1.10（80℃），于80℃加2mol/L盐酸溶液调节pH值至1.0～2.0，保温1小时，静置24小时，滤过，沉淀用水洗至pH值5.0，继用70%乙醇洗至pH值为7.0，低温干燥，备用；金银花、连翘加水温浸30分钟后，煎煮二次，每次1.5小时，分次滤过，合并滤液，浓缩至相对密度为1.20～1.25（70～80℃），滤过，合并滤液，浓缩至相对密度为1.20～1.25（70～80℃）的清膏，冷至40℃时，搅拌下缓缓加入乙醇，使含醇量达75%，充分搅拌，静置12小时，滤取上清液，残渣加75%乙醇适量，搅匀，静置12小时，滤过，合并乙醇液，回收乙醇至无醇味，并浓缩成相对密度为1.30～1.32（60～65℃）的清膏，减压干燥，与上述黄芩提取物粉碎成细粉，加入糊精等辅料适量，混匀，制成颗粒，干燥，制成1000g，即得。

四、口服液制剂前处理实例

九味羌活口服液的制备：处方由羌活、防风、苍术、细辛、川芎、白芷、黄芩、甘草、地黄9味药材组成。以上九味，白芷粉碎成粗粉，用70%乙醇作溶剂，浸渍24小时后进行渗漉，收集渗漉液，备用；羌活、防风、苍术、细辛、川芎蒸馏提取挥发油，蒸馏后的水溶液另器收集；药渣与其余黄芩等三味加水煎煮三次，每次1小时，合并煎液，滤过，滤液与上述水溶液合并，浓缩至约900mL，加等量乙醇使沉淀，取上清液与漉液合并，回收乙醇，浓缩至相对密度为1.10～1.20（70℃），用水稀释至800mL，备用。另取100g蔗糖，制成单糖浆，备用。将挥发油加入2mL聚山梨酯80中，再加入少量药液，混匀，然后加入药液、单糖浆及山梨酸2g，混匀，加水至1000mL，混匀，分装，灭菌，即得。

五、片剂制剂前处理实例

复方丹参片的制备：处方由丹参、三七、冰片三味药材组成。以上三味，丹参加乙醇加热回流1.5小时，提取液滤过，滤液回收乙醇并浓缩至适量，备用；药渣加50%乙醇加热回流1.5小时，提取液滤过，滤液回收乙醇并浓缩至适量，备用；药渣加水煎煮2小时，煎液滤过，滤液浓缩至适量。三七粉碎成细粉，与上述浓缩液和适量的辅料制成颗粒，干燥。冰片研细，与上述颗粒混匀，压制成333片，包薄膜衣；或压制成

1000 片，包糖衣或薄膜衣，即得。

六、胶囊剂制剂前处理实例

复方血栓通胶囊的制备：处方由三七、黄芪、丹参、玄参4味药材组成。以上四味，三七粉碎，用50%乙醇浸渍提取二次，浸渍液滤过，滤液合并，回收乙醇并浓缩成清膏，备用；药渣烘干，粉碎成细粉，备用；其余黄芪等3味药材，用50%乙醇加热回流提取两次，提取液滤过，滤液合并，回收乙醇并浓缩至适量，与上述清膏、细粉及淀粉和滑石粉适量混匀，干燥，粉碎，装入胶囊，制成1000粒，即得。

第十三章　中药化学在中药炮制机理研究中的应用 ▷▷▷▷

第一节　概　述

中药的商品形式分为中药材、中药饮片和中成药三种。中药材是来源于植物、动物和矿物的药用部位，经过初步产地加工后形成的原药材；中药饮片是将中药材经过中药炮制制备而形成的临床处方用药。中药材不可直接应用于临床，必须在中药炮制理论指导下，经过炮制制成中药饮片后，方能在临床上组方配伍，这是中医临床用药特点。

中药炮制是一项传统的制药技术。随着炮制技术的发展及研究的不断深入，逐渐形成了中药炮制学，基本内容包括：中药炮制传统理论、技术及相关文献的整理与总结；传统中药炮制技术的继承与创新；炮制机理的研究与阐明等内容。在基本内容研究基础上，与其他学科交叉融合形成新的知识体系和研究方向，如中药炮制化学和中药炮制工程学等。

中药炮制继承与创新的关键在于对炮制机理的研究，而炮制机理的研究在于对中药炮制前后化学成分转化机制的研究。2004 年，有学者提出了关于中药炮制化学与中药化学炮制的概念，通过对炮制前后化学成分变化规律的深入研究，将从更深层次揭示中药炮制的机理，并指导建立新的炮制工艺，这是研究中药炮制机理的关键。

1. 中药炮制化学　中药炮制化学是运用化学原理及现代科学技术，研究中药炮制过程中中药化学成分量变和质变的规律及其与生物效应相关性的一门学科。主要研究内容包括：①研究中药炮制过程中各类化学成分含量变化的规律，进而从化学角度阐明中药炮制机理。②研究中药炮制过程中发生的各类化学反应的原理及化学成分转化的机制。③研究中药炮制过程中各类化学成分的转化或消长规律与炮制增效或减毒的相关性。

2. 中药化学炮制　在中药炮制化学研究的基础上，逐渐形成一个新的分支，即化学定向炮制。其核心内容是根据药材或饮片中含有化学成分的理化性质及炮制过程中的变化规律，通过采用适当的化学方法或选用新辅料等手段进行炮制，促使其化学成分能够定向增加、降低、转化成新的活性成分、或转化成低毒乃至无毒的成分，从而更好地发挥中药炮制减毒增效作用的一种新的炮制技术，主要研究内容包括：①研究化学炮制过程中化学成分的变化规律及建立化学炮制理论。②建立化学炮制新工艺、新标准及寻找化学炮制新辅料和新方法；③化学炮制工艺饮片的药效及安全性评价。

基于对传统炮制原理的认识，利用传统炮制过程中发生的化学反应及产生的特征产物，可以达到定向实现中药炮制的目的。随着对传统炮制机理的研究和阐释，对炮制过程中化学反应及产物活性将有更深的认识，能够促进中药化学炮制向更高阶段发展。本章介绍中药炮制转化及化学反应类型、各类中药化学成分炮制的化学变化及实例解析，进一步阐明中药化学在中药炮制机理研究中发挥的重要作用。

第二节　中药炮制转化的化学反应类型

传统中药炮制目的主要是为了减毒增效或增强药性、缓和药性乃至改变药性。在炮制转化过程中，不同类型的化学成分，在不同的炮制条件下，可发生不同类型的化学反应。

一、中药炮制转化的含义

大量研究结果表明，中药在炮制前后，中药化学成分含量不仅有降低，也有升高，不仅发生了量的变化，也发生了质的改变，故中药炮制的实质就是由化学成分的变化引起药效或药性变化的过程，该变化过程就是中药炮制转化。

（一）传统炮制

传统炮制是改变中药性、味和归经的加工处理过程，这一过程包括加入辅料及在不同炮制条件下进行复杂的处理。传统炮制更注重经验积累与总结，注重炮制工艺过程，但对机理研究不够深入。比如寒性的黄连加入热性中药吴茱萸汁拌炒，属"寒者热制"；热性的仙茅采用温热性的酒来炮制属"热者热制"。此外，尚有"热者寒制""寒者寒制""升者降制""降者升制""升者升制""降者降制"等，虽然这些炮制方法已广泛应用，但由于其炮制机理尚未阐明，在炮制过程中化学成分是如何发生变化的，尚未形成规律性结论，因此需要用现代理论加以阐释，从而形成现代化的炮制理论。

（二）现代化学炮制

从现代化学角度分析，中药中不同类型化学成分具有不同理化性质，在炮制条件下，可发生各类化学反应，从而产生新的化学成分，即通过炮制改变了中药中化学成分的组成，从而使炮制品的药效物质基础发生了变化。

二、中药炮制转化的化学反应类型

每味中药中都含有多种类型的化学成分，在炮制过程中发生各种类型的化学反应，从而改变了原有中药的成分组成，使中药炮制前后饮片的功效发生了特异性变化。因此，从中药化学反应入手研究炮制机理是非常必要的。下面对中药在炮制过程中发生的常见化学反应类型进行简要介绍，以进一步说明中药化学在中药炮制机理研究中发挥的作用。

（一）梅拉德反应

梅拉德反应（Maillard reaction）是氨基化合物与还原糖之间发生的非酶催化的褐变

反应。其反应原理比较复杂，对该反应产生低分子化合物的化学过程比较清楚，而对高分子聚合物的生成机制仍属空白。目前将梅拉德反应分为初级和高级两个阶段。在初级阶段，还原糖的羰基与氨基酸或蛋白质中的游离氨基两者之间进行缩合，缩合物迅速失去一分子水转变为席夫碱（schiff base），再经环化形成对应的 N- 取代的葡基胺，然后经阿马道里（amadori）分子重排转变成 1- 氨基 -1- 脱氧 -2- 酮糖，主要标志是由醛糖转变到酮糖衍生物，其产物已经人工合成，因此这一步已被确认。

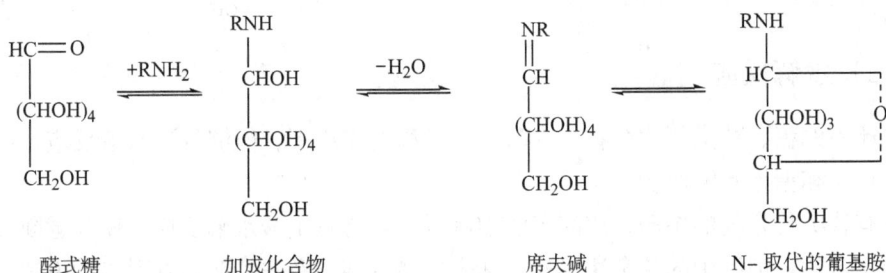

梅拉德反应高级阶段的反应历程目前还处于假说阶段。2,3- 二氢 -3,5- 二羟基 -6- 甲基 -4- 氢 - 吡喃 -4- 酮（DDMP）被认为是闭环反应路线的重要稳定的中间体，进而生成麦芽酚、5- 羟基麦芽酚等吡喃酮类产物。梅拉德反应的产物可以分为呋喃环类、含氮杂环化合物及 y- 吡喃酮类三类化合物。梅拉德反应高级反应过程如下。

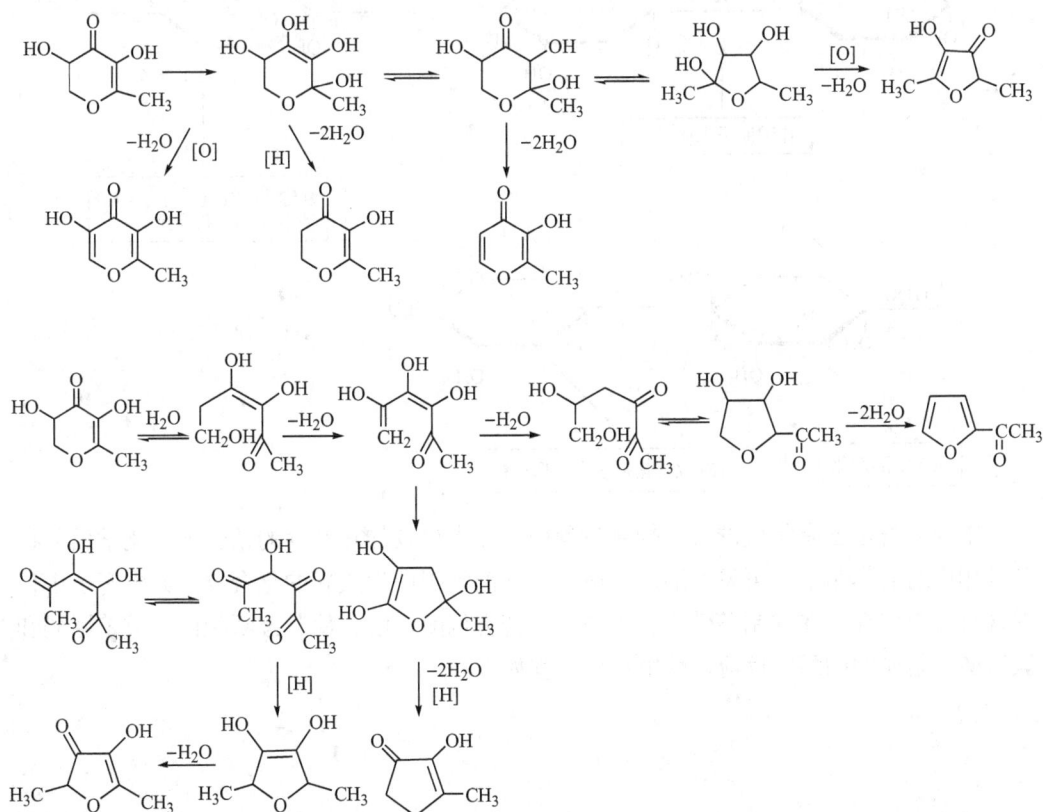

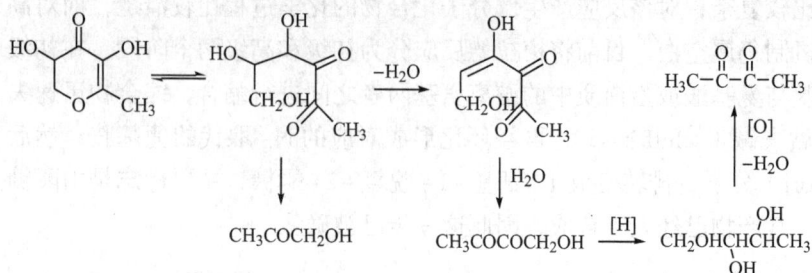

CH_3COCH_2OH

$CH_3COCOCH_2OH \xrightarrow{[H]} CH_2OHCHCHCH_3$

$H_3C-CO-CO-CH_3$

（二）水解反应

中药中的糖、苷类等化合物，在酸、碱、酶的作用下，能够发生水解反应，产生次生苷、苷元和糖等水解产物。

含有苷类化合物的中药，用醋炙法炮制时，容易发生酸水解反应，使苷键断裂而生成新的化合物。炮制中的醋炙法操作包括先拌醋后炒药及先炒药后拌醋二种方法，无论哪种方法，都具备了酸水解的三个必要条件，即醋（酸）的种类及浓度、炒制温度及炒制时间。酸催化水解作用机制如下。

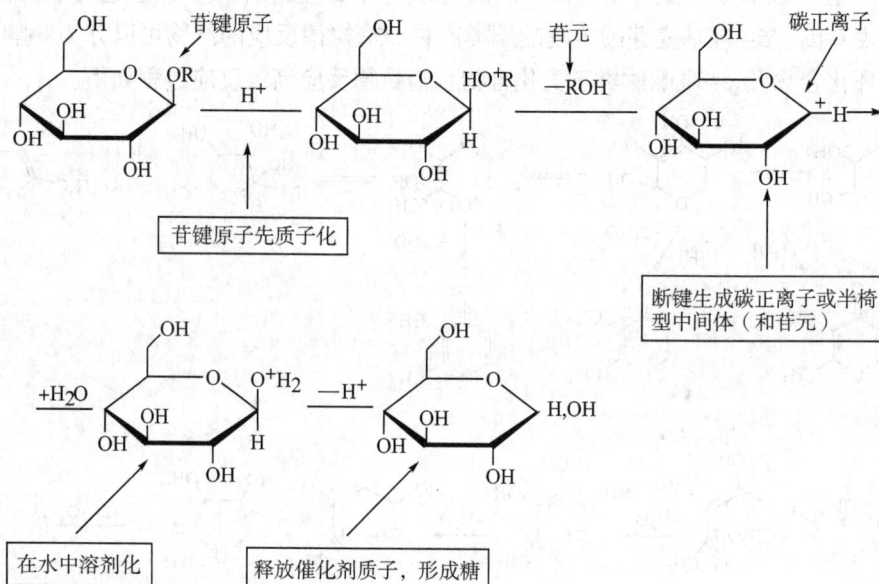

苷键原子
苷元
碳正离子

苷键原子先质子化

断键生成碳正离子或半椅型中间体（和苷元）

在水中溶剂化

释放催化剂质子，形成糖

中药自身也含有相应的酶，炮制过程中，在水分及加热共存的条件下，化学成分在自身相应酶的作用下，可发生酶解反应，使苷键断裂而生成新的化合物。如中药苦杏仁中含有苦杏仁苷，在炮制条件下，可被自身苦杏仁酶水解，使苷键断裂而生成苯甲醛和氢氰酸，是典型的酶解反应。酶解反应过程如下。

苦杏仁苷　　　　　　　　野樱苷

苯羟乙腈　　　苯甲醛　氢氰酸

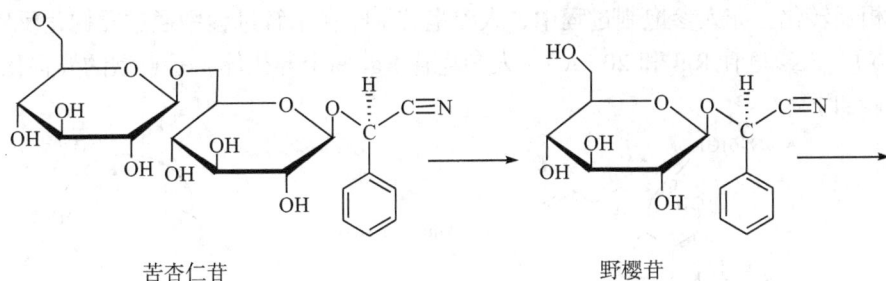

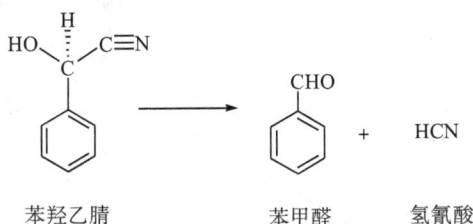

含有酯键的中药化学成分，在炮制过程中，可水解生成相应的醇和酸。如中药乌头中的主要毒性成分乌头碱，其结构为 C-8 位连接乙酰基、C-14 位连接苯甲酰基的双酯型生物碱，通过煮法炮制，第一步先将 C-8 位乙酰基水解，生成了毒性较小的单酯型生物碱乌头次碱，第二步再将 C-14 位苯甲酰基水解，生成了毒性更小的乌头原碱，是典型的酯键水解反应。通过两步水解，达到降低乌头毒性的目的。反应过程如下。

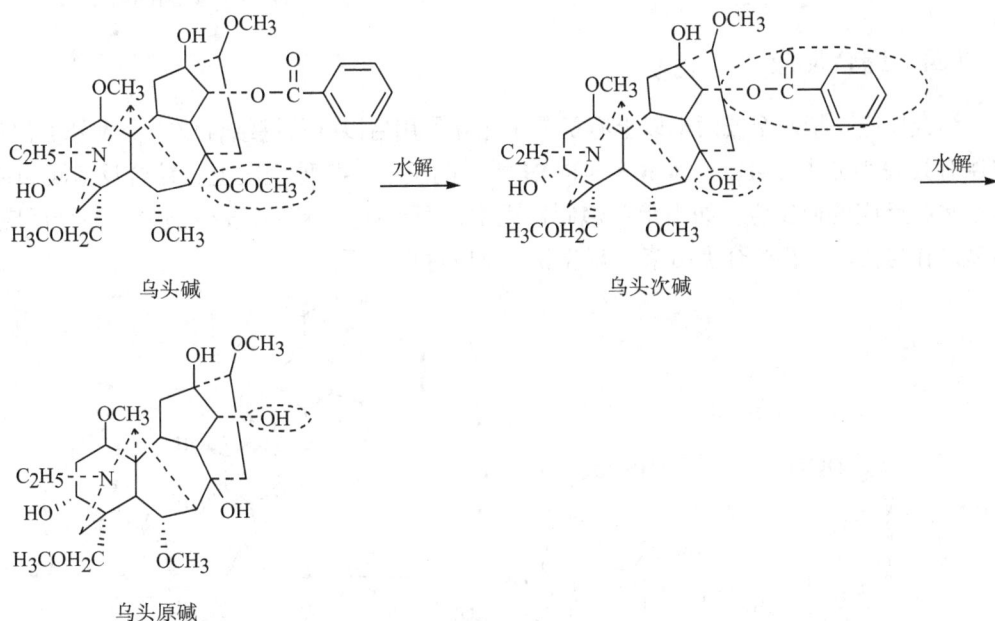

乌头碱　　　　　　　　　乌头次碱

乌头原碱

（三）异构化反应

异构化反应也称异构化，是指某种化学成分在特定条件下结构发生变化，生成新成分的反应，反应的产物通常是反应物的异构体。许多异构体的键能相差不大，因此在常温下可相互转化。如人参炮制过程中，人参皂苷 Rb_2 在水解过程中通过异构化反应生成了 20(S)–人参皂苷 Rg_3 和 20(R)–人参皂苷 Rg_3 两个异构体，是典型的异构化反应，反应过程如下。

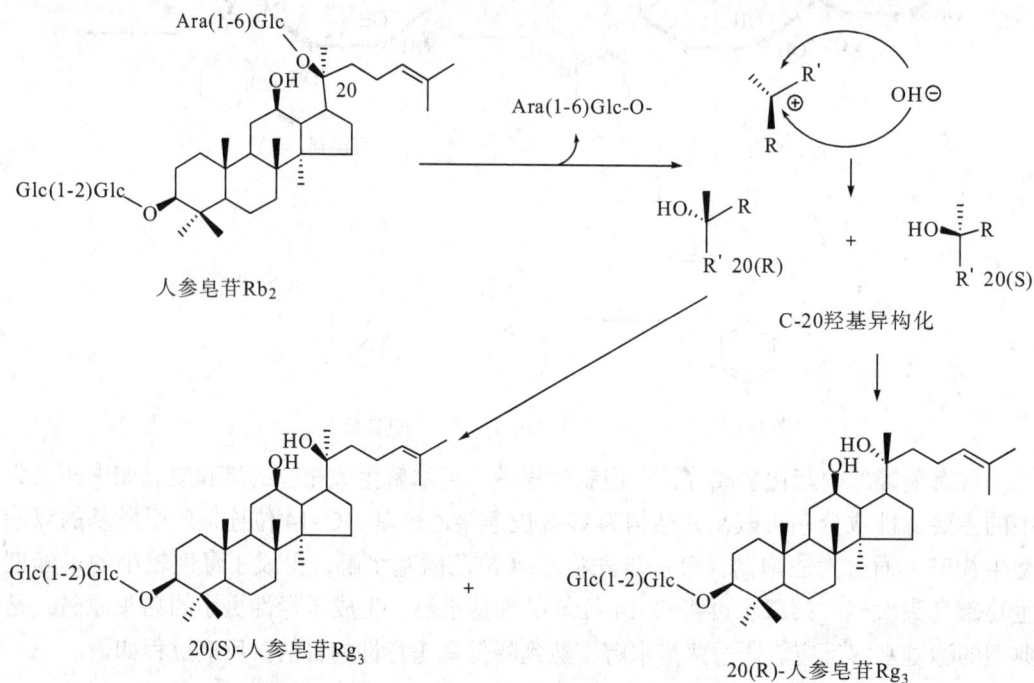

人参皂苷Rb₂

C-20羟基异构化

20(S)-人参皂苷Rg₃

20(R)-人参皂苷Rg₃

（四）缩合反应

缩合反应是指两个或两个以上有机分子相互作用后以共价键结合成一个大分子，并常伴有失去小分子（$-H_2O$、$-HCl$、$-ROH$ 等）的反应。某种程度上，缩合反应可以看作是水解反应的逆反应。如山茱萸炮制过程中，两个环烯醚萜苷发生的脱水缩合反应，即莫诺苷与益母草苷缩合为山茱萸新苷Ⅱ，反应过程如下。

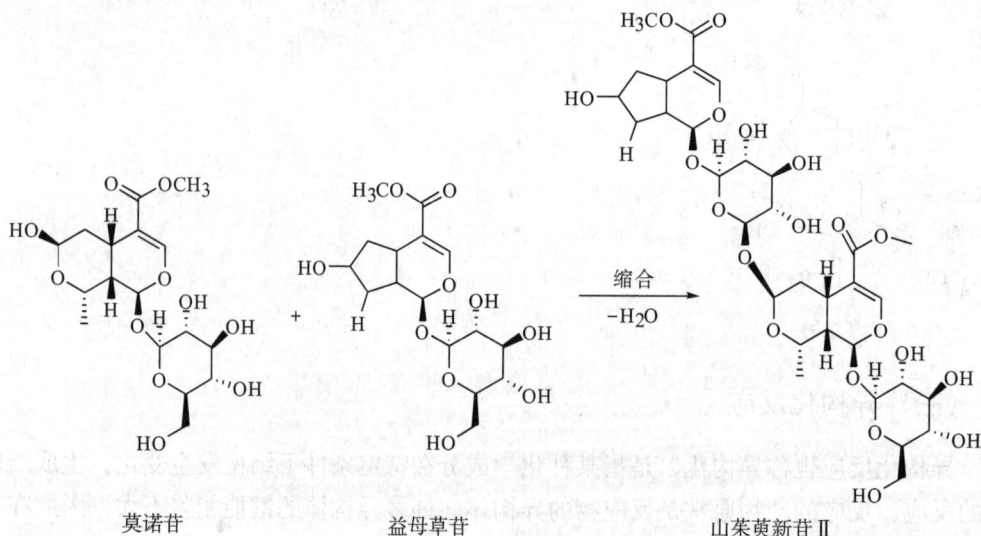

莫诺苷　　　　益母草苷　　　　山茱萸新苷Ⅱ

（五）自由基反应

多数自由基反应属于链反应，包括自由基的形成、链增长和链终止三个重要步骤，自由基的形成往往是由光照刺激所致。如中药青黛中含有吲哚生物碱及酯类成分，当青黛叶子浸泡在水中时，其酯类成分（靛红烷B）在碱性条件下生成吲哚酚，部分吲哚酚可以转化为吲哚酚阴离子，该阴离子在氧气存在的条件下生成吲哚酚自由基，可与吲哚酚缩合成无色靛蓝（靛白），再继续氧化形成蓝色靛蓝，吲哚酚自由基还可以氧化为靛红，靛红与吲哚酚结合形成靛玉红，反应过程如下。

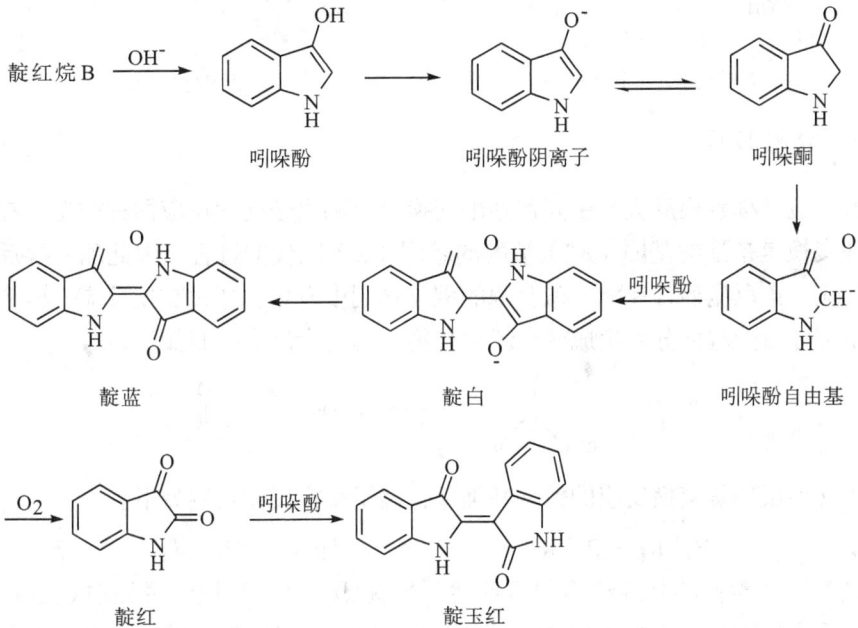

（六）裂解反应

裂解反应是指一种化合物在特定条件下，分子中的化学键发生断裂，分解成两种或两种以上化合物的反应。化学键断裂往往发生在化学键能较低、稳定性较差的化学键上。中药在加工炮制过程中，有些成分受热容易发生裂解反应，C–O键是比较易发生断裂的化学键之一。如人参在炮制过程中，丙二酸单酰基人参皂苷 Rb_2 发生裂解脱羧反应，生成脱丙二酰基产物人参皂苷 Rb_2，反应过程如下。

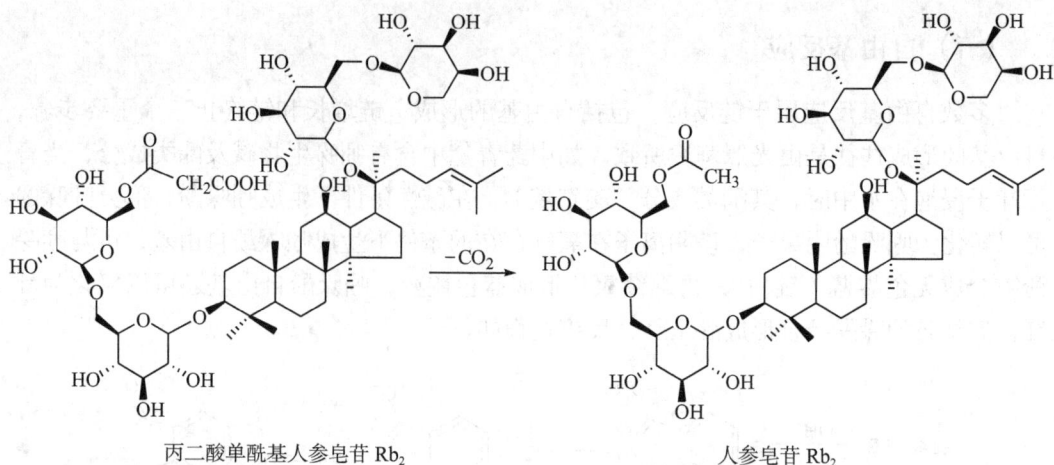

丙二酸单酰基人参皂苷 Rb₂ ———→ 人参皂苷 Rb₂

（七）交换反应

交换反应又称置换反应，主要包括酯交换反应和离子交换反应两种类型。在有机化学中，酯交换是指酯的基团（R"）被醇的基团（R）取代的过程，因此酯交换反应又称酯的醇反应。该反应通常在酸、碱及酶的催化作用下发生，通过交换反应，两个反应物交换离子部分或酯基部分后生成两个新化合物，酯交换反应机制如下。

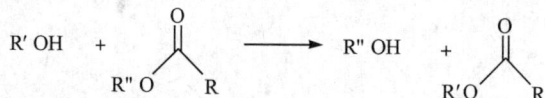

离子交换反应是交换反应的另一种类型，离子交换反应机制如下。

$$B_1^+ R_1^- + B_2^+ R_2^- \longrightarrow B_1^+ R_2^- + B_2^+ R_1^-$$

如具有较大毒性的甘遂经炮制后毒性明显减低，是由于炮制过程中 C-3 位的酯基发生水解反应的同时，C-20 位发生酯化反应，使部分毒性较大的 3- 酰基 - 大戟二萜酯转化为无刺激性或刺激性较小的 20- 酰基酯，从而降低了刺激性。这个过程中可能同时伴随部分天然二萜 -20- 醇类成分与醋酸的酯化反应，故酯化反应是其炮制后毒性降低的主要原因之一，反应过程如下。

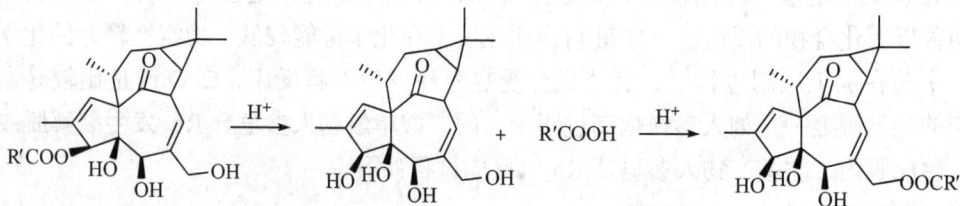

（八）氧化反应

氧化反应也称氧化作用，简称氧化。在反应过程中，把有机物引入氧或脱去氢的反应称为氧化反应。如白术在炮制过程中，苍术酮可以氧化为白术内酯Ⅱ和白术内酯Ⅲ。

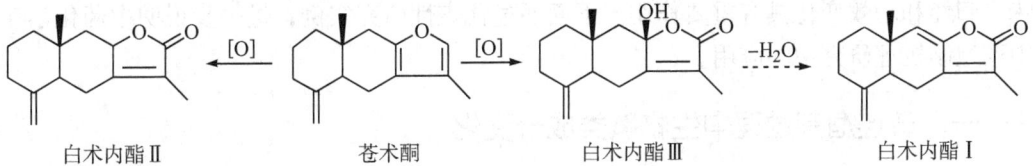

白术内酯Ⅱ　　　　　苍术酮　　　　　　白术内酯Ⅲ　　　　　白术内酯Ⅰ

（九）其他反应

除了上述介绍的主要化学反应类型，还有脱羧反应、重排反应、裂解反应、去乙酰化和水合反应等。

中药在炮制过程中，化学反应往往不是单一类型反应，而是多种反应同时发生，反应机制复杂，因此中药炮制化学反应，需要采用新的技术和手段进行深入研究。炮制转化是中药炮制科学内涵研究的重要组成部分，通过对炮制过程中化学成分量变和质变的归纳总结，可初步说明其与临床应用的相关性，而炮制过程由化学成分变化引起的中药药理毒理的变化可说明其减毒存效、增效与临床应用的合理性。

三、影响中药炮制转化的因素

1. 中药化学成分的结构及性质　中药化学成分的结构决定其理化性质，结构中含有活泼的化学键或基团，在特定的传统炮制条件下，可能发生特定化学反应，生成一系列新的化合物，达到改变药性的目的，如糖类与氨基酸或生物碱在加热条件下容易发生梅拉德反应。

2. 温度及湿度　传统炮制过程中大多需要较高温度，如炒、炙、煅等干热法，以及蒸、煮、燀等湿热法。这是由于炮制后的产物与其前体成分之间存在一定活化能差，又称能垒，跨过能垒是发生反应的必要条件。而炮制过程中的加热处理过程可为反应提供所需的能垒。湿度也是很多反应的必要条件，如某些酶促反应需要在湿度和温度都满足的条件下才能发生。

3. pH 值　对于含有酸性或碱性成分的中药，在化学炮制中可采用反制法，即酸者碱制，碱者酸制；有些反应需要质子的催化条件，故需要在酸性条件下进行，如苷类化合物酸水解等反应。

4. 炮制辅料　炮制辅料是指中药炮制过程中使用的具有辅助炮制中药达到炮制目的的附加物料。在炮制过程中辅料可协同、拮抗或调整炮制中药的某一方面作用，如增强疗效、降低毒性和副作用及影响主成分的理化性质等。常用的辅料中，少部分辅料是属于传热介质，而大部分辅料在炮制过程中参与到各种反应中，如酒、醋、盐、姜、蜜等，此外生姜汁、甘草汁、麦麸等药汁也是炮制过程中常用的辅料。

第三节　中药炮制化学研究实例

中药炮制化学是中药炮制科学内涵研究的重要组成部分，深入探讨中药各类化学成分在炮制过程中的变化规律，可进一步阐明中药炮制机理，对揭示中药在炮制前后的性味、归经和功效变化具有重要作用。下面通过代表性研究实例，进一步说明中药化学在中药炮制机理研究中的应用。

一、黄连炮制过程中生物碱类成分变化

黄连为毛茛科植物黄连 *Coptis chinensis* Franch.、三角叶黄连 *Coptis deltoidea* C. Y. Cheng et Hsiao 或云连 *Coptis teeta* Wall. 的干燥根茎。秋季采挖，除去须根和泥沙，干燥，撞去残留须根。取药材，除去杂质，润透后切薄片，晾干，即得黄连片。

1. 炮制方法 《中国药典》2020 年版一部收载的黄连炮制品有酒黄连、姜黄连和萸黄连。照（《中国药典》2020 年版四部 通则 0213）酒炙法、姜汁炙法炮制得酒黄连及姜黄连，具体炮制方法如下。

（1）酒黄连 取净黄连，照酒炙法，炒干，每 100kg 黄连，用黄酒 12.5kg，即得酒黄连，具有清热燥湿、泻火解毒的功效，善清上焦火热，用于目赤、口疮。

（2）姜黄连 取净黄连，照姜汁炙法炒干，每 100kg 黄连，用生姜（生姜洗净，捣烂，加水适量，压榨取汁）12.5kg，即得姜黄连，具有清胃和胃止呕功效，用于寒热互结、湿热中阻、痞热呕吐。

（3）萸黄连 取吴茱萸加适量水煎煮，煎液与净黄连拌匀，待液吸尽，炒干，即得萸黄连，具有舒肝和胃止呕功效，用于肝胃不和、呕吐吞酸。

2. 化学成分的变化 黄连中主要含有异喹啉类生物碱成分，代表性化合物有小檗碱、巴马汀、黄连碱、甲基黄连碱、药根碱、木兰碱、表小檗碱等，在植物体中是以盐酸盐的形式存在的。不同的炮制方法，其生物碱类成分的变化规律则有所不同。

黄连经酒炙后，巴马汀、小檗碱的含量显著增高，木兰碱、药根碱的含量略有增加，而黄连碱的含量显著降低；黄连经姜炙后，除黄连碱的含量降低较显著外，木兰碱、药根碱、巴马汀、小檗碱的含量均显著高于生品；经萸制后，巴马汀、小檗碱的含量显著增高，药根碱的含量略有增加，而木兰碱、黄连碱的含量略有降低。黄连经炮制得到的三个炮制品酒黄连、姜黄连和萸黄连，其黄连碱含量均有所降低，可能是由于黄连碱分子结构中含有两个亚甲二氧基，在炮制条件下开环，从而导致含量减低。

在黄连加热炮制过程中，随着温度的增加，黄连中原有的生物碱含量整体呈现升高的趋势，在 160℃时含量都达到最高；但随着温度继续升高，小檗碱的含量开始下降，产生了小檗红碱，在 240℃时小檗碱与小檗红碱含量基本相等，在 170℃和 240℃时，已检测不到黄连碱。

盐酸小檗碱及盐酸巴马汀在加热过程中，可发生裂解反应。小檗碱脱甲基生成离子型小檗红碱，该结构不稳定，发生分子内的结构重排，而生成新的化合物小檗红碱。盐酸巴马汀在加热炮制过程中，脱去 C-9 位的甲基，再发生分子内的结构重排，生成新化合物巴马红汀。反应式如下。

盐酸小檗碱

小檗红碱

盐酸巴马汀

巴马红汀

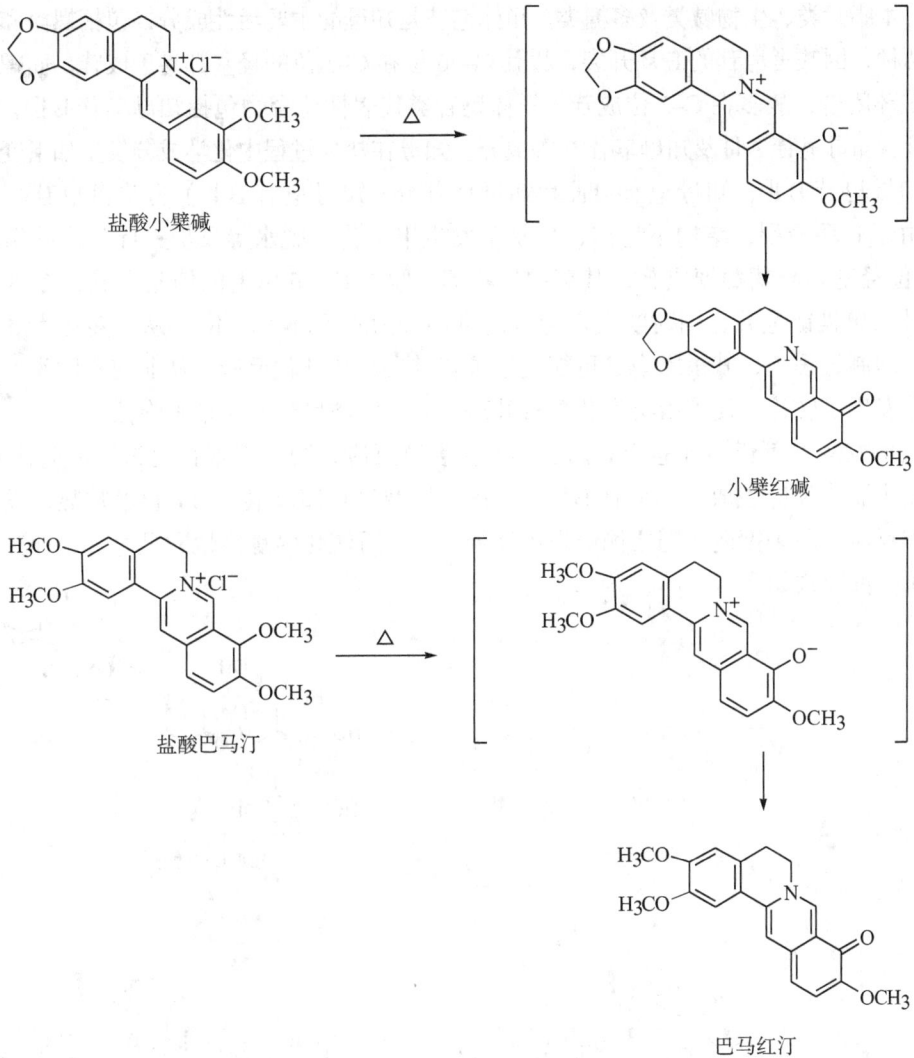

经过炮制后，黄连中生物碱类成分组成及含量均有变化，因此不同的炮制品其临床功效有所不同。黄连在炮制过程中化学成分变化复杂，仅对生物碱类成分变化进行研究尚不能全面阐述其炮制机理，而且辅料在炮制过程中对化学成分变化尚不清楚，因此需要对黄连中其他成分变化及辅料的作用进行更深入研究。

二、知母炮制过程中甾体皂苷类成分变化

本品为百合科植物知母 *Anemarrhena asphodeloides* Bge. 的干燥根茎。春、秋两季采挖，除去须根和泥沙，晒干。取药材，除去杂质，洗净，润透，切厚片，干燥，去毛屑，即得知母饮片。

1. 炮制方法 《中国药典》2020 年版一部收载的知母炮制品为盐知母。取知母片，照盐水炙法（《中国药典》2020 年版一部 通则 0213）炒干，即得盐知母。

2. 化学成分的变化 知母中主要含有的化学成分包括甾体皂苷类、双苯吡酮类、黄

酮类、木脂素类、生物碱类及多糖类。甾体皂苷是知母的主要活性成分，包括螺甾和呋甾皂苷两种，因呋甾皂苷的 F 环开裂，故其 C-26 位和 C-3 位的羟基都易于成苷，而螺甾皂苷的 F 环闭合，故多在 C-3 位成苷。甾体皂苷类代表性化合物包括知母皂苷 BⅡ、知母皂 BⅢ、知母皂苷 AⅢ 及知母皂苷 E 等成分。知母在盐炙过程中化学成分发生如下变化：

知母皂苷 BⅡ、知母皂苷 BⅢ 和知母皂苷 E（知母皂苷 BⅠ）为呋甾皂苷。呋甾皂苷由于 F 环开裂，结构不稳定，故易于发生甲基化、脱水等反应；此外，呋甾皂苷 C-26 位羟基多与葡萄糖成苷，其苷键易酶解，脱去 C-26 位上的糖基，成为 C-3 位连接糖基的单糖链皂苷，同时呋甾皂苷侧链可环合为六元环（F 环），从而转化为螺甾皂苷。在炮制过程中，呋甾类皂苷可能发生了苷键裂解和环化反应，从而使不同类型皂苷类成分发生了转化，使螺甾类皂苷含量升高，而呋甾类皂苷的含量则降低。

呋甾烷醇型皂苷知母皂苷 E 因受热发生裂解反应，脱去甲基转化为知母皂苷 BⅡ，继而发生脱水反应生成知母皂苷 BⅢ。呋甾烷醇型皂苷知母皂苷 BⅡ 再经加热，发生苷键水解反应，脱去糖链，随之侧链发生环合反应，可转化为螺甾烷醇型皂苷，即知母皂苷 AⅢ，反应式如下。

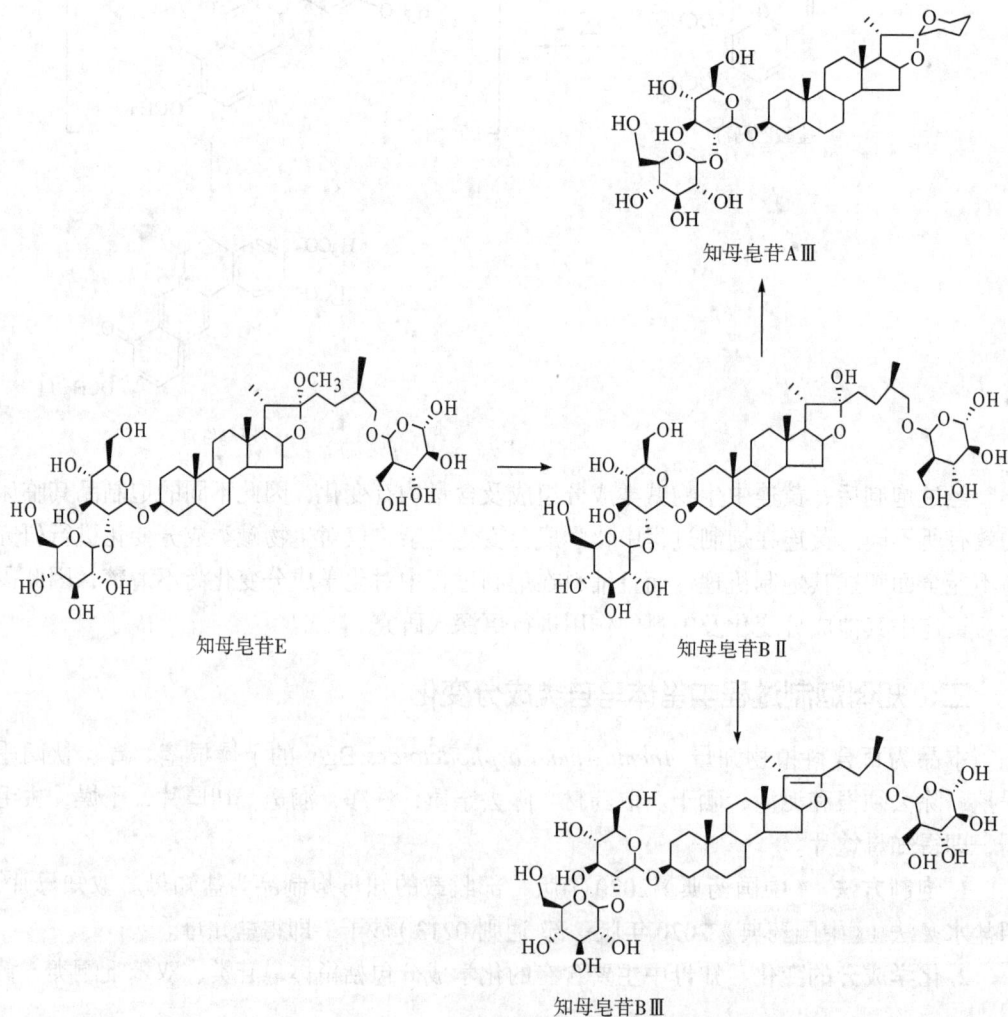

知母皂苷 AⅢ

知母皂苷 E

知母皂苷 BⅡ

知母皂苷 BⅢ

知母盐炙后，甾体皂苷类成分发生了复杂的化学反应，其组成也发生了较大的变化，伴随着滋阴泻火的作用增强，说明功效发生了变化，由此可推断甾体皂苷类可能是其药效物质基础之一。但是否还存在其他成分的变化，以及传统理论认为"知母盐炙后入肾经"尚需进一步深入研究。

三、柴胡炮制过程中三萜皂苷类成分变化

柴胡为伞形科植物柴胡 *Bupleurum chinense* DC. 或狭叶柴胡 *Bupleurum scorzonerifolium* Willd. 的干燥根。取药材，除去杂质和残茎，洗净，润透，切厚片，即得柴胡片。

1. 炮制方法　取柴胡片，照醋炙法（《中国药典》2020 年版一部 通则 0213），炒干，即得醋柴胡。

2. 化学成分的变化　柴胡主要含有的化学成分包括三萜皂苷类、黄酮类、挥发油及多糖等成分。皂苷类代表性化合物为柴胡皂苷 a、柴胡皂苷 b、柴胡皂苷 d、柴胡皂苷 b_1、柴胡皂苷 b_2 等成分，柴胡经醋炙后，化学成分变化如下：

柴胡皂苷 a 和 d 是原生苷，柴胡醋制后，柴胡皂苷 a 和 d 含量降低，同时产生了柴胡皂苷 b_1、b_2、b_3 和 b_4 等成分。对新产生成分的结构分析结果表明，醋制过程中新产生的柴胡皂苷 b_1 和 b_2 可能是由柴胡皂苷 a 和 d 的醚环开裂后，再经脱水而产生的，柴胡皂苷 b_3 和 b_4 可能是柴胡皂苷 b_1 和 b_2 的甲基化反应产物。柴胡皂苷 b_1 和 b_2 结构中具有 C_{13}-O-C_{28} 醚环的特征结构，在酸性条件下不稳定，可形成一系列三萜母核结构变化产物。同时，两者的苷键在酸性和加热的条件下也可以断裂，形成次生皂苷和苷元。

柴胡醋制品中柴胡皂苷 b_2 含量却明显高于柴胡皂苷 b_1，可能与柴胡皂苷 b_1 和 b_2 的稳定性有关。通过实验证明，柴胡皂苷 b_1 不稳定，长时间放置或加热可以发生变化。因此柴胡皂苷 a 在酸性条件下虽然可生成柴胡皂苷 b_1，但可能由于柴胡皂苷 b_1 在酸性条件下不稳定又发生其他变化，由此使柴胡醋制品和其他炮制品中柴胡皂苷 b_1 含量均相对较少，这可能也是柴胡皂苷 b_2 的含量明显低于柴胡皂苷 b_4 的原因。

柴胡皂苷 a、d、b_1、b_2、b_3、b_4 均为双糖苷，可以发生二次苷键断裂依次脱去糖基。第一次苷键断裂可能发生在夫糖和葡萄糖之间，水解掉外侧葡萄糖基，生成结构中只连接一个夫糖的次柴胡皂苷 F、次柴胡皂苷 G 和次柴胡皂苷 A，第二次苷键断裂发生在苷元与夫糖之间，生成柴胡皂苷元 F、G 和 A，反应过程如下。

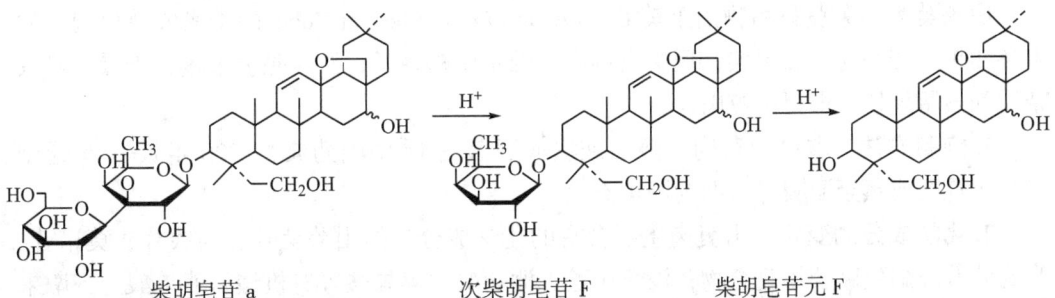

柴胡皂苷 a　　　　次柴胡皂苷 F　　　　柴胡皂苷元 F

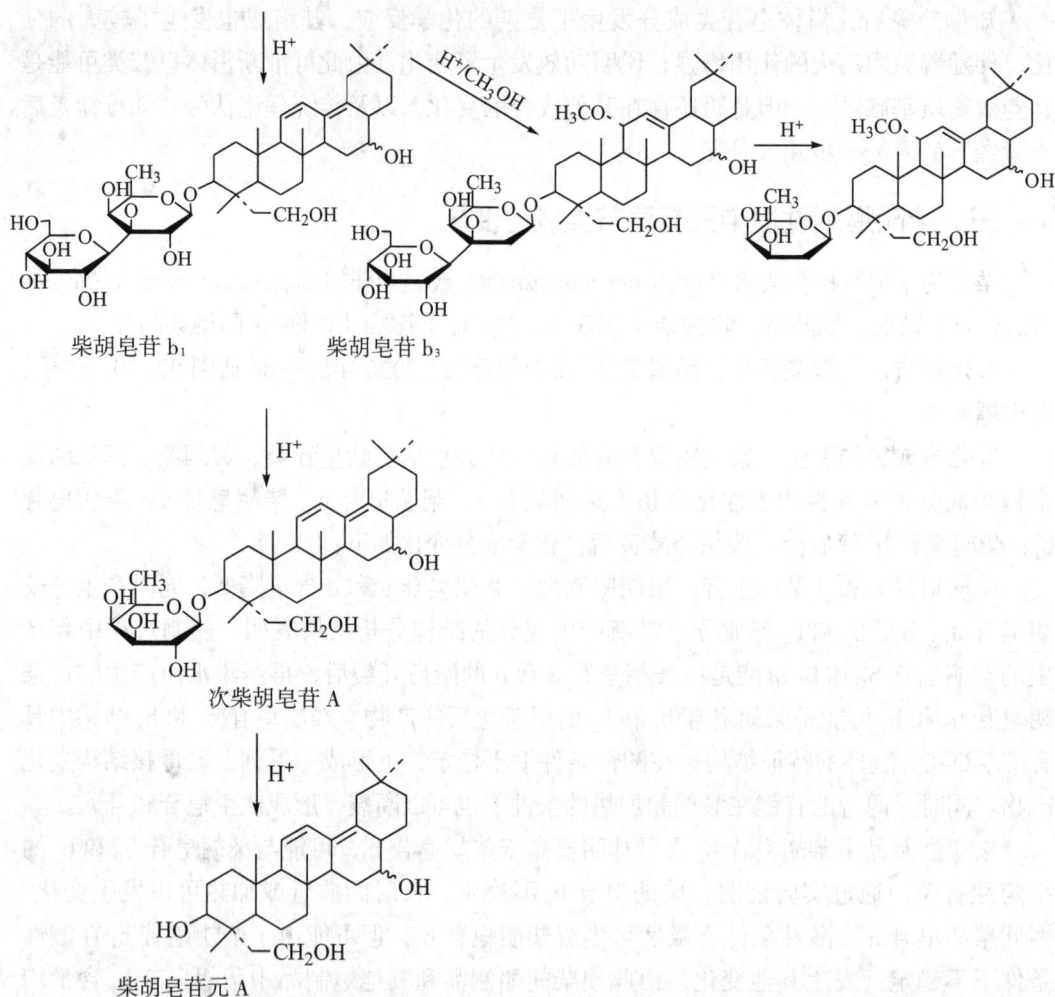

柴胡皂苷 b₁   柴胡皂苷 b₃

次柴胡皂苷 A

柴胡皂苷元 A

柴胡中皂苷类成分变化复杂，由于化合物特殊结构，稳定性较差，因此在炮制条件下，原生苷不断转化，产生系列的次生代谢物，而这些代谢物有可能是柴胡真正的药效物质基础。

四、山茱萸炮制过程中环烯醚萜苷类成分变化

山茱萸为山茱萸科植物山茱萸 *Cornus officinalis* Sieb. et Zucc. 的干燥成熟果肉。秋末冬初果皮变红时采收果实，用文火烘或置沸水中略烫后，及时除去果核，干燥。除去杂质和残留果核，即得山萸肉。

1. 炮制方法 取净山萸肉，照酒炖法或酒蒸法（《中国药典》2020 年版一部 通则 0213）炖至或蒸至酒吸尽。即为酒萸肉。

2. 化学成分的变化 山萸肉主要含有的化学成分包括山茱萸苷、马钱苷、莫诺苷、当药苷等环烯醚萜苷类化合物；没食子酸、酒石酸、苹果酸等有机酸；熊果酸、齐墩果酸等皂苷类；尚含鞣质及多糖类等成分。山萸肉经酒炙后，化学成分变化如下。

　　山茱萸在炮制过程中，代表性成分环烯醚萜苷变化显著，马钱苷、莫诺苷含量下降，两者均为山茱萸的质量评价指标。分析含量下降的原因可能是由于二者为裂环烯醚萜苷，在加热条件下易发生水解，使内酯环开裂，生成的产物具有活泼的羟基，羟基再发生甲基化反应；同时结构中其他位置的羟基也易于与含有羧基的化合物再次酯化。

　　山茱萸在炮制过程中，山茱萸新苷Ⅰ、山茱萸新苷Ⅱ、7α-乙氧基莫诺苷、7β-乙氧基莫诺苷的含量都有所增加。分析原因可能是獐牙菜苷在加热条件下水解，内酯环开裂后羧基被甲基化，继之产物上的羟基与没食子酸缩合成酯，生成山茱萸新苷Ⅰ，莫诺苷与益母草苷的缩合产物即是山茱萸新苷Ⅱ。莫诺苷 C-7 位上的羟基乙基化后，可以得到异构体产物 7α-乙氧基莫诺苷和 7β-乙氧基莫诺苷。反应过程如下。

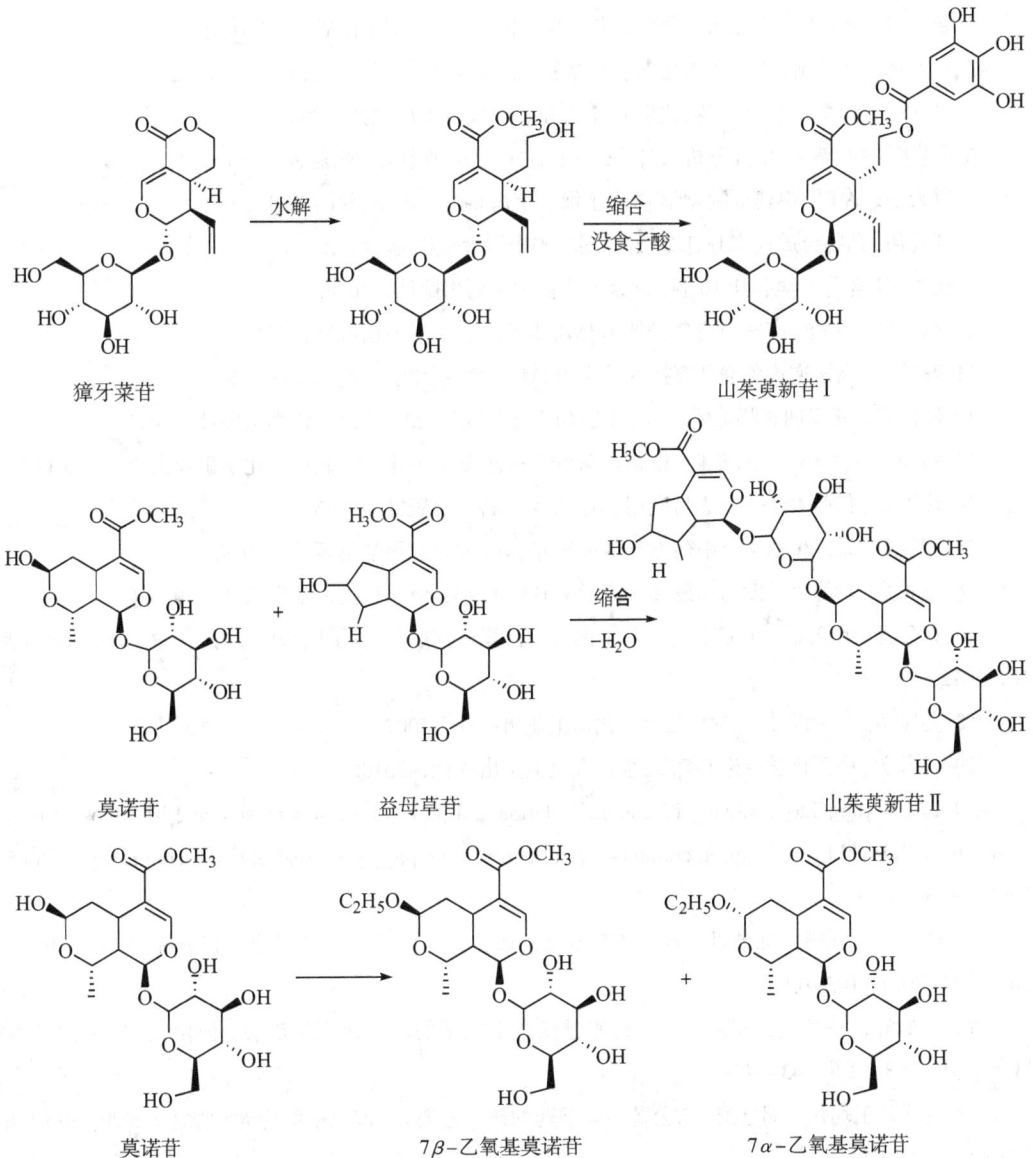

獐牙菜苷　　　　　　　　　　　　　　　　　　　　　　　山茱萸新苷Ⅰ

莫诺苷　　　　　　　　益母草苷　　　　　　　　　　　　　山茱萸新苷Ⅱ

莫诺苷　　　　　　　　7β-乙氧基莫诺苷　　　　　　　7α-乙氧基莫诺苷

主要参考文献

1. 匡海学. 中药化学 [M]. 10 版. 北京：中国中医药出版社，2017.

2. 石任兵，邱峰. 中药化学 [M]. 2 版. 北京：人民卫生出版社，2016.

3. 裴月湖，娄红祥. 天然药物化学 [M]. 7 版. 北京：人民卫生出版社，2016.

4. 杨世林，严春燕. 天然药物化学 [M]. 2 版. 北京：科学出版社，2017.

5. 吴立军. 实用天然有机产物化学 [M]. 北京：人民卫生出版社，2007.

6. 梁生旺，贡济宇. 中药分析 [M]. 第十版. 北京：中国中医药出版社，2016.

7. 贾天柱，许枬. 中药炮制化学 [M]. 上海：上海科学技术出版社，2015.

8. 刘鹰翔. 药物合成反应 [M]. 2 版. 北京：中国中医药出版社，2017.

9. 杨明. 中药药剂学 [M]. 10 版. 北京：中国中医药出版社，2016.

10. 张天佑，王晓. 高速逆流色谱技术 [M]. 北京：化学工业出版社，2011.

11. 曹学丽. 高速逆流色谱分离技术及应用 [M]. 北京：化学工业出版社，2005.

12. 罗国安，王义明，梁琼麟，等. 中医药系统生物学 [M]. 北京：科学出版社，2011.

13. 漆小泉，王玉兰，陈晓亚. 植物代谢组学—方法与应用 [M]. 北京：化学工业出版社，2011.

14. 许国旺. 代谢组学—方法与应用 [M]. 北京：科学出版社，2008.

15. 张卫东. 系统生物学与中药方剂现代研究 [M]. 北京：科学出版社，2017.

16. 王先龙. 计算机辅助药物设计实践指南 [M]. 成都：电子科技大学出版社，2016.

17. 魏冬青，顾若需，连鹏，等. 分子模拟与计算机辅助药物设计 [M]. 上海：上海交通大学出版社，2012.

18. 姜凤超. 药物设计学 [M]. 北京：化学工业出版社，2007.

19. 匡海学. 中药化学专论 [M]. 北京：人民卫生出版社，2010.

20. Li Li, Rong Tao, Zhiqiang Liu, et al. Isolation and purification of acteoside and isoacteoside from Plantago psyllium L. by high-speed counter-current chromatography[J]. Journal of Chromatography A, 2005, 1063(2005): 161-169.

21. 陈兴广，江姗，陈誉丹，等. 高速逆流色谱技术在中药领域应用的研究进展 [J]. 广东化工，2020，47（18）：105-108.

22. 宋如峰，宗兰兰，袁琦，等. 高速逆流色谱技术的应用研究进展 [J]. 河南大学学报（医学版），2019，38（2）：143-147.

23. 潘祥，王均伟，胡立宏. 雷公藤甲素前药的研究进展 [J]. 南京中医药大学学报，2020，36（5）：684-689.

24. Xiao-chen Gao, Jing-wei Lv, Chun-nan Li, et al. Screening of the Active Component Promoting

Leydig Cell Proliferation from Lepidium meyenii Using HPLC–ESI–MS/MS Coupled with Multivariate Statistical Analysis[J]. Molecules, 2019, 24(11) :2101–2112.

25. Wang ZQ, Zhu CJ, Liu SS, et al. Comprehensive metabolic profile analysis of the root bark of different species of tree peonies (Paeonia Sect. Moutan)[J]. Phytochemistry, 2019, 163: 118–125.

26. 荔淑楠，王引权，王富胜，等 . 基于 UPLC–Q/TOF–MS 技术的不同品种当归代谢组学分析 [J]. 中国实验方剂学杂志，2020，26（8）：138–147.

27. 周涛，张小波，郭兰萍，等 . 粗毛淫羊藿不同部位、不同生境中淫羊藿苷、总黄酮含量的变化分析 [J]. 中国中药杂志，2012，37（13）：1917–1921.

28. Jin Q, Jiao C, Sun S, et al. Metabolic Analysis of Medicinal Dendrobium officinale and Dendrobium huoshanense during Different Growth Years[J]. Plos One, 2016, 11(1):1–17.

29. Yip KM, Xu J, Zhou SS, et al. Characterization of chemical component variations in different growth years and tissues of Morindae Officinalis Radix by integrating metabolomics and glycomics[J]. Journal of Agricultural and Food Chemistry, 2019, 67(26): 7304–7314.

30. 齐彦爽，李静，郭冬，等 . 基于核磁共振代谢组学技术的款冬茎和叶的化学成分比较 [J]. 中国药学杂志，2019，54（8）：608–613.

31. Lin HQ, Zhu HL, Tan J, et al. Comprehensive Investigation on Metabolites of Wild–Simulated American Ginseng Root Based on Ultra–High–Performance. Liquid Chromatography–Quadrupole Time–of–Flight Mass Spectrometry[J]. Journal of Agricultural and Food Chemistry, 2019, 67(20): 5801–5819.

32. 曾颜，侯朋艺，陈晓辉 . 基于植物代谢组学技术的京大戟炮制前后化学成分变化研究 [J]. 中药材，2016，39（3）：530–533.

33. 赵楠，张晓哲，胡昌江，等 . 运用代谢组学技术研究发现炮制引起大黄多成分变化 [J]. 中国中药杂志，2014，39（9）：1607–1613.

34. Xie BG, Zhang ZR, Gong T, et al. Application of metabonomic strategy to discover an unreported active ingredient in LiuWeiDiHuang pills suppressing beta–glucuronidase[J]. Analytical & Bioanalytical Chemistry, 2015, 407(2):609–614.

35. 谭静，林红强，刘云鹤，等 . 血栓心脉宁片在血瘀大鼠脑组织中的成分分析 [J]. 中草药，2019，50（17）：4254–4260.

36. Lin HQ, Zhu HL, Tan J, et al. Non–Targeted Metabolomic Analysis of Methanolic Extracts of Wild–Simulated and Field–Grown American Ginseng [J]. Molecules, 2019, 24(6):1053.

37. 李婧，马小兵，沈杰，等 . 基于文献挖掘与分子对接技术的抗新型冠状病毒中药活性成分筛选 [J]. 中草药，2020，51（04）：845–850.

38. 王文鑫，刘传鑫，张丛，等 . 基于 LC–MS 和分子对接策略分析金芪降糖片治疗 2 型糖尿病的药效物质基础 [J]. 中国实验方剂学杂志，2020，26（03）：125–136.

39. 李研，骆亚莉，刘永琦，等 . 基于分子对接探讨红芪中小分子拮抗肿瘤坏死因子受体 1 的可能性 [J]. 中国实验方剂学杂志，2019，25（17）：173–180.

40. 李亚辉，杨欣，冯俐，等 . 基于网络药理学及分子对接分析丹参黄芪配伍治疗冠心病和心绞痛的活性成分及作用机制 [J]. 中国医院药学杂志，2019，39（22）：2259–2265.

41. 聂承冬，阎新佳，温静，等. 基于分子对接和网络药理学的连翘抗肿瘤的作用机制分析 [J]. 中国中药杂志，2020，45（18）：4455-4465.

42. 殷贝，毕艺鸣，李安香，等. 基于网络药理学和分子对接方法探讨热毒宁注射液抗新型冠状病毒的作用机制 [J]. 中药新药与临床药理，2020，31（09）：1061-1069.

43. 张青，徐月，彭伟，等. 分子对接结合网络药理学研究桂枝芍药知母汤治疗类风湿关节炎的分子作用机制 [J]. 中草药，2020，51（18）：4673-4684.

44. 虞迪，庞月笙，陶志，等. 基于分子对接技术探讨金莲花汤抗新型冠状病毒（2019-nCoV）的潜力 [J]. 中国现代中药，2020，22（04）：522-532.